DSM-5 개정내용을 포함한

퇴역군인과 현역군인
심리치료 치료계획서

BRET A. MOORE, ARTHUR E. JONGSMA, JR. 저
신장근 역

박영story

목 차

역자 서문

현대 심리학은 군대를 통해 발전했습니다. 결코 지나친 말이 아닙니다. 최초의 지능검사는 제1차 세계대전 이후 우수한 병사를 선발하기 위해 개발되었습니다. 각국의 장병들이 전쟁 전후로 다양한 심리적 문제들과 장애들을 경험했습니다. 그에 대한 해결책을 찾는 과정에서 우리가 아는 정신장애에 대한 약물치료와 심리치료가 발전하기도 했습니다.

우리나라 군대에서도 장병들의 정신적 문제를 해결하기 위해 지속적으로 노력해왔습니다. 군종장교, 전문 상담관, 군의관, 지휘관과 기타 간부들이 장병들의 심리적 문제들을 상담합니다. 또 비전캠프나 행복플러스와 같은 심리치료 프로그램을 개발하고 운영해서 큰 성과를 보기도 했습니다. 하지만 이런 노력에도 전투를 경험한 장병들이 겪는 다양한 심리적 문제와 정신의학적 문제를 어떻게 접근해서 도와야 하는지에 대해서는 아직도 막연한 것이 현실입니다. 비록 북한과 대치하고 있지만, 월남전 이후 직접 전투를 경험한 퇴역군인과 현역군인이 거의 없기 때문입니다. 그렇다면, 우리나라의 군대는 전투경험에서 유발되는 다양한 정신의학적 문제와 심리적 문제로부터 자유로울까요? 그렇지 않습니다. 이러한 문제는 교육훈련의 과정에서도 발생할 수 있기 때문입니다. 즉, 반드시 전투에 참여하지 않았다고 해도 전투에 참여한 퇴역군인들이 경험하는 심리적 문제를 누구나 경험할 수 있습니다. 이러한 문제에는 우울증이 있고, 자살 및 자해, 약물 중독이 있을 수 있습니다.

우리나라 군대에서도 전투와 관련된 정신의학적 문제와 심리적 문제에 관심을 두어야 하는 더 중요한 이유는 미리 대비하지 않을 경우 그 대처가 쉽지 않기 때문입니다. 전투현장에서 대량으로 발생하는 전투 피로증 환자와 외상 후 스트레스 장애 환자들에 대해 전혀 이해가 없다가 그런 상황이 되면, 소수의 정신과 군의관들에 의해서만 해결하겠다는 생각은 동화에 가깝다고 할 수 있습니다. 그런 의미에서 우리는 퇴역군인과 현역군인들이 정신적 문제를 경험할 수 있고, 이에 대해 어떻게 도와야 할지를 분명하게 알고 대비해야 할 것입니다.

브렛 A. 무어와 아서 E. 종스마 주니어라는 두 저자가 쓴 이 책은 바로 위와 같은 목적을 위해 저술된 매우 실용적이면서 전문적인 책입니다. 먼저 실용적이라 함은 이 책이 매뉴얼처럼 현장에서 경험하는 질환이나 장애별로 진단을 위한 행동정의를 내리고, 그 장애에 대한 장기치료 치료목표와 단기치료 목표를 구체적으로 제시하며, 정신과 군의관이나 군심리학자를 위한 진단제안까지 제시하기 때문입니다. 그런 의미에서 이 책은 긴박하고 중요한 시점에서 장병들을 치료하는 전문가들에게 구체적인 답을 제시하는 매우 실용적인 책입니다.

이 책은 동시에 전문적인 책입니다. 간결하고 명백한 요점 정리로 책의 분량은 두껍지 않지만, 각각의 정신장애와 심리적 문제에 대한 최근 연구를 반영하고, 인터넷상에서 참조할 수 있는 자료들과 출처를 제시함으로써, 그 주장에 신뢰성을 높이고 있습니다. 처음 임상에 도전하는 임상의나 치료자들에게는 좋은 슈퍼바이저나 안내자가 필요합니다. 하지만 어떤 슈퍼바이저나 안내자도 모든 것을 다 말할 수는 없습니다. 결국 좋은 임상의나 치료자로 성장하기 위해서는 자신만의 배움의 과정이 필요합니다. 이때 중요한 것이 바로 임상적 경험을 전문적인 지식과 연결해서 생각하도록 돕는 책입니다. 저는 이 책이 바로 그런 책이라고 생각합니다.

이 책에는 군상담 현장이나 정신과 치료 현장에서 볼 수 있는 퇴역군인들과 현역군인들의 심리적 문제가 총 38개의 주제로 구분되어 제시되고 있습니다. 처음 이 책을 번역하면서 이 주제들 중 일부는 우리 한국군의 상황에는 잘 맞지 않는 것이 아닐까 생각했습니다. 마약의존에 관한 주제들이 대표적이죠. 하지만 이미 마약 청정국에서 밀려나고, 다양한 연령과 사회계층에서의 마약 사용이 심각한 사회적 문제가 된 우리 사회는 더 이상 이런 문제에서도 예외가 될 수 없음을 깨달을 수 있었습니다. 결국 이 책에 나오는 38개의 주제는 우리나라의 군대에도 다 해당되는 문제라고 할 수 있습니다. 그런 면에서 이 책이 제시하는 치료계획과 치료조언에 군에서 상담을 담당하는 전문가라면 누구나 경청할 필요가 있다고 생각합니다.

거의 모든 심리치료 전문가가 군에서 일하기 전에 다니던 학교와 임상현장에서 일반적인 심리치료 이론과 정신장애에 대한 지식과 경험을 쌓습니다. 하지만 군대라는 독특한 환경 속에서 살아가며 임무를 수행하는 군인들이 겪는 심리적 문제와 정신장애는 비록 겉모양은 같다고 하더라도 접근법을 달리해야 하는 경우가 많기 때문입니다.

역자인 저는 육군본부에서 심리치료 프로그램을 개발 운영하는 선도장교로 근무하고, 종합행정학교의 상담학 교관으로 군상담학을 가르치면서, 군에서 경험하는 다양한 심리적 문제를 알기 쉽게 정리한 지침서 및 치료계획서가 있으면 좋겠다고 생각했습니다. 또한 어디까지가 나의 한계이고, 어느 때 다른 전문가에게 의뢰해야 하는지에 관한 정보도 담기면 좋겠다고 생각했습니다. 그런데 우연히 인터넷서점에서 책을 검색하다가 그런 책이 나와 있다는 것을 알고, 이 책을 구입해서 읽었습니다. 저의 개인적인 고민과 바람이 이 책을 번역해서 출판하는 가장 중요한 동기가 되었습니다.

이 책은 퇴역군인과 현역군인이 경험할 수 있는 다양한 심리적 문제에 대한 많은 정보를 제공합니다. 하지만 동시에 임상현장에서 일하는 다양한 전문가들에게 선무당이 되지 말도록 경고하는 역할도 합니다. 대학과 대학원에서 관련 전공을 마치고, 임상실습을 통해 실무경험을 쌓았다는 것은 환자를 만나고, 환자에게서 배울 수 있는 준비가 되었다는 뜻이지, 전지전능한 치료자가 되었다는 것을 의미하는 것은 아니기 때문입니다. 그런 의미에서 임상 전문가에게 자신의 한계를 알고, 그 한계를 넘어서지 않는 것은 매우 중요한 지혜입니다.

상담에서 수련자들은 "항상 아무것도 모르는 자의 태도"로 내담자를 대하고, 내담자의 문제에 접근하라는 말을 듣습니다. 이미 나는 다 안다고 생각하는 임상의나 심리치료자보다 더 위험한 사람은 있을 수 없기 때문입니다. 결국 심리치료나 정신장애의 치료의 본질은 만남이라고 생각합니다. 치료실의 문을 열고 들어오는 환자는 혼자 오는 것이 아니라, 지금껏 그가 살아온 모든 삶의 경험과 고통, 그리고 미래에 대한 불안을 함께 데리고 들어오는 것입니다. 그런 의미에서 심리치료는 환자의 과거와 현재 그리고 미래를 만나는 시간 여행이자 한 사람과 다른 사람의 진정한 만남, "나와 그것"의 만남이 아닌, "나와 너"의 만남이라고 할 수 있을 것입니다. 무어와 종스마, 두 저자는 그 만남을 의미 있고 아름답게 만들 좋은 다리를 만들어 주었습니다. 이제 그 다리를 건너 도움이 필요한 퇴역군인이나 현역군인 내담자를 만나는 것은 이 책을 읽은 우리의 몫입니다.

와일리 출판사의 치료계획서 시리즈는 이미 다른 출판사를 통해 국내에도 여러 권 소개되었습니다. 하지만, 군대와 관련된 치료계획서는 이 책이 유일합니다. 어느 때보다 군상담과 심리치료에 대한 관심이 높아진 지금 이 책을 번역한 것을 큰 보람으로 생각합니다.

끝으로 책을 번역하는 동안 긴 시간 인내해주시고 격려해주신 박영사의 노현 대표이사님과 항상 긍정적이고 적극적인 태도로 편집과정에서 수고하신 편집부 김다혜 님께 깊은 고마움을 표현합니다.

2023년 2월

역자 신장근

Practice*Planners*® 시리즈 서문

책임은 심리치료 실습에서 중요한 차원이다. 치료 프로그램, 공공기관, 상담소, 병원, 임상가들이 제공한 서비스에 대해 보상받기 위해서는 반드시 외부 평가기관에 자신의 치료계획이 적법하다는 근거를 보이며, 증거서류로 입증해야만 한다. Practice*Planners*®시리즈 책들은 임상가들이 효과적이고 전문적으로 이 문서적 요구사항을 충족시키는 일을 돕기 위해 고안되었다.

Practice*Planners*®시리즈에는 이제 모두 15판인 완벽한 성인 심리치료 치료계획서(Complete Adult Psychotherapy Treatment Planner), 아동 심리치료 계획서(Child Psychotherapy Treatment Planner), 청소년 심리치료 계획서(Adolescent Psychotherapy Treatment Planner)와 같은 광범위한 치료계획서뿐만 아니라, 아래와 같은 영역을 포함한 전문 치료영역을 목표로 삼는 치료계획서도 포함된다.

- 중독
- 동반장애
- 행동의학
- 대학생
- 부부치료
- 위기상담
- 유아교육
- 근로자 지원
- 가족치료
- 게이와 레즈비언
- 집단치료
- 소년원과 재택 간호
- 정신지체와 발달 장애
- 신경심리학
- 노인
- 자녀양육 기술
- 목회상담
- 성격장애
- 가석방과 보호관찰
- 정신약리학
- 재활심리학
- 학교상담과 학교 사회사업
- 중증 정신질환과 만성 정신질환
- 성학대 희생자와 가해자
- 사회사업과 휴먼 서비스
- 특수교육
- 언어병리학
- 자살 및 살인 위협 평가
- 퇴역 및 현역군인
- 여성 문제

이 밖에도, 치료계획서와 함께 또는 따로 사용할 수 있는 세 가지 부문의 동반서가 있다.

- **경과기록 계획서**(Progress Notes Planner)는 내담자의 증상 표현과 상담자의 치료개입에 대해 상세히 설명할 경과 진술의 메뉴를 제공한다. 각각의 경과기록 계획서의 진술은 자매서인 치료계획서에서 제시한 행동적 정의와 치료 개입과 통합된다.
- **과제 계획서**(Homework Planner)는 제시된 각각의 문제(예를 들어, 불안, 우울증, 물질 사용, 분노조절 문제, 섭식장애 또는 공황장애)를 염두에 두고 고안한 집에서 하는 숙제를 포함한다. 이 제시된 문제는 이에 상응하는 치료계획서 중 한 장의 주안점이다.
- **내담자 교육 유인물 계획서**(Client Education Handout Planner)는 내담자들에게 생활기술 기법뿐만 아니라 제시된 문제와 정신건강 문제에 대해 교육하고 정보를 제공하기 위한 안내서와 유인물을 제공한다. 유인물들은 독자들의 컴퓨터에서 쉽게 프린트할 수 있도록 읽기 전용 콤팩트디스크 기억장치(CD-ROM)에 담았다. 이러한 유인물은 내담자 대기실과 프레젠테이션에서 정신질환 문제와 싸우는 내담자를 위한 소식지와 정보로 사용하기에 안성맞춤이다. 이 유인물이 다루는 주제들은 치료계획서에서 제시된 문제들과 일치한다.

심리치료 문서작성 입문(The Psychotherapy Documentation Primer), **임상 문서작성 지침**(The Clinical Documentation Sourcebook)과 같은 보조서도 이 시리즈의 일부다. 이 두 권의 책에는 정신건강 실습을 운영하는 임상가를 돕기 위한 서식들과 자원들을 담고 있다.

이 시리즈의 목적은 임상 심리치료사들이 책임의 시대에 양질의 돌봄을 제공하기 위해 필요한 방책을 제공하는 것이다. 간단히 말하자면, 우리는 독자 여러분이 서류작업에 시간을 덜 들이고, 환자에게 더 많은 시간을 할애하도록 돕고자 한다.

아서 E. 종스마, JR.
그랜드 래피즈, 미시건

감사의 말 1

브렛 무어Bret Moore 박사와 이 프로젝트를 위해 함께 일한 것은 참으로 기쁜 일이었습니다. 처음 만났을 때, 무어 박사는 이라크에서 심리학자로 군복무 중이었습니다. 나는 매우 기뻤습니다. 우리가 몇 달 동안 전문가를 찾고 있었기 때문입니다. 그 전문가는 나와 함께 이 책을 쓸 시간과 의향이 있고 군 심리치료 계획 수립에 적격인 사람이어야 했습니다. 무어 박사는 하늘이 내린 선물이었습니다. 무어 박사님, 박사님의 민감하고 매우 전문적인 업무방식에 감사드립니다!

어떤 나라도 강한 군대 없이 자유를 유지할 수 없습니다. 나는 우리나라 군대에서 복무했거나 계속 복무하는 이들에게 깊이 감사합니다. 이 책이 아주 명예롭게 복무한 많은 이들에게 작으나마 기여할 수 있기 바랍니다. 나는 내 동생들처럼 미합중국과 전 세계의 평화를 위해 희생한 남녀에게 경의를 표합니다.

나는 이 치료계획서의 선택된 일부 장들에 맞추어 전에 쓴 치료계획서들에서 일부 내용을 인용했습니다. 이 일부 장들의 도입 부문에 실은 각주들은 그 내용의 출처를 보여줍니다. 각 장에 실린 자료들은 이전에 펴낸 성인을 위한 완벽한 심리치료 치료계획서(The Complete Adult Psychotherapy Treatment Planner), 중독 치료계획서(The Addiction Planner), 부부를 위한 심리치료 치료계획서(The Couples Psychotherapy Treatment Planner)와 같은 치료계획서에서 인용한 것입니다. 우리는 이 책 군인 심리치료 치료계획서에 자신들의 책 내용을 인용할 수 있도록 허락해준 마크 피터슨L. Mark Peterson, 로버트 퍼킨슨Robert R. Perkinson, 티모시 브루스Timothy J. Bruce, 다니엘 오리어리K. Daniel O'Leary, 리처드 헤이만Richard E. Heyman와 같은 공저자들에게도 빚을 졌습니다. 훌륭한 저서를 쓰고 자신들의 치료적 영향력을 군인들에게 퍼뜨리도록 허락해준 전문가들께 진심으로 감사합니다.

치료계획서(PracticePlanners)에 실린 내 원고를 관리한 수 로다Sue Rhoda는 논리적인 재능으로 참으로 훌륭하게 기여했습니다. 수와 함께 일하는 것이 기뻤습니다. 정말로 능력 있고, 항상 기분이 좋은 사람이기 때문입니다. 고마워요 수.

끊임없는 지원과 전문성을 보여준 존 와일리 앤 선스 출판사John Wiley & Sons의 편집부 직원에게도 감사하고 싶습니다. 세상의 어떤 출판사에서도 더 나은 팀과 함께 일한 저자는 없을 것입니다. 나의 편집자 마퀴타 플레밍Marquita Flemming부터 시작해서, 적어도 열두 명의 와일리 출판사 친구들이 이 책들을 서점 진열대에 놓기 위해 힘을 합쳤습니다. 그 모든 직원들에게 감사합니다.

아서 종스마Arthur E. Jongsma, Jr. PhD

감사의 말 2

거의 10년 전에, 나는 심리학자라는 내 직업을 시작했습니다. 다른 많은 신참 임상가들과 마찬가지로, 치료계획들을 개발하고 시행하는 일로 고심했습니다. 다행히도, 나는 우연히 아서 종스마 박사와 마크 피터슨L. Mark Peterson이 쓴 성인을 위한 완벽한 심리치료 치료계획서(The Complete Adult Psychotherapy Treatment Planner)를 발견했습니다. 그 이후로 줄곧, 나는 이전보다 더 효과적으로 내담자들을 치료하고, 더 높은 수준의 돌봄을 제공할 수 있었습니다. 내가 이 프로젝트의 일원이 된 것을 영광스럽게 생각하고 기뻐하며, 아서가 자신과 함께 나를 이 중요한 책의 공동저자가 되도록 허락해준 것에 매우 감사하는 것은 바로 이 때문입니다. 이 일 덕분에 나는 이라크 파병기간 동안 꼭 필요했던 기분전환을 할 수 있었고, 오늘날 심리학 분야에서 가장 재능 있고 영향력이 있는 행동건강 임상가와 함께 일하고 배울 수 있는 기회를 얻을 수 있었습니다. 고마워요 아서!

책의 장들의 판형을 잡고 편집하는 일을 전문가답게 안내해 준 수 로다에게 감사합니다. 개인적으로 로다를 만난 적은 없지만, 로다는 따뜻한 마음과 매우 너그러운 성품을 지닌 여성이라고 생각합니다.

나는 존 와일리 앤 선스 출판사의 편집부 직원들, 특히 마퀴타 플레밍이 보여준 지지와 격려에 대해서도 감사합니다. 2008년 보스턴에서 있었던 미국 심리학회(APA)의 연례회의에서 플레밍을 만난 이후, 나는 이 과정이 빠르고 효과적으로 진행되고, 최종적인 산물은 가장 높은 질의 책이 될 것임을 알았습니다.

내가 가장 존경하는 집단은 우리 미군에서 매우 용맹하게 복무하는 남녀들입니다. 나는 심리학자로서 이라크에서 27개월을 지내는 동안, 이 독특하고 특별한 수천 명의 사람들과 만나서 함께 일하는 것이 즐거웠습니다. 나는 하루도 내가 믿을 수 없이 용감하고, 이타적인 행동에 대해 생각하지 않은 날이 없었습니다. 이 용감한 이들과 함께 복무한 것은 내게 영광이었습니다. 이 책이 단 한 사람의 현역군인이나 퇴역군인의 삶을 개선할 수 있다면, 이 책은 성공한 것입니다. 아서와 마찬가지로 나도 현재 나라를 지키는 남군과 여군, 그리고 나의 돌아가신 두 할아버지 페렐 무어Ferrell Abel나 찰스 무어Charles Moore와 같이 수십 년 전에 미국의 자유를 위해 싸웠던 분들께 머리를 숙여 경의를 표합니다.

브렛 무어Bret A. Moore, PsyD

서 문

PracticePlanners® 치료계획서에 관해

임상가들은 예전보다 더 신속하게 효과적이면서도 질이 높은 치료계획을 내놓아야 한다. 보험금 지급자와 인증기관, 다른 외부 관계기관이 압박하기 때문이다. 치료계획서는 신속하고 쉽게 공식적인 치료계획을 발전시키고 대부분의 보험금 지급자와 주정부와 연방정부의 평가기관의 요구를 만족시키는 데 필요한 모든 요소를 제공한다.

각각의 치료계획서는

- 시간이 많이 걸리는 서류작업을 줄일 수 있다.
- 맞춤형 치료계획을 자유롭게 개발할 수 있다.
- 각각의 관계적 문제의 행동 징후를 묘사하는 1,000개가 넘는 명확한 진술, 장기목표, 단기목표, 임상적으로 검증된 치료방법의 선택을 포함한다.
- 행동문제나 DSM-5 진단에 의한 치료계획 요소를 찾는 데 도움이 되도록 사용하기 쉬운 참조 형식으로 구성되어 있다.

치료계획서(Practice*Planners*®) 시리즈에 속한 다른 책들에서와 마찬가지로, 우리의 목표는 치료계획 수립과정을 명확하게 하고, 단순하게 만들며, 속도를 빠르게 해서, 치료자들이 서류작업에 시간을 덜 들이고, 내담자들에게 더 많은 시간을 할애하도록 하는 것이다.

퇴역군인과 현역군인 심리치료 계획서에 관해

오늘날 사회에서 효과적인 맞춤형 치료에 대한 요구는 최고조에 이르렀다. 이 책을 쓰는 현시점에서 이라크 자유 작전은 시작한 지 칠 년이 되었고, 항구적 자유 작전은 시작한 지 구 년이 되었다. 백만 명 이상의 남녀 군인들이 전투 파병에서 복귀했고, 미국의 많은 육해공군 군인이 이라크나 아프가니스탄에서 2차, 3차 심지어 4차에 걸쳐 복무했다. 그 결과, 현재 수십만 명의 군인들이 정신적 사회적 문제로 고통당한다. 현재 진행 중인 전쟁들로 인해 우리 현역군인들과 퇴역군인들을 효과적으로 돌볼 필요가 있다. 미국 보훈병원들에서는 베트남전, 한국전, 보스니아전, 페르시안 걸프전과 같은 전쟁과 분쟁지역에서 돌아온 수많은 퇴역군인을 돌보고 있다.

군 임상가와 민간 임상가는 모두 외상 후 급성 스트레스 장애, 범불안장애, 우울증, 그리고 물질남용과 같이 까다로운 임상 증상을 직면하고 있다. 또한 자살이나 살인 생각, 관계 문제, 사회불안, 매일 반복되는 공황 증상으로 고통받는 퇴역군인들과 현역군인들을 치료한다. 게다가, 임상가들은 군인들이 집에 돌아온 다음 적응하도록 도울 뿐 아니라, 파병을 심리적으로 대비하도록 돕는다. 이 남녀 군인에게 진 빚과 이 군인들을 최대한 빨리 전투로 복귀시키기 위한 간결하고도 맞춤식의 심리적 개입의 필요성을 고려할 때, 근거에 기반한 효과적이고 실제적인 치료계획이 중요하다는 점에 대해서는 이견이 없을 것이다.

다른 집단과 함께 일하는 임상가들과 마찬가지로 퇴역군인과 현역군인을 치료하는 임상가에게 또 하나의 중요한 쟁점은 퇴역군인과 현역군인들을 위해 일하는 대부분의 기관들은 미국 의료기관인증합동위원회(JCAHO), 승인위원회(COA), 재활의료시설 인증기구(CARF)와 같은 외부 감사기관으로부터 승인을 받도록 요구받고, 그렇게 하기로 정한다. 의료비 지급기관들, 내부 회계감사관, 다양한 정부기관들은 우리가 봉사하는 퇴역군인과 현역군인들의 긍정적인 결과에 대한 증빙서류 제출을 자주 요구한다. 임상 분야의 이런 많은 변화와 함께, 더 나은 기관, 치료 기법들, 증빙서류에 대한 필요성이 자명해진다.

이 요구를 충족하기 위해, 우리는 퇴역군인과 현역군인 심리치료 치료계획서(The Veteran's and Active Duty Military Psychotherapy Treatment Planner)를 개발했다. 이 치료계획서는 군에서 복무하거나 복무했던 남녀 군인들이 경험하는 다양한 문제 영역에 대해 미리 작성된 수천 개의 행동적 정의, 목적, 목표, 치료개입 방법을 제시한다. 우리는 이 책이 퇴역군인 및 현역군인과 일하는 모든 임상가에게 유용할 것이라고 믿는다. 어떤 특별한 임상훈련을 위해 이 책을 쓴 것은 아니다. 이 책은 심리학자, 사회복지사, 정신과 의사, 상담가, 정신간호사, 사례관리자에게 적절할 것이다. 목표와 개입방법은 퇴역군인과 현역군인들이 직면한 다양한 유형과 다양한 강도의 문제들을 염두에 두고 썼다. 우리는 이 치료계획서가 임상가들이 신속하고 정확하게 그들이 치료하는 사람들에게 유용한 치료계획을 세우고, 시행하도록 돕는 데 도움이 되길 바란다.

독자들은 치료계획서 전반에 걸쳐 퇴역군인과 현역군인을 구별하고 있음을 주목해야 할 것이다. 퇴역군인이라는 용어는 군복무를 떠난 개인을 의미하고, 현역군인은 현재 복무 중인 군인, 국가방위군, 예비역 군인을 언급한다.

근거기반치료법을 치료계획서 속에 통합하기

근거기반치료(즉, 임상연구시험에서 효과가 있다고 과학적으로 입증된 치료)가 정신건강단체에게 급속히 매우 중요해지고 있다. 보험회사들은 근거기반치료법을 사용하는 기관에 우선적으로 보험료를 지급하기 시작했을 정도다. 실제로, 많은 지역, 주 그리고 연방정부의 자금지원 기관들은 미국심리학회(APA) 산하 12분과(임상심리학회)의 경험적으로 지지받는 치료법 목록을 열거하고 있다. 이 기관들은 일부 관리의료회사와 보험회사들과 마찬가지로 이러한 치료법에 대한 보상을 제한하기 시작했다. 게다가, 군의료센터와 퇴역군인 전문병원들은 근거기반치료법을 사용하는 것을 표준으로 삼았다. 근거기반치료법은 비용 및 효과와 관련이 있을 뿐 아니라 가능한 최상수준의 치료를 제공하는 것과 관련 있다.

퇴역군인과 현역군인 심리치료 계획서 1판에서 우리는 경험적 연구를 통해 어느 정도의 효과가 입증된 심리치료 또는 치료 프로그램들과 일치하는 단기목표(STO)와 치료적 개입(TI)을 강조함으로써 일부 장들을 경험적으로 채우려고 노력했다. 이 아이콘을 보면 목표/개입이 근거기반치료에서 발견된 것과 일치한다는 표현으로 알라.

경험적 증거에 대한 참고문헌은 부록 B와 같은 참고자료에 포함시켰다. 치료적 노력의 혜택과 한계를 포함한 근거기반치료(EBPs)의 식별과 관련된 정보를 찾는다면 다음과 같은 책들을 보라. Bruce and Sanderson(2005); Chambless et al. (1996, 1998); Chambless and Ollendick(2001); Drake, Merrens, and Lynde(2005); Hofmann and Tompson(2002); Nathan and Gorman(2002); and Stout and Hayes(2005).

우리는 이 치료계획 안에 근거기반치료(EBP)와 일치하는 단기목표(STO)와 치료적 개입(TI)을 포함했다. 근거기반치료는 본질적으로 더 심리치료적이고, 퇴역군인과 현역군인들에게 공통적인 문제에 효과적인 것으로 판명됐다. 사례는 외상 후 스트레스 장애, 불면증, 악몽에 대한 치료를 포함한다. 우리는 또한 이 그룹에서 전형적으로 발견되는 장애에 효능을 보인 심리치료적 접근(예: 우울증에 대한 인지행동치료, 외상 후 스트레스 장애에 대한 노출치료)을 반영하는 단기목표(STO)와 치료적 개입(TI)도 포함시켰다. 이 개입들을 지지하는 경험적 연구에 대한 참고문헌 외에도, 치료자 중심 서적과 환자 중심 서적, 확인된 근거기반치료(EBP)나 그 치료법들의 목표와 개입 일치하는 치료들을 설명하는 치료 매뉴얼들에 대한 참고문헌도 제공했다. 물론, 임상가들이 유용하다는 것을 발견했지만 아직은 경험적 검증을 받지 못한 단기목표와 치료적 개입이 있다는 것을 알기 때문에, 숙련된 임상가들이 사용하는 공통된 최상의 치료를 반영하는 포함시켰다. 그렇게 한 목적은 다양한 치료계획의 선택지들을 제공하는 것이다. 일부는 경험적으로 연구된 것이고, 다른 것들은 공통된 임상 실습을 반영하는 것이다. 그러므로 사용자는 자신이 특정한 환자를 위한 최상의 치료계획이라고 믿는 것을 구성할 수 있다.

근거기반치료들을 포함시키는 기준

이 책에서 단기치료목표들(STO)과 치료적 개입들(TI)을 인용한 근거기반치료들을 지지하는 경험적 작업의 수준은 다양하다. 일부 치료들은 목표로 하는 변화에 효과적이도록 잘 수립되어 왔다(예: 스트레스 장애들). 다른 치료들은 덜 지지를 받지만, 효과를 입증한 치료들이다.

최소한 타당한 실험설계를 반영하는 특징(예: 무작위 할당, 맹목 할당, 신뢰할 수 있고 타당한 진단방법, 최신식의 진단방법, 적절한 표본 크기와 반복실험)을 가진 임상 시험이나 대규모의 임상 반복실험을 통해 유효성을 입증할 필요가 있다. 잘 확립된 근거기반치료(EBP)에는 독립 연구 집단에 의한 효과 입증과 그 치료법이 효과적이었던 내담자의 특성에 대한 열거와 같은 다른 바람직한 특징

들뿐 아니라, 그 효과를 입증하는 이런 유형의 연구들이 하나 이상 존재한다.

다양한 문제들에 대한 치료 문헌들이 여기저기서 나오기 때문에, 이 책에 포함된 치료의 단기치료목표들(STO)과 치료적 개입들(TI)은 그 문제 영역에 대해 가장 경험적으로 지지를 받는 치료들이지만, 더 많이 연구된 영역에서 발견되는 것들보다는 적다. 예를 들어, 변증법적 행동치료(Dialectical Behavior Therapy, 약어로 DBT)는 경계선적 성격장애(BPD)에 대해 검증된 심리치료들 중에서 가장 높은 수준의 경험적 지지를 받는다. 하지만 그 근거 수준은 공포증적 두려움과 회피에 대한 노출치료를 지지하는 근거 수준에 비해 낮다. 후자는 더 광범위하게 연구되었기에, 실험이나 반복실험과 같은 것들의 수가 더 많다. 그럼에도 불구하고, 경계선적 성격장애(BPD)에 대한 심리치료 결과 문헌 안에서 변증법적 행동치료는 그 효능과 유용성을 지지하는 근거 수준이 가장 높다. 따라서 변증법적 행동치료에 대한 단기치료목표들과 치료적 개입들을 이 책에 포함시켰다. 마지막으로 모든 치료적 개입은 그것이 경험적으로 지지를 받든 그렇지 않든 상관없이 특정한 퇴역군인과 현역군인의 개인적 상황과 강점과 약점에 맞춰져야 한다. 필자는 이 적응성을 제안하고 허용하는 방식으로 이 치료계획서에 포함된 단기치료목표들과 치료적 개입들을 기록했다.

중증만성정신질환 근거기반치료에 포함하기 위해 요구되고 선호되는 기준의 요약

요구되는 기준

- 타당한 실험설계에 기초한 적어도 한 가지의 무작위 통제 실험을 통한 치료효과의 증명
- 대규모로 잘 설계된 일련의 임상적인 반복실험을 통한 치료효과의 증명

선호되는 기준

- 한 연구 이상에서 치료효과를 보였어야 함.
- 독립 연구 집단에 의해 치료효과가 증명되었어야 함.
- 치료가 효과적이었던 내담자 특징들을 상술해야 함.
- 치료에 대한 명확한 설명을 이용할 수 있어야 함.

이 치료계획서를 이용하는 방법

이 치료계획서를 활용해서 다음의 여섯 단계를 따라 치료계획서를 작성하라.

1. **문제 선택.** 사정(assessment) 과정에서 퇴역군인과 현역군인들이 다양한 문제들을 이야기한다고 해도, 임상가는 치료 작업에서 집중해야 할 가장 중요한 문제들을 결정해야만 한다. 보통 주요한 문제가 표면화되고 2차적인 문제들도 명백해질 수 있다. 일부 다른 문제들은 이번에 치료가 필요할 정도로 충분히 시급하지 않은 문제로 치부되어야 할 수도 있다. 효과적인 치료계획은 몇 가지

선택된 문제들만 다룰 수 있다. 그렇지 않으면 치료는 방향을 잃게 된다. 이 치료계획서 안에서 퇴역군인과 현역군인이 제시하는 문제를 가장 정확하게 보여주는 문제나 즉각적인 관심을 요구하는 문제(예: 현역군인이 임무로 복귀하기)를 선택하라.

2. **문제 정의.** 각각의 퇴역군인이나 현역군인은 어떻게 자신의 삶에서 그 문제를 행동으로 드러낼까에 대한 독특한 뉘앙스를 제시한다. 그러므로 치료적 초점으로 선택된 각각의 문제에 그 특정 개인에게서 어떻게 그 문제가 명시되는가에 대한 구체적인 정의가 필요하다. 증상 패턴은 DSM-5나 국제질병분류기준(International Classification of Diseases)의 진단기준이나 진단코드와 결합되어야 한다. 이 치료계획서는 독자 자신이 개인적으로 작성한 진술들 중에서 선택하거나 그 진술들의 모델역할을 할 수 있도록 행동적으로 구체화된 정의 진술들을 제공한다.
3. **목표 작성.** 치료계획을 발전시키는 다음 단계는 목표 문제의 해결을 위한 광범위한 목표들을 세우는 것이다. 이 진술들을 꼭 측정할 수 있는 용어로 작성해야 하는 것은 아니지만, 치료과정에 대한 바람직한 긍정적 결과를 가리키는 포괄적이고 장기적인 목표들이 되도록 해야 한다. 이 치료계획서는 각각의 문제에 대한 몇 가지 가능한 목표 진술을 제공한다. 하지만 한 가지 진술이 치료계획에서 요구되는 전부다.
4. **목적 수립.** 장기목표와 대조적으로, 목적들을 행동적으로 측정할 수 있는 언어로 구성해야 한다. 치료를 받은 퇴역군인과 현역군인이 정해진 목표를 달성할 경우, 그 사항이 검토하는 기관, 건강관리기관(HMO), 관리의료회사, 관련된 통제당국에게 명확해야 하기 때문이다. 이 치료계획서에서 제시하는 목적들은 치료효과들을 극대화시키면서도 설명에 대한 요구사항들을 충족시키기 위해 고안된 것이다. 또한 같은 호소 문제에 대해서 가능한 다양한 치료계획을 구성할 수 있도록 수많은 대안들을 제시했다.
5. **개입 창출.** 개입은 퇴역군인과 현역군인들이 목표를 달성하도록 돕기 위해 고안된 임상가의 행동이다. 모든 목표에 대해 적어도 하나의 개입이 존재해야 한다. 만일 퇴역군인이나 현역군인이 첫 상담회기 후에 목표를 달성하지 못한다면, 그 치료계획에 새로운 개입을 추가해야만 한다. 개입은 치료를 받는 개인의 요구와 치료 제공자의 전체 치료목록에 근거해서 선택해야만 한다. 이 치료계획서에는 광범위한 치료적 접근들에서 유래한 개입들이 실려 있다. 우리는 치료공급자들에게 자신의 수련과 경험을 반영하는 다른 개입방법을 작성할 것을 권장한다.

   치료계획서에 열거된 일부 개입 제안들에서는 특정한 책들을 언급한다. 이 책들은 퇴역군인과 현역군인에게 부가적인 독서치료 과제로 부여할만한 책이다. 부록 A에는 매인맨Mainman과 디메나Dimenna가 쓴 두 **권의 책을 읽고 다음 주에 이야기하자: 임상실습에서 독서치료 활용하기**(Read Two Books and Let's Talk Next Week: Using Bibliotherapy in Clinical Practice, 2000)와 헤슬리Hesley와 헤슬리Hesley가 쓴 **두 편의 영화를 빌리고 아침에 이야기하자: 심리치료에서 유명 영화 활용하기**(Rent Two Films and Let's Talk in the Morning: Using Popular Movies in Psychotherapy, 2nd ed.; 2001)와 같은 두 권의 유명한 선정도서를 포함한 독서치료 참고문헌 목록을 실었다. 자조도서, 정신건강 전문가에 대한 추가적인 정보가 필요하다면 노크로스Norcross와 다른 저자들이 쓴 **정신건강에서 자조적 자원들에 대한 권위 있는 안내서**(The Authoritative Guide to Self-Help Resources in Mental Health, Revised Edition, 2003, Guilford Press, New York)를 참조하라.

6. **진단 결정.** 적합한 진단의 결정은 퇴역군인과 현역군인의 전체적인 임상 증상에 대한 평가에 근거한다. 임상가는 반드시 퇴역군인과 현역군인이 보이는 행동적 증상과 인지적 증상, 대인관계적 증상을 DSM-5에서 기술하는 정신질환의 진단기준과 비교해야만 한다. 이런 방식으로 개인들을 진단하는 것에 반대하는 논쟁들이 있지만, 진단은 정신건강관리 세계와 군대에 존재하는 현실이다. 진단은 치료비 청구나 환급에만 필요한 것이 아니라, 현역군인의 복무나 전역과 같은 사례와 퇴역군인의 장애 보상 청구를 위해 정리해야 하는 사례의 조치에도 필요하다. DSM-5의 진단기준을 훤히 꿰뚫는 임상가의 지식과 평가정보에 대한 완벽한 이해가 있을 때, 가장 신뢰할만하고 타당한 진단을 내릴 수 있다.

축하합니다! 이 여섯 단계를 모두 마치면, 여러분은 치료를 받는 퇴역군인과 현역군인에게 즉시 시행할 수 있고 제시할 준비가 된 종합적이고 개인에게 맞춘 치료계획을 갖게 될 것이다. 이 서문의 끝부분에 외상 후 스트레스 장애에 대한 치료계획의 사례가 제시된다.

퇴역군인 및 현역군인에게 치료계획을 맞추기 위한 마지막 조언

효과적인 치료계획의 한 가지 중요한 측면은 각각의 치료계획이 개개인의 퇴역군인이나 현역군인의 문제들과 욕구들에 맞추어져야 한다. 퇴역군인이나 현역군인들이 비슷한 문제를 가지고 있다고 해도, 치료계획은 대량 생산되어서는 안 된다. 치료전략을 발전시키는 과정에서는 그 개인의 강점과 약점, 고유한 스트레스원(stressor), 사회망, 가족 환경, 그리고 증상 양상을 고려해야만 한다. 우리 자신의 다년간의 임상경험에 근거해서 우리는 다양한 치료 선택들을 통합했다. 이 진술은 자세한 치료계획을 발전시키기 위한 수천 가지의 변경된 계획과 결합될 수 있다. 임상가들은 자신의 타당한 판단에 근거해서 자신이 치료하는 개인에게 적합한 진술들을 쉽게 선택할 수 있다. 추가적으로, 우리는 독자들에게 이 책에 실린 사례에 독자들 자신의 문제 정의, 목표, 목적, 개입을 추가할 것을 권장한다. **치료계획서** 시리즈의 모든 책들이 그렇듯이, 우리는 이 책이 효과적이고 창조적인 치료계획 수립을 촉진하도록 돕기를 바란다. 치료계획 수립은 궁극적으로 퇴역군인 및 현역군인, 임상가, 군부대, 정신건강과 군 공동체를 이롭게 하는 과정이다.

참고문헌

Bruce, T. J., & Sanderson, W. C. (2005). Evidence-based psychosocial practices: Past, present, and future. In C. Stout and R. Hayes (Eds.), *The Handbook of Evidence-Based Practice in*

Behavioral Healthcare: Applications and New Directions. Hoboken, NJ: John Wiley & Sons.

Chambless, D. L., Baker, M. J. Baucom, D. Beutler, L. E., Calhoun, K. S., Crits-Christoph, P., ... Woody, S. R. (1998). update on empirically validated therapies: II. *The Clinical Psychologist*, 51(1), 3-16.

Chambless, D. L., & Ollendick, T. H. (2001). Empirically supported psychological interventions: Controversies and evidence. *Annual Review of Psychology*, 52, 685-716.

Chambless, D. L., Sandersin, W. C., Shoham, V., Johnson, S. B., Pope, K. S., Crits-Christoph, P., ... McCurry, S. (1996). An update on empirically validatred therapies. The Clinical Psychologist, 49(2), 5-18.

Drake, R. E., & Merrens, M. R., & Lynde, D. W. (2005). *Evidence-Based Mental Health Practice: A Textbook.* New York: W.W. Norton & Company.

Hofmann, S. G., & Tompson, M. G. (2002). *Treating Chronic and Severe Mental Disorders: A Handbook of Empirically Supported Interventions.* New York: Guilford.

Nathan, P. E., & Gorman, J. M. (Eds.). (1998). *A Guide to Treatments That Work.* New York: Oxford University Press.

Nathan, P. E., & Gorman, J. M. (Eds.). (2002). *A Guide to Treatments That Work (Vol. II).* New York: Oxford University Press.

Stout, C., & Hayes, R. (1995). *The Handbook of Evidence-Based Practice in Behavioral Healthcare: Applications and New Directions.* New York: John Wiley & Sons.

치료계획 사례

외상 후 스트레스 장애(PTSD)

행동정의

1. 죽음이나 심각한 부상의 실제적인 위협이나 인식된 위협을 포함하는 외상적 사건에 노출된 적이 있다.
2. 극심한 공포, 무력함, 외상적 사건에 대한 공포를 보고한다.
3. 외상적 사건에 대한 불쾌하고 지속적인 생각, 심상 또는 인식을 경험한다.
4. 외상적 사건, 특히 해리적인 플래시백(flashback)을 다시 체험한다고 말한다.
5. 외상적 사건을 연상시키는 내적 단서와 외적 단서에서 비롯된 중요한 심리적 고통 또는 신체적 고통을 보인다.
6. 수면 시 불편함을 경험한다.
7. 극심한 분노와 과민함을 경험한다.
8. 자신의 동료 전우, 부대, 국가를 실망시켰다는 느낌을 보고한다.
9. 친구, 동료 전우, 상관들과 대인관계 갈등이 증가했음을 인정한다.

장기목표

1. 외상과 관련된 증상들이 사회적, 직업적, 가족적 기능에 끼치는 부정적 영향을 제거하거나 감소한다.
2. 외상적 사건에 노출되기 이전의 심리적 기능수준으로 복귀한다.
3. "전사" 정신을 회복한다.

단기목표

1. 외상 후 스트레스 장애(PTSD)의 병력과 종류들을 기술한다.

치료개입

1. 따스한 수용, 고지된 능동적 경청, 무조건적인 긍정적 존중의 분위기 속에서 퇴역군인이나 현역군인의 외상 후 스트레스 장애(PTSD)의 유형, 강도, 빈도와 그것이 환자의 사회적, 직업적, 대인관계적 기능에 미치는 영향을 탐색하고

측정하라(또는 Jongsma의 성인심리치료 과제계획서(Adult Psychotherapy Homework) 2판, "외상사건이 나에게 어떻게 영향을 미치나"를 과제로 부여한다).

2. PTSD증상이 그 현역군인의 직무수행에 영향을 끼치는 정도를 측정하기 위해 현역군인의 직속상관(예: 분대장, 부소대장, 선임하사)과 이야기하라.

2. 촉발하는 외상적 사건을 자세히 기술한다.

1. 퇴역군인이나 현역군인이 외상적 사건(둘 이상인 경우에는 가장 중요한 사건)의 세부적인 내용을 묘사하도록 도와라. 퇴역군인이나 현역군인 환자가 그 외상사건 발생 전에, 그 사건이 일어나는 동안, 그리고 그 사건이 끝난 후에 느낀 감정(예: 불안, 두려움, 수치심, 죄책감, 혐오감), 회상 내용 중 가장 생생한 부분, 환자가 기억하는 어떤 소리나 냄새에 집중하면서 가능한 한 많은 사건의 세부적인 내용을 인지하도록 권면하라. 이 이야기를 재진술하는 것과 연관된 감정들을 다루어라(잦은 재진술은 노출치료의 한 형태다).

3. 외상 후 스트레스 장애(PTSD)의 치료근거에 대한 이해를 말로 표현한다.

1. 외상 후 스트레스에 대한 치료가 실제 현실과 가상의 현실 그리고 실제적 노출(in vivo exposure) 기법들을 활용해서 환자의 두려움을 둔감하게 하는 데 얼마나 효과적인지, 또한 인지 재구성이 환자가 훨씬 덜 위험한 방식으로 세계를 바라보도록 지원하는 데 얼마나 효과적인지에 관해 퇴역군인과 현역군인 환자를 교육하라.

2. 퇴역군인이나 현역군인 환자가 로스바움Rothbaum, 포아Foa, 헴브리Hembree가 쓴 외상적 사건으로부터 자신의 삶을 되찾기: 지속적인 노출치료 프로그램 워크북(Reclaiming Your Life from a Traumatic Experience: A Prolonged Exposure Treatment Program Workbook)에 실린 인지 재구성, 노출치료, 이완 훈련에 대한 정보를

복습하도록 하라.

4. 인지가 공포와 회피의 지속에 기여한다는 이해를 말로 표현한다.

1. 퇴역군인이나 현역군인 환자에게 어떻게 생각이 우리의 감정과 행동에 영향을 끼치는지, 특히 공포를 유지하고 인지된 위협을 회피하는 행동을 강화시키는지에 대한 개념을 설명하라. 환자의 상황과 관련된 사례를 사용하라. 이러한 상황의 예는 다음과 같다. 한 군인의 상부무장 차량이 급조 폭발 장치에 타격을 받았다. 이 군인은 상부무장한 차량을 볼 때마다 과거의 외상적인 사건을 기억하며, 자신이 다시 공격받을 것이라고 여기고, 모든 상부무장 차량을 피한다.

5. 회피의 원인이 되는 부정적이고 자멸적인 두려운 생각을 확인하고, 이의를 제기하며, 대체한다.

1. 퇴역군인이나 현역군인이 세상은 적대적이고 위험한 곳이며 부상과 죽음은 불가피한 것이라는 관점을 유지하게 만드는 자신의 자동사고를 의식하도록 도우라.
2. 퇴역군인이나 현역군인에게 위협이나 위험이라는 주제와 관련된 자동사고에 관한 일지를 매일 꾸준하게 기록하는 과제를 부여하라(예: 종스마가 쓴 성인 심리치료 과제 계획서 제2판에 실린 "부정적 사고가 부정적 감정을 촉발한다"). 현실에 근거한 사고로 왜곡된 사고 패턴에 이의를 제기할 수 있도록 일지 자료를 다뤄라.
3. 퇴역군인이나 현역군인의 안정감이나 안전감을 증진하고 두려워하는 행동이나 회피 행동을 감소시킬 긍정적 인식을 강화하라(종스마의 성인 심리치료 과제 계획서 2판에 실린 "긍정적 자기 대화"를 보라).

6. 지속적인 노출치료로 관여한다.

1. 정서적 경험을 이야기하거나 다시 체험하는 방법인 상상 현실노출이나 가상 현실노출을 활용하라(예: 60－90분; 포아Foa, 헴브리Hembree, 로스바움Rothbaum이 쓴 PTSD를 위한 장기노출치

료: 외상경험에 대한 정서적 처리-치료자 지침서를 보라).

2. 퇴역군인이나 현역군인 내담자에게 심각한 불안을 유발하는 대상, 상황, 장소에 내담자를 점진적으로 노출시키기 위한 방법으로써 실제 노출(in vivo exposure)을 활용하라(포아Foa, 햄브리Hambree, 로스바움Rothbaum이 쓴 PTSD를 위한 장기노출치료: 외상경험에 대한 정서적 처리-치료자 지침서를 보라).

7. 원치 않는 생각이 침투하는 것을 다루기 위해 생각 멈추기를 학습하고 적용한다.

1. 퇴역군인이나 현역군인에게 속으로 "멈춰"라는 단어를 말하거나, 원치 않는 외상이나 다른 부정적이고 원치 않는 사고를 알아차릴 때 즉각 적용할 멈춤의 개념을 대표하는 것(예: 정지신호나 정지등)을 상상하는 사고중단 기법을 가르쳐라(또는 종스마가 쓴 성인 심리치료 과제계획서 2판에 실린 "사고중단 기법 이용하기"라는 과제를 부여하라).

진단 제안

ICD-9-CM	ICD-10-CM	DSM-5 장애, 상태 또는 문제
309.81	F43.10	외상 후 스트레스 장애

01

살인행위에 적응하기

행동정의

1. 다른 사람을 죽이는 것과 관련된 빈번하고 강렬한 부정적 정서를 나타낸다(예: 죄책감, 후회, 슬픔, 분노, 수치심).
2. 다른 사람을 죽이는 것에 대한 지속적인 반추를 보고한다.
3. 다시 다른 사람을 죽이는 것으로 이어질 수 있는 활동들(예: 장차 있을 전투 임무)을 회피한다.
4. 살인을 회상하게 하는 활동(예: 훈련 중 사격)을 회피한다.
5. 살인과 관련된 영적 갈등과 도덕적 갈등의 발생을 보고한다.
6. 수면장애를 나타낸다.
7. 살인 사건(들)을 잊기 위한 물질 사용이 증가한 것을 보고한다.
8. 살인과 관련된 자살에 대한 생각의 발생을 보고한다.

___. ____

___. ____

___. ____

장기목표

1. 다른 인간을 살해하는 것과 관련된 인지적 갈등과 정서적 갈등을 해결한다.
2. 무기사용을 요구하는 활동에 참여한다.
3. 살인에 대한 영적 갈등과 도덕적 갈등의 중재를 촉진한다.
4. 수면의 양과 질을 모두 향상시킨다.
5. 물질 사용을 감소시킨다.
6. 자살에 대한 생각을 감소시킨다.

___. ____

____

___. ____

____

___. ____

____

단기목표

1. 살인과 관련된 다른 정서들을 확인한다. (1, 2)
2. 부정적인 정서를 인식한다. (3, 4)
3. 사고와 정서의 연관을 인식한다. (5, 6, 7, 8)

치료개입

1. 다른 인간을 살해하는 것과 관련되었고 퇴역군인이나 현역군인에게 임상면접을 시행할 때 경험할 수 있는 다른 종류의 정서들(예: 수치심, 죄책감, 불안, 분노, 공포 등)을 측정하라.
2. 퇴역군인과 현역군인이 느끼는 정서들의 심각성과 현재 기능에 미치는 영향을 임상면접과 심리검사를 활용해서 측정하라.
3. 퇴역군인이나 현역군인에게 부정적인 정서들을 더 많이 의식하는 방법(예: 생리적 단서를 찾기 위해 신체를 살펴보기)을 교육하라.
4. 퇴역군인이나 현역군인들이 자신의 정서에 올바른 이름을 붙이도록 도우라.
5. 퇴역군인이나 현역군인에게 어떻게 사고가 정서에 영향을 미치는지에 대한 개념을 설명하라.
6. 퇴역군인이나 현역군인에게 자동사고의 인지치료적 개념에 관해 교육하라.
7. 퇴역군인이나 현역군인이 살인 사건에 관한 자동사고를 기록하거나 사고들에 대한 일지를 작성하도록 도와라.
8. 인지오류(예: 판단, 재앙화사고, 낙인찍기, 흑백사고, 자기비난)와 내담자가 외상사건을 생각할

때 이러한 오류를 사용하게 되는지에 관해 퇴역 군인이나 현역군인에게 교육하라. 또는 종스마가 쓴 성인 심리치료 숙제 계획서 제2판(Adult Psychotherapy Homework Planner, 2nd ed. by Jongsma)에 실린 "부정적 감정을 촉발하는 부정적 사고"를 과제로 할당하라.

4. 부정적인 반추들(rumination)을 더 적응적인 사고들로 대치한다. (9, 10, 11)

9. 퇴역군인이나 현역군인이 환경적 실험(예: 살인에 대한 자신의 생각과 신념에 대해 다른 퇴역군인/현역군인과 대화하기)을 통해 부정적인 사고의 현실성을 검증하도록 도와라.

10. 현실검증실험, 치료적 직면, 소크라테스식 질문을 이용해서 퇴역군인이나 현역군인이 부정적인 사고를 보다 적응적인 사고로 대치하도록 도와라.

11. 퇴역군인이나 현역군인의 자기 확신을 증진하고 적응적 행동을 증가시킬 긍정적이고, 현실에 근거한 인지적 메시지들을 강화하라(또는 종스마가 쓴 성인 심리치료 과제 계획서 2판에 실린 "긍정적 자기대화" 과제를 부여하라).

5. 불안을 감소시키고 미래의 전투/훈련 임무들에 정서적으로 대비한다. (12, 13, 14, 15)

12. 퇴역군인이나 현역군인의 미래 임무에 관한 가장 최악, 최상, 가장 개연성이 있는 사례 시나리오를 재검토하라.

13. 과거 훈련과 성공적인 수행을 회상함으로써 미래 임무에 관한 확신감과 능력에 대한 의식을 퇴역군인이나 현역군인 내담자 안에 주입하라.

14. 살인에 대한 불안을 호전시킬 때 적용할 수 있는 다양한 이완 기법들(예: 심부 근육이완, 즐거운 장면 상상하기, 심호흡 훈련 등)을 퇴역군인이나 현역군인 내담자에게 교육하라.

15. 퇴역군인 또는 현역군인 내담자가 보이는 전쟁 상황과 관련되어 있으며 또 다른 살인 사건으로 이어질 수 있는 임상적으로 중요한 수준의 불안을 감소시키기 위해 체계적 둔감법의 심상적 노출기법을 활용하라.

6. 평온한 수면을 보고한다. (16, 17)

16. 퇴역군인이나 현역군인 내담자의 수면 방식과 살인 사건 다음에 발생한 수면 붕괴를 평가하라.

17. 퇴역군인과 현역군인 내담자에게 숙면에 도움이 되는 행동훈련을 교육하라(또는 종스마가 쓴 성인 심리치료 과제 계획서 2판에 실린 "수면 방식 기록"이라는 과제를 부여하라). 이러한 행동훈련에는 잠자리에 들기 4시간 전에는 커피 마시지 않기, 반추하지 않기, 아침에 운동하기, 15분 안에 잠들 수 없으면 침대에서 일어나기, 잠들기 전에 매운 음식이나 간식을 먹지 않기, "시계 보기"를 촉진할 수 있는 시간에 대한 단서들을 제거하기 등을 포함하라(이 치료계획서에서 불면증에 대한 장을 보라).

7. 수면을 돕기 위한 약물치료의 적절성을 평가하기 위해 처방한 의사와의 약속을 지킨다. (18, 19)

18. 내담자가 수면을 돕는 약물로부터 이익을 얻을 수 있는지 평가하기 위해 퇴역군인과 현역군인 내담자를 처방의에게 의뢰하라.

19. 퇴역군인 또는 현역군인 내담자의 복약 순응도와 효능과 부작용을 관찰하라. 약물 남용을 경계하라.

8. 현재의 영적, 도덕적 갈등을 말로 표현한다. (20, 21, 22)

20. 퇴역군인 또는 현역군인 내담자의 영적 갈등과 도덕적 갈등을 일반화하고 공감하라.

21. 퇴역군인 또는 현역군인 내담자를 군목이나 군대 내의 다른 영적/도덕적 지도자에게 의뢰하라.

22. 퇴역군인 또는 현역군인 내담자에게 데이브 그로스만Dave Grossman 중령이 쓴 살인에 관해

(On Killing)를 읽도록 지도하라. 그 책에 대한 내담자의 반응을 다루어라.

9. 전투/훈련 임무를 지속하는 것에 대한 불안을 인정한다. (23)

23. 미래의 전투나 훈련 임무에 대한 퇴역군인 또는 현역군인 내담자의 평가와 불안을 정상적인 것으로 여기라.

10. 무기에 대해 더 큰 신뢰감과 편안함을 느낀다. (24, 25)

24. 무기를 보유하는 것에 대한 퇴역군인 또는 현역군인 내담자의 불만을 인정하고, 이 불만 뒤에 있는 이유를 알아보라.

25. 퇴역군인 또는 현역군인 내담자가 사격연습에 참여하고 시간을 내어 자신의 무기를 분해하고 청소하도록 권면하라.

11. 타인을 죽이는 것이 어떻게 마음에 영향을 줄 수 있고 신체의 생리에 영향을 줄 수 있는지를 이해한다. (22, 26)

22. 퇴역군인 또는 현역군인 내담자에게 데이브 그로스만Dave Grossman 중령이 쓴 살인에 관해(On Killing)를 읽도록 지도하라. 그 책에 대한 내담자의 반응을 다루어라.

26. 퇴역군인이나 현역군인 내담자에게 갈등상태에 있는 마음이 어떻게 정서와 생리적 기능에 영향을 미치는지 교육하라.

12. 물질 사용이 문제가 될 수 있다는 것을 말로 표현한다. (27, 28, 29)

27. 퇴역군인 또는 현역군인 내담자에게 심층 약물 사용 평가를 하거나 의뢰하라.

28. 퇴역군인 또는 현역군인 내담자가 약물의존이 의심된다면 의학적 평가를 받도록 의뢰하라.

29. 필요하다면 퇴역군인 또는 현역군인 내담자에게 약물 사용 장애 치료를 받도록 하거나 의뢰하라(이 책에 실린 물질남용 및 의존과 아편남용 및 의존에 관한 장들을 보라).

13. 살인의 구체적인 내용을 말하고 살인행위와 관련된 슬픔과 죄책감을 표현한다. (30, 31, 32, 33).

30. 공감과 연민을 보이며, 퇴역군인 또는 현역군인 내담자가 살인 이야기를 구체적으로 말하도록 지지하고 격려하라.

31. 퇴역군인 또는 현역군인 내담자에게 그 살인 행위에 관해 후회하는 모든 일을 열거하도록 요청하라. 그리고 그 목록을 다루어라.
32. 합리적 정서치료 접근법을 활용해서 퇴역군인 또는 현역군인 내담자에게 살인행위의 책임에 대한 비합리적인 진술을 직면시키고 이보다 훨씬 현실에 근거한 진술과 비교하도록 하라.
33. 퇴역군인 또는 현역군인 내담자의 경험을 애도 과정의 하나로 다루고, 그 과정의 각 단계들을 설명하라(이 치료계획서에 실린 애도/복잡한 사별에 관한 장을 보라).

14. 자살에 대한 생각의 강도, 빈도, 촉발요인을 말한다. (34)

34. 퇴역군인 또는 현역군인 내담자의 자살 위험을 평가하고, 내담자의 자살시도 이력, 치명적 무기 접근가능성, 현재 심리사회적 스트레스 요인, 미래에 대한 지남력을 고려하라.

15. 개인의 안전을 증대하기 위한 과정에 협조한다. (35, 36)

35. 퇴역군인 또는 현역군인 내담자가 집이나 직장에서 무기에 접근하지 못하도록 제한하라.
36. 퇴역군인 또는 현역군인 내담자가 보다 많은 시간을 가족이나 친구와 보내도록 권면하라. 스스로 고립시키는 경향을 감시하라.

___. ______________________________
____

___. ______________________________
____

___. ______________________________
____

___. ______________________________
____

___. ______________________________
____

___. ______________________________
____

진단 제안

ICD-9-CM	ICD-10-CM	DSM-5 장애, 상태 또는 문제
V62.2	Z56.9	직무와 관련된 다른 문제
V62.89	Z65.8	종교적 또는 영적 문제
309.0	F43.21	우울한 정서를 동반한 적응장애
308.3	F43.0	급성 스트레스 장애
309.81	F43.10	외상 후 스트레스 장애
296.xx	F32.x	주요 우울장애, 단일 삽화
296.xx	F33.x	주요 우울장애, 재발성 삽화
___	___	___
___	___	___

02

군대문화에 적응하기

행동정의

1. 규칙과 질서를 따르는 것이 어렵다고 불평한다.
2. 자율과 독립을 상실한 것으로 인한 슬픔과 좌절, 불안과 절망감을 보인다.
3. 지속적으로 불복종, 비행, 무례, 그리고 명령 준행과 군대 관습과 예절 준수의 실패로 인해 처벌받는 패턴을 보고한다.
4. 최소한의 신체적 건강상태, 학업적 표준과 직업적 표준을 충족시키지 못한다.
5. 수면시간이 감소하면서 정신기능과 신체기능의 감소 경향을 보인다.
6. 군생활의 스트레스를 피하기 위한 수단으로 "무단이탈"을 결정한다.
7. 군대를 떠나 민간인이 되고 싶다는 욕구를 보고한다.
8. 강한 향수병과 고립감을 보고한다.

___. ____

____

___. ____

____

___. ____

____

장기목표

1. 군대의 조직과 기대, 위계 구조에 적응할 능력을 향상시킨다.
2. 공식적, 비공식적으로 처벌받는 빈도를 감소시킨다.
3. 군복무의 신체적 스트레스와 정신적 스트레스를 다룰 적응수단을 개발한다.
4. 신체적 건강을 향상시키고 군대의 대표적인 병과가 시행하는 필수적인 체력 검사를 통과한다.

___. ____

____

___. ____

____

단기목표

1. 현재 적응문제들의 원인이 된 군생활 환경들을 서술한다. (1, 2, 3)

2. 군생활에 적응하는 문제들과 관련된 다른 정서들을 식별한다. (4, 5)

3. 군복무의 긍정적인 측면을 식별한다. (6, 7, 8)

치료개입

1. 현역군인 내담자에게 좌절감, 절망감, 우울감과 불안감을 유발하는 현재 군생활의 스트레스 요인을 알아보라.
2. 현역군인 내담자에게 현재 상황의 원인이 되는 스트레스 요인 목록을 작성하고 가장 힘든 요인부터 가장 덜 힘든 요인까지 순위를 매기게 하는 과제를 부여하라.
3. 현역군인 내담자가 과거의 유사한 불만상황을 식별하고 결과를 명백히 하도록 도우라. 긍정적 결과와 부정적 결과 모두의 배후에 있는 원인들을 다루어라.
4. 현역군인 내담자에게 군대문화에 적응하는 데서 겪는 문제들이 유발하는 다양한 정서의 목록을 작성하도록 하는 과제를 부여하라.
5. 현역군인 내담자가 자신의 정서를 확인하고 수용하는 것을 어렵게 만들 수 있는 모든 낙인을 알아보라(예를 들면, 사람을 약하고 비효과적으로 만드는 정서들이 있다).
6. 현역군인 내담자에게 자신이 군복무하는 것에 대해 좋아하는 것의 목록을 작성하는 과제를 부여하라.
7. 현역군인과 치료사의 역할을 바꿔서 군대가 긍정적인 환경이 될 수 있다는 것을 현역군인 내담자가 심리치료사를 확신시켜야 하는 역할놀이 상황을 촉진하라.

8. 현역군인 내담자가 "마치" 자신이 모범 군인인 것처럼 행동하거나 역할놀이를 하도록 권면하라.

4. 적응하는 과정에서 발생하는 부정적인 정서를 식별하고 감소시킬 변화들을 실행한다. (9, 10)

9. 현역군인 내담자와 스트레스에 대처하고 정서를 향상하는 건강한 방법들에 대해 브레인스토밍하라(예를 들면, 점진적 근육이완, 부정적 사고를 긍정적 사고로 대치하기). 반응과 경과를 감시하라.

10. 현역군인 내담자에게 좌절감의 수준을 조절하고 충동적으로 행동할 가능성을 감소시키기 위해 분노조절 기법을 교육하라(예: 심호흡, 타임아웃)

5. 스트레스 상황에 대한 적응적인 반응을 촉진하는 문제해결 전략들을 실행한다. (11, 12)

11. 현역군인 내담자에게 현재 문제에 7단계 군 문제해결법(7-step Military Problem-Solving Process, 예: 문제를 인식하고 정의하라, 정보를 수집하고 가정하라, 결과 진술이나 목표를 정의하라, 성공의 기준을 수립하라, 가능한 해결책을 발전시켜라, 장단점을 분석하고 가능한 해결책을 비교하라, 해결책을 선택하고 적용하라, 해결방법의 효과를 분석하라)을 적용하는 방법을 교육하라.

12. 상담회기에서 현역군인 내담자와 현재 문제를 식별하고 문제해결법을 적용하는 것을 연습하라. 현실 세계에서의 시행을 위한 행동 계획을 작성하고 결과를 재검토하고 다루어라.

6. 대인관계의 갈등을 다룰 때에는 더 단호한 태도를 보인다. (13, 14)

13. 개인적 상황과 전문적 상황에서 보다 단호해지기 위한 다양한 방법을 현역군인 내담자에게 가르칠 수 있도록 역할놀이 기법(예: 빈 의자, 역할 바꾸기)을 활용하라.

14. 현역군인 내담자에게 자기주장 관련 서적들(예: 데이비드슨의 The Complete Idiot's Guide to Assertiveness, 마샬의 How to Grow a

Backbone, 10 Strategies for Gaining Power and Influence at Work)을 읽도록 지시하라. 현재 생활문제들과 관련된 내용과 적용점을 다루어라.

7. 독립에 대한 욕구를 충족시키는 대안적인 방법들을 발전시킨다. (15, 16)

15. 현역군인 내담자가 자신이 즐기고 원할 경우 혼자 참여할 수 있는 활동을 발전시키도록 권면하라(예: 하이킹, 낚시, 자전거 타기). 또는 종스마가 쓴 성인 심리치료 과제 치료 계획서 제2판에 실린 "즐거운 활동들을 식별하고 계획하라"라는 과제를 부여하라.

16. 현역군인 내담자가 휴가 중에 명백하고 엄격한 경계를 설정하도록 도우라(예: 동료 대신 직장에서 근무하기).

8. 즐거움과 자기가치감을 제공할 병영 밖 활동들을 식별하고 개발한다. (17)

17. 타인이나 공동체와의 연대감을 촉진하는 군과 무관한 바깥출입이나 활동에 참여하도록 현역군인 내담자를 권면하라(예: 교회친교모임에 참여하라, 동물 보호소에서 자원봉사하라).

9. 군대 안에 있는 것에 대한 문제들을 이해하는 사회적 지지를 형성한다. (18, 19)

18. 현역군인 내담자가 군생활의 어려움을 이해하고 우정을 나눌 수 있는 현재와 과거의 전우들의 목록을 작성하도록 도우라.

19. 현역군인 내담자가 지역 해외파병 재향군인(VFW) 활동에 참여하도록 권면하라.

10. 군대 안에 이미 존재하며 군생활에 적응하는 문제들을 해결하도록 돕는 지지를 활용한다. (20, 21)

20. 현역군인 내담자가 군문화에 적응하는 문제에 관해 소속 부대 군목과 이야기하도록 권면하라.

21. 현역군인 내담자가 군인들의 복무 적응을 도와주는 지역 기지나 진지의 서비스와 접촉하도록 도우라(예: 독신 군인 클럽).

11. 지휘체계 안에서 상급자와 신뢰할 수 있고 개방적인 관계를 발전시킨다. (22)

22. 현역군인 내담자가 부대 지휘관, 부소대장, 행정보급관 또는 현재 문제에 대해 내담자가 신뢰할 수 있는 누군가와 이야기하도록 권면하라.

12. 현재 겪는 어려움에 대해 배우자와 효과적으로 소통한다. (23)

23. 치료에 참여한 모든 사람에게 영향을 미칠 문제들을 다루기 위해 현역군인 내담자의 배우자나 가족 구성원들을 합동치료에 포함시켜라.

13. 전반적인 체력을 증진한다. (24, 25, 26)

24. 현역군인 내담자가 지역 기지나 진지에서 공인된 지도자와 만나서 체력 훈련 계획을 세울 수 있도록 권면하라.

25. 체력이 증진되면 격려와 긍정적 피드백을 제공하라.

26. 현역군인 내담자에게 필수적인 체력 검정에서 자신의 수행을 향상시킬 수 있는 상상기법(예: 체력 증진 과제에서의 성공 대 실패를 상상하기)을 교육하라.

14. 권위 있는 역할을 수용하는 것을 말로 표현하고, 저항하지 않고 상급자의 명령을 따른다. (27, 28, 29)

27. 현역군인 내담자에게 공격작전 동안 위협과 혼란에 직면할 때 질서와 안전을 촉진하기 위한 권위와 지휘체계의 필요성을 교육하라.

28. 현역군인 내담자가 민간인일 때 권위에 저항하는 방식을 탐색하고 군대환경에서의 새로운 대응에 대한 필요성을 강조하라.

29. 현역군인 내담자가 권위에 대한 저항 패턴이 지속될 경우 벌어질 부정적인 결과들(예: 진급 누락, 구속 가능성, 징계 부여)의 목록을 작성하는 것을 도우라.

15. 외로움에 대처하기 위한 대처기술들을 시행한다. (30, 31)

30. 현역군인 내담자의 소외감과 있을법한 향수병을 알아보라(이 치료계획서 안에 있는 향수병/외로움에 대한 장을 보라).

31. 사회적 교제를 형성하기 위해 현역군인 내담자가 타인에게 접근할 수 있는 상황들에 대해 역할놀이하라(또는 종스마의 성인 심리치료 과제 계획서 2판에 실린 "사회화의 위로 회복하기" 과제를 부여하라).

____: ______________________________

____

____: ______________________________

____

____: ______________________________

____

____: ______________________________

____

____: ______________________________

____

____: ______________________________

____

진단 제안

ICD-9-CM	ICD-10-CM	DSM-5 장애, 상태 또는 문제
V62.89	Z65.8	종교적 또는 영적 문제
V62.2	Z56.9	직무와 관련된 다른 문제
309.0	F43.21	우울한 정서를 동반한 적응장애
296.xx	F32.x	주요 우울장애, 단일 삽화
296.xx	F33.x	주요 우울장애, 재발성 삽화
301.7	F60.2	반사회성 성격장애
301.83	F60.3	경계선적 성격장애
______	______	______________________
______	______	______________________

03

절단, 운동성 상실, 외관 손상

행동정의

1. 전투나 훈련 임무 중에 또는 사고로 인해 사지의 완전 결손이나 부분 결손을 경험했다.
2. 사지 결손으로 인해 운동성 감소나 행동범위 감소를 포함한 심각한 신체적 제한이 있다.
3. 전투나 훈련 임무 또는 사고로 인해 심각한 화상을 입었다.
4. 운동성 상실, 외관 손상, 사회적 기능과 직업적 기능의 손상으로 인해 임상적으로 중요한 심리적 고통을 보고한다.
5. 미래의 직업적 기회에 관한 절망감을 말로 표현한다.
6. 삶에 대해 덜 만족한다고 보고한다.
7. 배우자나 가족과 갈등을 나타낸다.
8. 자살에 대한 생각을 보고한다.

___. ______________________________

____

___. ______________________________

____

___. ______________________________

____

장기목표

1. 부상의 특성을 수용하고 그로 인한 심리적, 신체적 결과를 이해한다.
2. 부상이 일으킬 수 있는 모든 신체적, 직업적, 대인관계적, 사회적 한계에 대해 벌충하는 것을 배운다.
3. 남아있는 신체적 능력과 특성들을 평가한다.
4. 부상을 입기 전의 자존감과 자신감의 수준으로 돌아간다.

___. ______________________________

____

___ . ______________________________

____

___ . ______________________________

____

단기목표

1. 부상의 이력과 특성 그리고 그 부상이 기능에 미친 영향을 자세히 표현한다. (1, 2)

치료개입

1. 퇴역군인 또는 현역군인 내담자가 편안하게 느끼는 한도 안에서 자신의 부상에 대해 논의하도록 권면하라. 어떤 퇴역군인 또는 현역군인 내담자는 외상 후 스트레스 장애가 있을 수 있다는 점과 사고를 묘사하는 활동이 강렬한 감정을 불러일으킬 수 있음을 지속적으로 의식하라.
2. 퇴역군인 또는 현역군인 내담자의 지속 중인 부상 관련 증상의 유형, 강도, 빈도와 그 증상이 사회적, 직업적, 대인관계적 기능에 미치는 영향을 평가하라.

2. 부상에 대한 감정을 말로 표현한다. (3, 4)

3. 퇴역군인 또는 현역군인 내담자가 부상과 관련된 자신의 감정(예: 슬픔, 분노, 절망, 공포)을 식별하도록 도우라. 상담회기에서 그 감정들을 다루어라.
4. 퇴역군인 또는 현역군인 내담자에게 하루 내내 감정들을 평가하고 부정적인 감정들을 증대시키는 시기와 상황, 대상이나 사람들을 식별하기 위해 "감정 일지"를 유지하는 과제를 부여하라 (또는 종스마가 쓴 성인 심리치료 과제 계획서 2판에 실린 "고통과 스트레스 일지"를 작성하는 과제를 부여하라).

3. 향정신성 약물치료의 필요성을 알아보기 위해 정신평가에 협조한다. (5, 6)

5. 퇴역군인 또는 현역군인 내담자가 약물처방을 요청하거나, 심리치료에 순응적이지 않을 것 같거나, 직업적 기능과 사회적 기능이 현저하게

손상되어 있다면 향정신성 약물의 처방을 위한 평가를 예약하라.

6. 처방 순응도, 부작용, 복약의 전반적인 효능을 알아보기 위해 퇴역군인 또는 현역군인 내담자를 관찰하라. 정기적인 간격으로 처방의와 협의하라.

4. 모든 의학적 예약과 권고에 완전히 협조한다. (7)

7. 퇴역군인 또는 현역군인 내담자에게 모든 의료적 권고를 따르는 것(예: 처방대로 투약하기, 매일 붕대 교체하기)의 중요성과 함께 정해진 모든 진료예약에 참석하는 것의 중요성을 교육하라.

5. 사지 결손, 걷고, 서고, 아기를 안는 능력의 상실, 그리고 신체 손상이 애도해야만 할 상실이라는 이해를 말로 표현한다. (8, 9, 10)

8. 퇴역군인 또는 현역군인 내담자에게 애도의 개념과 애도가 반드시 사랑하는 사람의 죽음과 관련된 것만은 아니라는 사실을 교육하라.

9. 퇴역군인 또는 현역군인 내담자에게 애도의 다섯 단계(예: 부인, 분노, 타협, 우울, 수용)와 애도의 과정에서 반드시 이 단계들이 다 나타나거나 아무 단계도 나타나지 않는 것은 아니라는 점과 애도가 반드시 단계적으로 일어나는 것은 아님을 교육하라. 퇴역군인 또는 현역군인 내담자가 현재 자신이 어떤 단계에 있는지 확인하도록 도우라.

10. 퇴역군인 또는 현역군인 내담자에게 애도에 관한 자료들(예: 제임스와 프리드만이 쓴 The Grief Recovery Handbook: The Action Program for Moving Beyond Death, Divorce and Other Losses, 스메디스가 쓴 How Can It Be All Right When Everything Is All Wrong?, 쿠쉬너가 쓴 왜 착한 사람에게 나쁜 일이 일어날까?(When Bad Things Happen to Good People)을 읽는 과제를 부여하라.

6. 애도 과정이 개인 각자에게 독특한 과정이라는 이해를 말로 표현한다. (11)

11. 퇴역군인 또는 현역군인 내담자에게 사람마다 애도를 얼마나 다르게 다루는지와 그 애도 과정이 얼마나 문화에 영향을 받는지, 그리고 어떤 사람은 짧은 기간 동안 애도하지만, 다른 사람은 훨씬 긴 기간 동안 애도한다는 것을 교육하라.

7. 직업치료 서비스와 협조한다. (12, 13)

12. 직업치료 서비스를 받도록 퇴역군인 또는 현역군인 내담자를 의뢰하라. 퇴역군인 또는 현역군인 내담자의 순응도를 관찰하고 강화하라.

13. 직업치료가 어떻게 직무와 일상생활에서 더 높은 수준으로 기능하는 데 도움이 될지 퇴역군인 또는 현역군인 내담자에게 교육하라.

8. 물리치료 서비스와 협조한다. (14, 15)

14. 물리치료 서비스를 받도록 퇴역군인 또는 현역군인 내담자를 의뢰하라. 퇴역군인 또는 현역군인 내담자의 순응도를 관찰하고 강화하라.

15. 퇴역군인 또는 현역군인 내담자에게 물리치료가 어떻게 운동성과 힘 그리고 삶의 만족도에 영향을 미치는 체력을 증가시키는 데 도움이 되는지에 대해 교육하라.

9. 합동치료나 가족치료에 참여한다. (16)

16. 합동치료나 가족치료를 제공해서 퇴역군인 또는 현역군인 내담자가 상실과 관련된 상처를 극복할 수 있도록 지원하고 가족 지지체계를 강화하도록 도우라.

10. 지지그룹에 참여한다. (17)

17. 퇴역군인 또는 현역군인 내담자가 자신의 장애나 손상에 초점을 맞춘 다양한 지지그룹을 조사하도록 권면하라. 퇴역군인 또는 현역군인 내담자에 다음과 같은 웹링크를 제공하라. http://www.amputee-coalition.org/, http://www.americanamputee.org/library/supportgroups.aspx, http://www.burnsurvivor.com/

11. 인간의 "아름다움"은 다양하게 정의될 수 있고, 신체적 흉터가 있다고 해서 한 사람의 내적 아름다움과 강점이 줄어드는 것은 아니라는 이해와 수용을 말로 표현한다. (18, 19)

12. 개인적인 강점과 능력을 더 높게 평가한다. (20, 21)

13. 개인을 낙담하도록 하는 일에 관여 중인 인지적 자기대화를 확인하고 대치한다. (22, 23, 24, 25)

18. 신체 변형을 받아들이는 것은 매우 어렵지만 사람들은 대부분 시간이 지남에 따라 적응한다는 사실을 퇴역군인 또는 현역군인 내담자와 논의하라.

19. 퇴역군인이나 현역군인 내담자에게 플래코가 쓴 Tiny Dancer: The Incredible True Story of a Young Burn Victim's Journey from Afghanistan을 읽도록 과제를 부여하라.

20. 퇴역군인이나 현역군인 내담자가 수많은 능력을 지닌 사람 대(對) 한 가지 장애나 한계를 가진 사람 사이에서 정체성을 발전시키도록 도우라.

21. 퇴역군인이나 현역군인 내담자에게 슈나이더가 쓴 To the Left of Inspiration: Adventures in Living with Disabilities를 읽는 과제를 부여하라. 그 책 내용에 대한 생각들을 정리하라.

22. 내담자가 자신을 낙담시키는 도식들(schemata)을 반영하는 자동사고를 의식하도록 도와라.

23. 내담자에게 낙심시키는 감정들(예를 들면, 종스마가 쓴 성인 심리치료 과제 계획서 제2판에 실린 "부정적 사고가 부정적 감정을 촉발한다"나 벡과 러쉬, 쇼와 에머리가 쓴 우울증에 대한 인지치료에 실린 "역기능적 사고의 일일 기록")과 연관된 자동사고의 일지를 계속 쓰도록 과제를 부여하라. 우울한 사고 패턴들에 이의를 제기하고 이러한 패턴들을 현실에 기반한 사고들로 대체하기 위해 일기 자료를 조사하라.

24. 낙심시키는 자동사고들을 가설과 예측으로 간주하고, 현실에 기반한 대안적 가설들과 예측들을 만들어내서 이 둘을 내담자의 과거와 현

재, 미래의 경험들에 비추어 살펴보는 "행동실험"이라는 과제를 부여하라.

25. 자기 확신을 강화하고 적응적 행동을 증가시키는 내담자의 긍정적이고 현실에 기반한 인지 메시지들을 강화하라(종스마가 쓴 성인 심리치료 과제 계획서 2판에 실린 "긍정적인 자기대화"를 보라).

14. 미국 참전용사 휠체어 대회에 참여한다. (26)

26. 퇴역군인이나 현역군인 내담자에게 미국 참전용사 휠체어 대회에 관한 정보를 제공하고 그 대회에 참여하도록 권면하라(www.wheel-chairgames.va.gov/).

15. 장애가 있는 상태에서 군에 남고 싶다는 소망에 관한 결정을 말로 표현한다. (27, 28, 29)

27. 군복무를 지속하는 것에 대한 현역군인 내담자의 사고와 감정을 알아보라.

28. 현역군인 내담자에게 계속 복무 계획을 수립하는 것에 대해 지휘체계, 일차적 돌봄 제공자, 사례관리자 등과 대화하도록 지도하라.

29. 현역군인 내담자에게 자신의 일차적 돌봄 책임자에게 텍사스 샌안토니오에 위치한 브룩 육군 의료센터의 용기 있는 자들을 위한 센터(Center for the Intrepid)에 제출할 의뢰서를 요구하도록 지도하라.

16. 의가사 전역을 원하거나 필요하다면 군대 의료 관계자를 만난다. (30)

30. 현역군인 내담자에게 모든 의가사 모임 약속에 참여하도록 권면하라.

17. 전역 조치되었다면 장애 보상에 관해 보훈부 대표를 만난다. (31, 32)

31. 적절한 지역 보훈부를 확인하고 그 지역의 보훈부 대표와 접촉을 촉진하라.

32. 참전용사에게 그가 받을 수 있는 보훈부 혜택에 관한 정보를 제공하라(www.vba.va.gov/VBA/).

18. 보훈부 정기 진료예약에 참여한다. (33)

33. 그 참전용사에게 지역 보훈부 시설에서 예정된 모든 진료예약에 참여하는 것의 중요성을

강조하라. 여기에는 보상 평가와 정기 건강검진 예약이 포함된다.

___: ______________________ ___: ______________________

______________________ ______________________

___: ______________________ ___: ______________________

______________________ ______________________

___: ______________________ ___: ______________________

______________________ ______________________

진단 제안

ICD-9-CM	ICD-10-CM	DSM-5 장애, 상태 또는 문제
309.0	F43.21	우울한 정서를 동반한 적응장애
296.xx	F32.x	주요 우울장애, 단일 삽화
296.xx	F06.31	주요 우울장애, 재발성 삽화
293.83	F06.31	우울장애의 특성을 동반하는 다른 의학적 조건에 기인한 우울장애
305.00	F10.10	알코올 사용 장애, 경도
303.90	F10.20	알코올 사용 장애, 중등도 또는 고도
305.50	F11.20	아편 사용 장애, 경도
304.00	F11.20	아편 사용 장애, 중등도
________	________	______________________
________	________	______________________

04

분노조절과 가정폭력

행동정의

1. 촉진 스트레스 요인들과는 전혀 어울리지 않고 공격 행위나 재산의 파괴로 이어지는 강렬하고 공격적인 분노폭발의 이력을 보고한다.
2. 미미한 자극에 과도한 적대감을 보인다.
3. 배우자에게 신체적이거나 정서적인 학대를 저지른다.
4. 타인에게 또는 타인에 대해 성급하고 가혹한 판단을 내린다.
5. 긴장한 근육(예: 주먹 꽉 쥐기, 어금니 악물기), 째려보는 표정, 눈 맞춤 거부하기를 포함해서 분노를 암시하는 신체 언어를 보인다.
6. 분노를 이유로 수동공격 패턴(예: 사회적 위축, 지시와 규칙을 완전히 따르거나 적시에 따르지 않음, 권위적인 사람들에 대해 뒤에서 불평하기, 기대되는 행동적 규범을 충족시키는 데 비협조적임)을 이용한다.
7. 권위적인 사람들에게 지속적으로 도전하는 패턴이나 무례한 태도를 보인다.
8. 타인을 위협하기 위해 욕설을 사용한다.
9. 학대에 대한 책임을 피하기 위해 합리화한다.
10. 공격적이고 학대적인 행위에 대해 타인을 비난한다.

___. ______________________________

____

___. ______________________________

____

___. ______________________________

____

(약간 수정했지만) 이 장의 내용들은 대부분 A. E. Jongsma, Jr., L. M. Peterson and T. J. Bruce가 쓴 The Complete Adult Psychotherapy Treatment Planner, 4th ed. (Hoboken, NJ: John Wiley & Sons, 2006)에서 나오는 것이다.

장기목표

1. 분노 감정의 전반적인 강도와 빈도를 감소시키고, 분노 감정이 일어날 때 이를 인식하고 적절하게 표현하는 능력을 향상시킨다.
2. 현재 분노 행동들을 의식하고, 공격적인 행동의 원인과 그에 대한 대안을 분명히 한다.
3. 배우자에 대한 신체적이거나 정서적으로 학대적인 행동을 억제한다.
4. 분노 감정을 의식하고 수용하면서 더 나은 통제력을 갖추고 보다 평안해진다.
5. 일상의 기능을 향상시키는 건설적인 방식으로 분노 감정을 다룰 수 있게 된다.
6. 타인에 대한 존중과 감정을 나타낸다.

___. ______________________________

____

___. ______________________________

____

___. ______________________________

____

단기목표

1. 분노, 분노한 언어적 또는 행동적 행위를 촉발하는 상황, 사고, 감정과 그런 행위의 목표들을 식별한다. (1)

2. 서투른 분노조절에 대한 잠재적인 기질적 요인을 평가하기 위한 의학적 평가에 협조한다. (2)

3. 분노조절을 지원하기 위한 정신약물치료와 함께 가능한 치료방법을 알아보기 위한 정신과적 평가에 협조한다. 처방된 약이 있다면 꾸준히 복약한다. (3, 4)

치료개입

1. 퇴역군인 또는 현역군인 내담자의 분노를 촉진한 다양한 자극들(예: 상황, 사람, 생각)과 내담자의 분노 반응을 특징지은 생각, 감정, 행동을 철저하게 평가하라.

2. 기질적 원인(예: 뇌손상, 종양, 증가한 테스토스테론 수치)을 배제하기 위해 종합신체검사를 받도록 퇴역군인 또는 현역군인 내담자를 의사에게 의뢰하라.

3. 분노조절을 돕기 위해 정신과 약물의 투약 필요성을 알아보기 위해 퇴역군인 또는 현역군인 내담자를 평가하라. 필요하다면 내담자를 정신과 의사에게 의뢰해서 약제평가와 처방을 받도록 하라.

4. 처방 순응도, 효능, 부작용을 알아보기 위해 퇴역군인 또는 현역군인 내담자를 관찰하라. 처방의에게 피드백을 제공하라.

4. 분노를 일으키는 사람, 상황 그리고 다른 촉발요인에 대한 기록일지를 계속 작성한다. 생각, 감정, 취한 행동을 기록한다. (5, 6)

5. 퇴역군인 또는 현역군인 내담자에게 분노와 짜증, 실망을 일으키는 사람, 상황, 다른 촉발요인을 기록한 일지를 보관하도록 요청하라(또는 종스마의 성인 심리치료 과제 계획서 2판에 실린 "분노 일지"라는 과제를 부여하라). 정기적으로 일지를 다루어서 퇴역군인 또는 현역군인 내담자가 분노의 발생에 자신이 기여하는 바를 이해하도록 도와라.

6. 퇴역군인 또는 현역군인 내담자가 분노 촉발요인의 목록을 작성하는 것을 도와라. 그 목록을 다루어서 퇴역군인 또는 현역군인 내담자가 자신의 분노의 원인과 내용을 이해하는 것을 도와라.

5. 분노 표현, 분노의 가능한 원인, 그 결과에 대한 확장된 의식을 말로 표현한다. (7, 8, 9, 10)

7. 분노폭발의 촉발요인과 빈도를 재검토함으로써 퇴역군인 또는 현역군인 내담자가 자신이 화가 났다는 사실을 깨닫도록 도와라.

8. 퇴역군인 또는 현역군인 내담자가 인생에서 중요한 사람들(예: 아버지, 어머니, 교사들)이 분노 감정을 표현한 방법들과 이러한 경험들이 긍정적이거나 부정적으로 내담자가 분노를 조절하는 방법에 영향을 주었음을 확인하도록 도와라.

9. 퇴역군인 또는 현역군인 내담자에게 분노가 내담자의 일상생활에 부정적으로 영향을 미치는 방식들(예: 타인이나 자기를 해치기, 법적 갈등, 자신과 타인에 대한 존중의 상실, 재물 손괴)을 열거하도록 요청하라. 이 목록을 다루어라.

10. 분노가 그의 신체적 건강에 미칠 수 있는 부정적 효과들(예: 질병에 대한 취약성 증가, 부상)

에 대한 퇴역군인 또는 현역군인 내담자의 인식을 확장하라.

6. 분노에 관해 생각하는 것과 관리하는 것의 대안적인 방법들을 배우는 것에 동의한다. (11, 12)

11. 퇴역군인 또는 현역군인 내담자가 분노를 관리 가능하고 예측 가능한 단계(예: 충족되지 않는 부담스러운 기대는 고조된 흥분과 분노로 이어져서 결국 행동에 이른다.)를 거치는 다른 요소들(인지적, 생리적, 정서적, 행동적 요소)을 포함하는 것으로 재개념화하도록 도우라.
12. 퇴역군인 또는 현역군인 내담자가 긍정적인 결과들(예: 다른 사람과 자신으로부터 존중받기, 향상된 신체건강)을 알아보도록 도우라. 퇴역군인 또는 현역군인 내담자에게 분노를 개념화하고 관리할 새로운 방법들을 배우는 것에 동의할 것을 요청하라.

7. 절망에 대한 반응 관리의 한 부분인 분노 완화 전략에 대해 배우고 실행한다. (13, 14)

13. 퇴역군인 또는 현역군인 내담자에게 분노 감정이 일어날 때 적절하게 반응하기 위한 맞춤형 전략인 진정기법(예: 근육이완, 조절호흡법, 진정심상훈련)을 가르쳐라.
14. 퇴역군인 또는 현역군인 내담자에게 일상생활에서 분노 촉발 상황을 직면할 때 진정기법을 실행하는 과제를 부여하라. 그 결과를 다루고, 성공을 강화하고 실패에 대해서는 방향을 재설정하라.

8. 분노를 유발하는 자기대화를 식별하고 이의를 제기하며, 강도가 약한 분노 반응을 촉진하는 자기대화로 대치한다. (15, 16)

15. 분노 감정과 행동을 중재하는 퇴역군인 또는 현역군인 내담자의 자기대화(예: 무조건적 당위성 문장인 should, must, have to에 반영된 까다로운 기대들)를 알아보라. 편견들을 식별하고 이의를 제기하면서 내담자가 편견들을 바로잡는 평가와 자기대화를 생성하도록 지원하고, 좌절에 대해 보다 유연하고 온건한 반응

을 촉진하라. Ⓔ

16. 퇴역군인 또는 현역군인 내담자에게 분노를 유발하는 자기대화를 식별하고 분노 반응을 완화시키는 데 도움이 되는 분노 반응의 대안을 만들어내는 연습과제를 부여하라. 과제 이행을 재검토하라. 향상을 위해 교정적인 피드백을 제공하면서 성공을 강화하라. Ⓔ

Ⓔ 9. 분노를 유발하는 침투적이고 바람직하지 않은 생각들을 관리하기 위한 생각중지 기법을 배우고 실행한다. (17)

17. 퇴역군인 또는 현역군인 내담자에게 상담회기 중간의 일상생활에서 "생각중지" 기법을 실행하는 과제를 부여하라(또는 종스마가 쓴 **성인 심리치료 과제 계획서 2판**에 실린 "생각중지 기법을 활용하기"라는 과제를 부여하라). 내담자가 실행한 과제를 재검토하라. 개선을 위한 교정적인 피드백을 제공하면서 성공을 강화하라. Ⓔ

Ⓔ 10. 분노에 대한 감정들을 억제되고 단호한 방식으로 말로 표현한다. (18, 19)

18. 퇴역군인 또는 현역군인 내담자에게 자기주장 의사소통을 가르치기 위해 지시, 모델링, 역할놀이를 활용하라. 필요하다면, 그 이상의 교육을 받도록 내담자를 자기주장 훈련 교실/그룹에 의뢰하라. Ⓔ

19. 퇴역군인 또는 현역군인 내담자가 자신의 배우자 앞에서 자기주장, 문제해결, 그리고 갈등해결 기술을 실행하는 것을 돕기 위한 합동회기를 진행하라. Ⓔ

Ⓔ 11. 대인관계의 문제들을 관리하기 위해 문제해결 또는 갈등해결 기술을 배우고 실행한다. (19, 20)

19. 퇴역군인 또는 현역군인 내담자가 자신의 배우자 앞에서 자기주장, 문제해결, 그리고 갈등해결 기술을 실행하는 것을 돕기 위한 합동회기를 진행하라. Ⓔ

20. 퇴역군인 또는 현역군인 내담자에게 갈등해결 기술들(예: 공감, 적극적 경청, "나 메시지", 존중하는 의사소통, 공격적이지 않은 자기주

장, 타협)을 가르치고 현재 갈등 몇 개를 해결하기 위해 모델링, 역할놀이, 행동 예행연습을 활용하는 것을 교육하라.

12. 심리치료사와 회기 중에 그리고 과제 연습을 통해 새로운 분노관리 기술을 활용하는 것을 연습한다. (21, 22, 23)

21. 퇴역군인 또는 현역군인 내담자가 분노를 조절하기 위해 자신의 욕구와 관련 있는 신체, 인지, 의사소통, 문제해결, 갈등해결 기술을 결합해서 내담자 중심 전략을 구성하는 것을 도우라.

22. 퇴역군인 또는 현역군인 내담자가 분노를 조절하기 위해 새로운 전략을 적용하도록 점점 더 도전받는 상황을 선택하라.

23. 퇴역군인 또는 현역군인 내담자가 새로운 분노조절 기술들을 통합하는 것을 돕기 위해 이완, 심상치료, 행동 예행연습, 모델링, 역할놀이, 실제적 노출법(in vivo exposure), 행동실험을 포함한 몇 개의 기법들을 활용하라.

13. 분노폭발의 횟수, 강도, 기간을 줄이고, 새로운 분노관리 기술의 사용을 늘린다. (24)

24. 퇴역군인 또는 현역군인 내담자가 새로운 분노조절 기술들을 사용해서 분노폭발의 빈도, 강도, 기간을 감소시키는 목표에 대한 보고를 관찰하라(또는 종스마가 쓴 성인 심리치료 과제계획서 2판에 실린 "파괴적인 분노에 대한 대안들"이라는 과제를 부여하라). 경과를 살피고, 성공을 강화하며 개선을 위한 교정적인 피드백을 제공하라.

14. 구조적인 가정폭력 치료 프로그램에 참여한다. (25)

25. 퇴역군인 또는 현역군인 내담자를 최소한 6개월 프로그램으로 구성되고 권력과 통제, 폭력을 일으키고 유지하는 신념이라는 문제에 초점을 맞춘 구조화된 가정폭력 프로그램에 의뢰하라.

15. 분노관리 기술을 실행하도록 촉진하는 것에 도움이 될 사회적 지지를 식별한

26. 퇴역군인 또는 현역군인 내담자에게 자신의 변화를 지지해줄 법한 신뢰하는 사람들과 자

다. (26)

신의 분노조절 목표들에 대해 논의하도록 권면하라.

16. 향후에 나타날 수 있는 트라우마 관련 증상들에 대한 재발방지 전략들을 실행한다. (27, 28, 29, 30, 31)

27. 퇴역군인 또는 현역군인 내담자와 함께 실수와 재발의 차이에 관해 논의하라. 실수는 최초의 돌이킬 수 있는 분노폭발과 연관 짓고, 재발은 언제나 분노의 오래된 패턴으로 돌아가려는 선택과 연관 지어라.

28. 퇴역군인 또는 현역군인 내담자와 함께 분노에 빠지는 일이 발생할 수 있는 미래의 상황들이나 환경들을 관리하는 법을 확인하고 예행 연습하라.

29. 좌절에 반응하기 위해 치료에서 배운 새로운 분노조절 전략들(예: 진정하기, 적응적 자기대화, 자기주장, 갈등해결)을 일상에서 사용하도록 퇴역군인 또는 현역군인 내담자를 교육하라.

30. 퇴역군인 또는 현역군인 내담자가 나중에 사용하도록 새로운 분노조절 기술과 다른 중요한 정보(예: 진정하라, 타인에 대한 너의 기대에서 유연하라, 네 의견을 잠잠하게 말하라, 타인의 관점을 존중하라.)를 기록한 "대처 카드(coping card)"나 다른 상기물을 만들어라.

31. 퇴역군인 또는 현역군인 내담자가 치료적 성과를 유지하도록 돕기 위한 주기적인 "유지" 회기를 계획하라.

17. 분노와 분노관리에 대한 이해를 향상시킴으로써 치료를 보완할 책이나 치료 지침서를 읽는다. (32)

32. 퇴역군인 또는 현역군인 내담자에게 분노와 분노조절에 관한 자료(예: 디펜베처와 맥케이가 쓴 상황적 분노와 일반적 분노 극복하기: 내담자 지침서, 로슬리니와 워든이 쓴 물론 당신은 화가 났죠, 맥케이가 쓴 분노조절 워크북)를 읽도록 과제를 부여하라.

18. 분노를 계속 유지하는 것과 용서하는 것의 장단점을 식별한다. 심리치료사와 논의한다. (33, 34)

19. 과거의 가해자나 현재의 고통에 대한 용서의 편지를 쓰고 이 편지를 심리치료사와 함께 다룬다. (35)

33. 퇴역군인 또는 현역군인 내담자와 함께 분노를 놓아주는 한 과정으로서 자신에게 고통을 준 가해자를 용서하는 것에 대해 논의하라.

34. 퇴역군인 또는 현역군인 내담자에게 스메즈가 쓴 용서하고 잊어라를 읽도록 과제를 부여하라.

35. 퇴역군인 또는 현역군인 내담자에게 분노를 놓아 보내는 한 단계로써 분노의 대상에게 용서편지를 쓰도록 요청하라. 이 편지를 상담회기에서 다루어라.

___. ______________________________
____

___. ______________________________
____

___. ______________________________
____

___. ______________________________
____

___. ______________________________
____

___. ______________________________
____

진단 제안

ICD-9-CM	ICD-10-CM	DSM-5 장애, 상태 또는 문제
312.34	F63.81	간헐적 폭발장애
296.xx	F31.xx	제1형 양극성장애
296.89	F31.81	제2형 양극성장애
312.8	F91.x	품행장애
310.1	F07.0	다른 의학적 조건으로 인한 성격변화
V61.12	Z69.12	배우자 또는 파트너에 대한 신체 폭력 가해자로 정신건강 서비스 경험
V62.83	Z69.82	배우자가 아닌 성인의 가해자로 정신건강 서비스 경험
301.7	F60.2	반사회성 성격장애
301.83	F60.3	경계선적 성격장애

301.0	F60.0	편집증적 성격장애
301.81	F60.81	자기애적 성격장애

05

군대 안에서의 반사회적 행동

행동정의

1. 지속적인 규칙 깨기, 거짓말, 절도, 신체 공격, 타인과 그들의 재산을 존중하지 않기, 그리고 결국 권력당국들과의 잦은 충돌을 야기하는 물질남용에 관한 청소년기의 이력을 보고한다.
2. 명령 복종, 상관 존중, 군대 관습과 전통 고수와 관련한 군대 규범들을 따르는 데 실패한다.
3. 상관과 대립적이고, 공격적이며, 논쟁적인 방식으로 상호작용하는 패턴을 보인다.
4. 타인에게 해를 입히거나 무례를 저지른 것에 대해 거의 후회하지 않는다.
5. 자신에게 일어난 일에 대해 타인을 비난하는 지속적인 패턴을 보인다.
6. 상관에게 거짓말하고 동료 전우들을 조종하거나 속이는 일에서 입증되는 진실을 무시한다.
7. 상급자 또는 동료 전우와 빈번한 신체적 또는 언어적 다툼에 연루된다.
8. 특히 파병상황에서 안전에 영향을 끼칠 수도 있는 자신과 타인에 대한 무분별한 행동을 한 이력이 있다.
9. 부대 단결에 부정적인 영향을 미치는 문란한 성생활 패턴에 연루된다.
10. 파괴적이고 예의 없는 행동으로 자주 징계처분을 받는다.
11. 상관으로부터 군에서 불명예제대시킨다는 위협을 받았다고 보고한다.
12. 성격장애를 사유로 군에서 전역될지도 모른다는 문제를 논의하러 군 정신병원에 자주 내원한다.
13. 생산적인 부대원으로 제 기능을 하지 못한다.

___. ____
____

___. ____
____

___. ____
____

이번 장 내용은 약간 개정한 부분이 있기는 하지만 대부분 다음의 책에서 온 것이다. A.E. Jongsma, Jr., L. M, Peterson, T. J. Bruce가 쓴 The Complete Adult Psychotherapy Treatment Planner, 4th ed. (Hoboken, NJ: John Wiley & Sons, 2006)에서 나오는 것이다.

장기목표

1. 자신의 행동에 대한 책임을 받아들이고, 군대의 규칙과 규율이 수용할 수 있는 한계 안에서 행동을 유지한다.
2. 군대 규범, 상관에 대해서와 전통적인 군대 규범과 전통에 참여하라는 요구에 대해서 건강한 존중감을 발전시키고 보인다.
3. 상관과의 관계를 형성하는 방법을 향상시킨다. 타인에 대해 덜 까다롭고, 덜 반항적이며, 덜 적대적인 사람이 된다.
4. 행동에 대한 군대의 일반적인 사회적 제한을 따르라는 요구를 이해하고 수용한다.
5. 위법행위로 인해 징계처분을 받을 수 있는 행동을 없앤다.
6. 부대와 팀을 더 크게 단결시킬 행동에 착수한다.

___. ____

____

___. ____

____

___. ____

____

단기목표

1. 군대의 규범, 전통과 법 그리고 다른 군인들의 권리와 감정을 짓밟은 불법적이거나 비윤리적인 행동을 인정한다. (1, 2)
2. 군대의 규칙과 규정을 준수할 때 자신과 타인이 받을 혜택에 대해 이해한 바를 말로

치료개입

1. 현역군인 내담자의 불법적인 행동과 비윤리적인 행동의 패턴 이력을 탐색하고, 이런 이력을 축소하고 부정하거나 비난을 투사하려는 시도를 직면시켜라.
2. 현역군인 내담자의 반사회적 행동(예: 동료가 다른 누군가의 행동 때문에 억울하게 처벌받을 수 있다. 다른 사람은 적대적인 환경에서 위험에 처할 수 있다.)이 자신과 타인에게 미친 결과를 재검토하라.
3. 현역군인 내담자에게 군대의 모든 인간관계의 기초는 타인이 자신을 존중과 경의로 대할 것이

표현한다. (3, 4)

며, 그 타인이 항상 “그들을 엄호하기 위해” 있을 것이라는 신뢰임을 가르쳐라.

4. 현역군인 내담자에게 그와 같은 위계 조직이 지속되고 그 “임무”가 완수될 것임을 보장해주는 신뢰와 성공의 기초로서 군대 규칙과 군법을 따르는 것의 필요성을 교육하라.

3. 군대의 규칙, 법, 규정 안에서 살겠다고 약속한다. (5, 6)

5. 현역군인 내담자에게 군대의 규칙과 군법, 규정들을 존중하고 준수하는 생활방식을 따르겠다고 약속하도록 요구하라(또는 종스마가 쓴 성인 심리치료 과제 계획서 2판에 실린 “비뚤어진 행동으로 이어지는 비뚤어진 생각”이라는 과제를 부여하라).

6. 현역군인 내담자가 계속해서 군대의 규칙과 군법, 규정들에 불복할 경우 그에게 닥칠 부정적인 결과(예: 불명예제대, 구속, 계급 강등이나 감봉, 잔업)의 현실을 강조하라.

4. 무례와 공격적 행동, 부정직함 때문에 손상된 관계들을 열거한다. (7, 8)

7. 불성실, 부정직, 공격성과 같은 현역군인 내담자의 반사회적 태도와 행동 때문에 상실하거나 심각하게 손상된 관계들을 재검토하라(또는 종스마가 쓴 성인 심리치료 과제 계획서 2판에 실린 “나는 어떻게 다른 사람에게 상처를 주었는가”라는 과제를 부여하라).

8. 타인의 욕구와 감정에 대한 민감성이 결여되어 있다는 것을 현역군인 내담자에게 직면시켜라.

5. 사실상 모든 인간관계에서 나타나는 이기적인 행동의 패턴을 인정한다. (8, 9, 10)

8. 타인의 욕구와 감정에 대한 민감성이 결여되어 있다는 것을 현역군인 내담자에게 직면시켜라.

9. 자기중심적인 현역군인 내담자의 반사회적 행동에 반영된 “내가 먼저”, 자기 이익만 생각하는 태도를 지적하라.

10. 삶에 대한 "내가 먼저" 접근법이 어떻게 군대의 가치와 전통과 불일치하는지를 논의하라. 상담회기에서 어떤 감정이라도 다루어라.

6. 상관과 전우들에게 정직하고 믿을만한 사람이 되겠다고 약속한다. (11, 12, 13)

11. 현역군인 내담자에게 모든 인간관계에서 정직하고 신뢰할만한 자기의 가치를 교육하라. 내담자가 더 신뢰와 존경을 받고 상관과 동료들로부터 인정받을 수 있기 때문이다.

12. 현역군인 내담자에게 정직과 신뢰성이 타인에게 미치는 긍정적인 효과를 가르쳐라. 그렇게 하면 다른 사람들이 거짓말이나 깨어진 약속 때문에 실망하거나 불신을 키우지 않기 때문이다.

13. 현역군인 내담자에게 정직하고 믿을만한 사람이 될 것을 약속하라고 요청하라.

7. 동료 전우의 욕구에 공감하고 예민해질 때 자신과 타인이 받을 혜택에 대해 이해한 바를 말로 표현한다. (3, 14, 15)

3. 현역군인 내담자에게 군대의 모든 인간관계의 기초는 타인이 자신을 존중과 경의로 대할 것이며, 그 타인이 항상 "그들을 엄호하기 위해" 있을 것이라는 신뢰임을 가르쳐라.

14. 타인에 대한 현역군인 내담자의 행동을 다시 돌아봄으로써 현역군인 내담자가 자신에게는 타인에 대한 공감능력이 부족하다는 사실에 민감해지도록 시도하라. 역할 바꾸기 기법을 활용하라.

15. 현역군인 내담자가 버릇없고 무례할 때나 다른 현역군인들의 경계선에 대해 민감하지 않을 경우에는 직면시켜라.

8. 수행될 경우 다른 전우들을 향한 친절과 배려의 행동이 될 세 가지 행동을 열거한다. (16)

16. 현역군인 내담자가 복무활동으로나 다른 군인들에 대한 친절로 수행할 세 가지 행동(추가적인 교대근무 자원하기, 보통은 원치 않는 일인 나머지청소와 같은 임무에 자원하기)을 열거하도록 도우라.

9. 과거의 행동들로 인해 빚어진 피해를 보상하거나 상환하기 위해 밟을 단계를 지적한다. (17, 18, 19)

17. 현역군인 내담자가 자신의 반사회적 행동에 의해 상처받거나 무례를 경험했던 사람들을 확인하는 것을 도우라.

18. 현역군인 내담자에게 자신의 행동에 대한 책임을 수용하는 방법이자 타인의 감정에 대한 민감성을 발달시킬 방법으로써 자기가 입힌 피해에 대해 사과하는 것의 가치를 교육하라(또는 종스마가 쓴 성인 심리치료 과제 계획서 2판에 실린 “사과 편지”라는 과제를 부여하라).

19. 현역군인 내담자가 자신의 반사회적 행동으로 인해 충격을 받은 사람들에게 사과하고 보상하기 위해 취해야 할 구체적인 조치에 전념하도록 권면하라.

10. 직무와 관련된 규칙, 책임, 의무에 대한 이해를 말로 입증한다. (20)

20. 군복무 환경에서 현역군인 내담자의 행동을 지배해야만 하는 규칙과 기대를 재검토하라.

11. 믿을만하게 업무에 임하고, 상관과 동료들을 존중하며 대한다. (21, 22)

21. 현역군인 내담자의 출근을 감시하고 권위에 대한 존중과 함께 신뢰성을 강화하라.

22. 현역군인 내담자에게 그가 권위적인 인물들과 갈등을 줄이기 위해 변경해야 할 행동과 태도의 목록을 작성하도록 요청하라. 작성된 목록을 다루어라.

12. 자신의 행동에 대한 책임을 수용한다고 더 자주 진술한다. (23, 24, 25)

23. 현역군인 내담자가 비난하는 말을 하거나 자신의 행동과 생각, 감정에 대한 책임을 지는 데 실패할 경우에는 내담자를 직면시켜라.

24. 현역군인 내담자가 자신의 행동에 대해 타인을 비난하는 근거를 알아보라(예: 신체학대적인 처벌의 이력, 부모 모델링, 거부에 대한 두려움, 낮은 자존감).

25. 현역군인 내담자가 자신의 행동에 책임을 질 때에는 긍정적인 말로 피드백을 제공하라.

13. 어린 시절의 고통 경험이 어떻게 비슷한 패턴의 자기중심적인 보호와 타인에 대한 공격으로 이어지는지에 대한 이해를 말로 표현한다. (26, 27)

26. 현역군인 내담자의 아동기에 경험한 학대, 방임, 유기의 이력을 알아보라. 어떻게 학대나 방임의 순환주기가 그 현역군인의 내담자에게서 반복되는지를 설명하라.

27. 현역군인 내담자의 대인관계에서의 정서적 분리와 자기중심적 행동의 패턴이 자신을 고통으로부터 보호하기 위한 시도와 연관되었음을 지적하라.

14. 어린 시절의 학대 가해자를 용서하고자 하는 바람을 말로 표현한다. (28)

28. 계속 상처 주고 분노하면서 그 상처를 반사회적 행동을 유지할 변명으로 사용하는 것과 대조하면서 상처를 준 가해자를 용서하는 것의 가치를 현역군인 내담자에게 교육하라.

15. 개인적인 감정을 드러내며 배우자를 신뢰하는 것을 연습한다. (29, 30, 31)

29. 다른 사람을 신뢰하는 것과 관련된 현역군인 내담자의 두려움을 알아보라.

30. 현역군인 내담자가 신뢰를 드러내기 위해 시작하는 수단으로써 의미 있는 타인과 나눌 수 있는 개인적인 생각들과 감정들을 확인하라.

31. 누군가에게 자신을 드러내어 보임으로써 스스로 취약하게 만드는 현역군인 내담자의 경험을 다루어라.

16. 군에 남겠다는 의도와 동기를 인정한다. (32, 33)

32. 현역군인 내담자가 정말 군에 남으려고 하는지를 함께 알아보라.

33. 불명예제대가 그 현역군인 내담자의 미래에 미칠 영향을 알아보라.

___. ______________________________
____

___. ______________________________
____

___. ______________________________
____

___. ______________________________
____

___. ______________________________
____

___. ______________________________
____

진단 제안

ICD-9-CM	ICD-10-CM	DSM-5 장애, 상태 또는 문제
V71.01	Z72.811	성인 반사회적 행동
309.3	F43.24	품행장애를 동반한 행동장애
312.34	F63.81	간헐적 폭발장애
312.30	F91.9	상세불명의 파괴적인, 충동조절과 품행장애
303.90	F10.20	알코올 사용 장애, 중등도 또는 고도
301.7	F60.2	반사회적 성격장애
301.81	F60.81	자기애적 성격
______	______	______
______	______	______

06

불 안

행동정의

1. 적어도 6개월 동안 군대와 관련이 있거나 관련이 없을 수 있는 수많은 사건이나 활동에 대한 통제하기 힘든 과도하거나 비현실적인 걱정을 한 날이 하지 않는 날보다 많다고 보고한다.
2. 운동 긴장(예: 안절부절증, 근육통, 비틀거림, 근육긴장 또는 이갈이)을 경험한다.
3. 자율신경의 과잉행동(예: 심계항진, 호흡곤란, 입마름, 구토, 불면, 발한 또는 설사)에 대해 호소한다.
4. 과각성(hypervigilance)을 보인다(예: 지속적으로 초조함, 집중 곤란, 성마름, 과장된 놀람 반응).

___. ______________________________

____

___. ______________________________

____

___. ______________________________

____

이번 장 내용은 약간 수정한 부분이 있기는 하지만 대부분 다음의 책에 나오는 것이다. A.E. Jongsma, Jr., L. M, Peterson, T. J. Bruce가 쓴 The Complete Adult Psychotherapy Treatment Planner, 4th ed. (Hoboken, NJ: John Wiley & Sons, 2006). Copyright ⓒ 2006 by A.E. Jongsma, Jr., L. M, Peterson, T. J. Bruce. Reprinted with permission.

장기목표

1. 일상생활 기능이 손상되지 않을 정도로 불안의 전반적인 빈도, 강도, 지속기간을 감소시킨다.
2. 일상에서 기능하는 능력을 향상시키면서 불안 수준을 안정시킨다.
3. 불안의 원인이 되는 핵심적인 갈등을 해소한다.
4. 인생의 다양한 모든 책임에 효과적으로 대처할 능력을 향상시킨다.

___. ______________________________

____

___. ______________________________

단기목표

1. 내담자들의 기능에 영향을 끼친 걱정과 불안에 대한 현재와 과거의 경험들과 그것을 해결하려던 시도들을 묘사한다. (1)

2. 걱정과 불안 증상을 특정하도록 고안된 심리검사를 완료한다. (2)

3. EBT 정신약물 투약을 위한 처방의의 평가에 협조한다. (3, 4, 5)

4. EBT 불안의 인지적, 생리적, 행동적 요소와 그 치료에 대한 이해를 말로 표현한다. (6, 7, 8)

치료개입

1. 퇴역군인 또는 현역군인 내담자의 걱정의 중점, 과도함, 통제 불능성과 불안 증상들의 유형, 빈도, 강도, 지속기간을 평가하라.

2. 퇴역군인 또는 현역군인 내담자의 걱정과 불안 증상(예: 마이어, 밀러, 메츠거, 보르코베츠가 작성한 펜실베니아 걱정 설문지 The Penn State Worry Questionnaire)의 성격과 정도를 평가하고, 그러한 증상들이 기능(예: 벌링게임, 램버트, 레이싱어가 작성한 결과설문지 OQ-45.2)에 미치는 영향들을 평가하는 데 도움이 되도록 환자 보고를 평가하라.

3. 퇴역군인 또는 현역군인 내담자를 처방의에게 의뢰해서 향정신성 약물 자문을 받게 하라. EBT

4. 퇴역군인 또는 현역군인 내담자의 향정신성 약물 순응도, 부작용, 효능을 관찰하라. 처방의와 정기적으로 협의하라. EBT

5. 만일 투약의 부작용(예: 졸음, 반응시간의 변화)이 현역군인 내담자 자신이나 타인을 위태롭게 한다면, 적절한 경우라면 그 내담자의 명령계통에 있는 사람과 접촉하라.

6. 일반화된 불안이 얼마나 전형적으로 상호작용해서 문제를 유지하는 비현실적인 위협에 대한 과도한 걱정, 긴장에 대한 다양한 신체적 표현, 과민경계, 과각성, 위협에 대한 회피를 포함하

는지 논의하라(크래스키, 바로우, 진바그가 쓴 불안과 걱정의 정복 - 치료자 지침서를 보라).

7. 퇴역군인 또는 현역군인 내담자가 걱정을 효과적으로 관리하고 과민경계와 불필요한 회피를 감소시키는 것을 돕기 위해 치료가 어떻게 걱정, 불안 증상들, 회피를 표적으로 삼는지를 논의하라.

8. 퇴역군인 또는 현역군인 내담자에게 걱정과 일반적인 불안에 관한 도서들 중 심리교육 부분이나 치료 지침서를 읽는 과제를 부여하라(예: 크래스키와 바로우가 쓴 불안과 걱정의 정복-워크북).

5. 전반적인 불안을 감소하고 불안 증상들을 관리하기 위해 진정기술들을 배우고 실행한다. (9, 10, 11, 12)

9. 퇴역군인 또는 현역군인 내담자에게 이완 기술들(예: 점진적인 근육이완 기법, 심상요법, 횡격막 호흡법)과 이완과 긴장을 훨씬 잘 구분하는 방법을 교육하라. 이러한 기술들을 일상생활에 적용하는 법을 퇴역군인 또는 현역군인 내담자에게 교육하라(예: 번스타인과 보르코벡이 쓴 점진적인 이완 훈련, 라이와 샌더슨이 쓴 범불안장애(GAD)).

10. 매 회기마다 퇴역군인 또는 현역군인 내담자에게 매일 적어도 15분간 이완 훈련을 실습하는 과제를 부여하라. 개선을 위한 교정적인 피드백을 제공하면서 성공을 검토하고 강화하라.

11. 퇴역군인 또는 현역군인 내담자에게 점진적인 근육이완 기법, 치료 지침서와 관련 서적에 실린 다른 진정전략들에 관한 내용들을 읽는 과제를 부여하라(예: 번스타인과 보르코벡이 쓴 점진적인 이완 훈련, 크래스키와 바로우가 쓴 불안과 걱정의 정복-워크북).

12. 생체자기제어훈련 기법을 활용해서 퇴역군인

또는 현역군인 내담자가 이완 기술을 학습하는 데 성공하도록 촉진하라.

6. 인지적 편견이 과도한 비합리적 걱정과 지속적인 불안 증상에서 담당하는 역할에 대한 이해를 말로 표현한다. (13, 14, 15)

13. 비현실적인 걱정이 전형적으로 위협의 개연성을 과대평가하고 현실적인 요구에 대한 퇴역군인이나 현역군인의 관리능력을 과소평가하거나 간과한다는 것을 보여주는 사례들에 대해 논의하라(또는 종스마가 쓴 성인 심리치료 과제 계획서 제2판에 실린 "불안 극복의 과거 성공사례"를 보라).

14. 퇴역군인 또는 현역군인 내담자가 부정적인 기대가 실제로 일어날 가능성, 그 일이 일어났을 때의 실제적인 결과, 결과를 조절할 내담자의 능력, 그 결과를 수용할 내담자의 능력을 검토함으로써 자신의 불안을 분석하도록 도우라(종스마가 쓴 성인 심리치료 과제 계획서 제2판에 실린 "두려워하는 사건의 발생 가능성을 분석하라"와 벡과 에머리가 쓴 불안장애와 공포증들을 보라).

15. 퇴역군인 또는 현역군인 내담자가 걱정은 두려워하는 문제에 대한 일종의 회피이고, 만성적인 긴장을 일으킨다는 인식에 대한 통찰을 얻도록 도우라.

7. 편향되고 두려움에 찬 자기대화를 확인하고, 이의를 제기하며, 긍정적이고 현실적이고 힘을 실어주는 자기대화로 대치한다. (16, 17, 18)

16. 퇴역군인 또는 현역군인 내담자의 공포반응을 중재하는 스키마와 자기대화를 탐색한 후, 그 편견에 이의를 제기하라. 내담자가 왜곡된 메시지를 비합리적인 공포를 극복할 때 자기 확신을 강화해줄 현실에 근거한 대안적 메시지와 긍정적인 자기대화로 대치하도록 도우라.

17. 퇴역군인 또는 현역군인 내담자에게 두려움에 찬 자기대화를 식별하고 현실에 근거한 대안적 대화를 만들어내는 연습 과제를 부여하라.

교정적인 피드백을 제공하면서 성공경험을 재검토하고 강화하라.

18. 내담자가 다루었지만 남아있는 걱정에 대해 사고중지 기법(정지 표지를 생각한 다음 즐거운 장면을 생각하기)이나 혐오 기법(손목에 찬 고무줄 당겼다 놓기)을 실행하도록 교육하라 (또는 종스마가 쓴 성인 심리치료 치료계획서 2판에 실린 "사고중지 기법 활용하기" 과제를 부여하라). 퇴역군인이나 현역군인 내담자가 회기 간의 일상생활에서 사고중지 기법을 사용하는 것을 감독하고 권면하라.

8. 걱정에 의해 예상되는 두려워하는 부정적 결과들에 대한 점진적이고 반복적인 심상 노출을 견디고 대안적인 현실에 근거한 예측을 발전시킨다. (19, 20, 21, 22)

19. 심상노출에 사용할 수 있도록 두 개에서 세 개의 걱정 영역의 위계를 구성하도록 퇴역군인 또는 현역군인 내담자에게 지시하고 도우라 (예: 전투 임무 중의 부상에 대한 걱정, 미래 임무 부여, 대인관계 등).

20. 퇴역군인 또는 현역군인 내담자에게 성공적인 경험이 될 가능성이 높은 최초의 노출을 선택하라. 심상노출로 발생한 부정적인 효과를 관리할 계획을 마련하라. 그 과정을 마음속으로 연습하라.

21. 퇴역군인 또는 현역군인 내담자에게 걱정하는 일의 최악의 경우의 결과를 생생하게 상상할 것을 요구하고, 불안과 함께 일어나는 근심이 약화될 때까지(30분까지) 마음속으로 그 근심을 유지하도록 하라. 최악의 경우에 대해 현실에 근거한 대안들을 만들어내고 그 대안들을 다루어라(크래스키, 바로우, 진바그가 쓴 불안과 걱정의 정복 - 치료자 지침서를 보라).

22. 퇴역군인 또는 현역군인 내담자에게 숙제용 연습을 부과해서 스스로 걱정에 노출하고 반응들을 기록하게 하라(크래스키, 바로우, 진바

그가 쓴 불안과 걱정의 정복 - 치료자 지침서를 보라. 또는 브라운, 오리어리, 바로우가 쓴 범불안장애를 보라). 연습에서 경험한 성공을 재검토하고, 개선을 위해 교정적인 피드백을 제공하라.

9. 걱정을 현실적으로 처리하는 문제해결 전략들을 배우고 실행한다. (23, 24)

23. 퇴역군인 또는 현역군인 내담자에게 문제 인식하기와 정의하기, 사실 수집하기, 가정하기, 기준을 정의하고 진술하며 수립하기, 가능한 가정들을 세우기, 가능한 해결방법들의 장단점을 분석하고 비교하기, 해결방법을 선택하고 적용하기, 해결방법의 효과분석을 포함한 군대문제해결과정(Military Problem Solving Process)에 초점을 맞춘 문제해결 전략들을 가르쳐라.

24. 퇴역군인 또는 현역군인 내담자에게 현재 문제를 해결하는 숙제용 연습을 부여하라(크래스키, 바로우, 진바그가 쓴 불안과 걱정의 정복 - 치료자 지침서를 보라. 또는 브라운, 오리어리, 바로우가 쓴 범불안장애를 보라). 연습에서 경험한 성공을 재검토하고, 개선을 위해 교정적인 피드백을 제공하라.

10. 있을법한 장래의 불안 증상들을 관리하기 위한 재발 예방 전략들을 배우고 실행한다. (25, 26, 27, 28)

25. 퇴역군인 또는 현역군인 내담자와 함께 실수와 재발의 차이에 관해 논의하라. 실수는 최초의 되돌릴 수 있는 걱정이나 불안 증상의 복귀나 회피하려는 충동과 관련시키고, 재발은 두려워하고 회피하는 패턴을 유지하려는 결정과 관련시켜라.

26. 퇴역군인 또는 현역군인 내담자와 재발이 일어날 수 있는 미래상황이나 환경을 확인하고 관리하는 연습을 하라(예: 상관과의 언쟁 이후, 외상사건에 노출).

27. 퇴역군인 또는 현역군인 내담자에게 불시에 일어나는 염려를 다루는 데 필요하다면 정기적으로 이완, 인지 재구성, 노출, 문제해결 노출을 사용하고, 그 염려를 가능한 많이 내담자의 삶에 통합하도록 지시하라.

28. 퇴역군인 또는 현역군인 내담자가 나중에 사용할 대처 기법들과 다른 중요한 정보들을 적은 "대처 카드"(예: "심호흡하고 이완하기", "비현실적인 걱정에 이의를 제기하기", "문제해결법 사용하기")를 만들어라.

11. 불안 반응을 감소시키기 위해 역설적인 개입 기법을 활용한다. (29)

29. 퇴역군인 또는 현역군인 내담자가 문제를 경험하도록 격려 받고 그런 다음 그 불안이 매일 특정한 간격(낮이나 밤 중에서 내담자가 무엇인가 다른 일을 하고자 분명히 원하는 어느 때에)과 특정한 방식으로 그리고 정해진 길이의 시간 동안 발생하도록 계획하는 역설적인 개입(할리가 쓴 시련치료(Ordeal Therapy)를 보라)을 발전시켜라.

12. 불안을 유지하는 것의 비용 편익 분석을 완료한다. (30)

30. 퇴역군인 또는 현역군인 내담자에게 걱정의 비용과 편익을 분석(예: 열흘 안에 자존감 세우기(Ten days to Self-Esteem)에 실린 비용 편익 분석 연습을 완료하라)하도록 요청하라. 이 활동에서 내담자는 부정적인 사고, 두려움이나 불안의 장단점을 나열하게 될 것이다. 완료된 과제를 다루어라.

13. 현재 불안의 기초가 되는 주요한 생활 갈등을 과거와 현재에서 확인한다. (31, 32, 33)

31. 퇴역군인 내담자와 현역군인 내담자가 주요한 미해결 인생 갈등들을 인식하고 그 해결을 위해 일하기 시작하는 것을 도우라.

32. 과거의 정서적 고통과 현재의 불안의 역할에 대한 퇴역군인 내담자와 현역군인 내담자의 통찰을 강화하라.

33. 퇴역군인 또는 현역군인 내담자에게 계속해서 걱정을 유발하는 과거와 현재의 주요한 생활 갈등에 대한 목록을 만들고 처리할 것을 요청하라.

14. 직장, 가족, 사회적 활동에 참여를 유지한다. (34)

34. 퇴역군인 또는 현역군인 내담자가 군복무의 책임, 가족, 사회활동을 벗어나거나 회피하기보다는 완수하기 위해 공포에 집중하도록 도우라.

15. 경과를 추적하고, 성과와 문제를 해결하는 장벽을 강화하기 위해 후속회기에 복귀한다. (35)

35. 치료 종료 후 한 달에서 세 달 동안 퇴역군인 또는 현역군인 내담자를 위한 "사후 관찰 회기"를 계획하라.

16. 파병이 아직 정해지지 않았다면 돌봄과 추적회기를 번갈아 하는 계획을 작성한다. (36)

36. 현역군인 내담자가 파병될 지역에서 활용 가능한 행동 건강 지원을 확인하라.

___. ______________________

___. ______________________

___. ______________________

___. ______________________

___. ______________________

___. ______________________

진단 제안

ICD-9-CM	ICD-10-CM	DSM-5 장애, 상태 또는 문제
300.02	F41.1	범불안장애
300.09	F41.8	달리 명시된 불안장애
300.00	F41.9	명시되지 않은 불안장애
309.24	F43.22	불안을 동반한 적응장애
______	______	______
______	______	______

07

주의력 및 집중력 결핍

행동정의

1. 아동기에 주의력이나 집중력 문제들이 있었던 병력을 보고한다. 이 문제들은 주의력 결핍장애 진단을 받았을 수도 있고 받지 않았을 수도 있다.
2. 성인기에 주의력이나 집중력 문제의 지속적인 패턴을 보인다.
3. 다양한 환경에서 그 문제들이 중요하다고 해도 대부분의 문제에 주의를 기울이는 데 어려움이 있음을 보고한다(예: 훈련회의, 임무 전 전황요약, 대학 수업들).
4. 쉽게 산만해진다고 불평한다.
5. 환자의 삶에 만연한 혼란의 패턴을 보인다.
6. 많은 과제를 시작하지만 그 과제 중 대부분을 끝낼 수 없다고 보고한다.
7. 회의, 훈련, 전투 임무 동안 주의를 기울이지 못하거나 집중하지 못하는 것에 대해 상관들이 자주 불평한다고 보고한다.
8. 오랫동안 무엇인가를 읽을 수 없고, 보통은 읽은 것을 다시 기억하지 못한다고 보고한다.
9. 개인적인 물건들(열쇠, 지갑, 신분증)을 어디엔가 두고 잊어버리거나 분실한다고 자주 불평한다.
10. 대화 중에 한 말을 다시 말해달라고 다른 사람에게 요구하는 경우가 많다고 보고한다.

___. ____

____

___. ____

____

___. ____

____

이번 장 내용은 약간 수정한 부분이 있기는 하지만 대부분 다음의 책에 나오는 것이다. A.E. Jongsma, Jr., L. M, Peterson, T. J. Bruce가 쓴 The Complete Adult Psychotherapy Treatment Planner, 4th ed. (Hoboken, NJ: John Wiley & Sons, 2006).

장기목표

1. 모든 상황에서 주의력 또는 집중의 수준을 높인다.
2. 효과적인 대처기술을 사용해서 일상생활에서의 주의력 결핍이나 집중력 결핍의 영향을 최소화한다.
3. 직업, 학업, 사회적 영역에서 인식되는 효율성의 수준을 높인다.
4. 개인적 시간과 직업 외 활동의 기간에 대한 전반적인 만족도를 향상시킨다.

___. ____
____

___. ____
____

___. ____
____

단기목표

1. 주의력/집중력 결핍의 병력을 기술한다. (1, 2)

2. 심리검사를 완료하고 주의력/집중력 질환에 대한 추가적인 정보를 제공한다. (3)

3. 주의력/집중력 결핍이 신체질환이나 상해, 물질남용과 관련되어 있는지 여부를 결정하기 위해 의학적 검사를 받는다. (4)

치료개입

1. 퇴역군인 또는 현역군인 내담자의 주의력 결핍의 병력과 발병, 빈도, 기간, 그리고 그 질병이 직업, 사회, 학업적 기능에 미친 영향을 포함한 경과의 추이를 평가하라.
2. 퇴역군인 또는 현역군인 내담자의 증상들이 내담자의 일상 기능에 미친 영향을 평가하라. 증상의 악화와 잠재적인 악화 요인들을 기록하라.
3. 주의력 결핍장애(ADD)를 배제하기 위해 퇴역군인 또는 현역군인 내담자에게 심리평가를 실시하라. 퇴역군인 또는 현역군인 내담자, 다른 관련 당사자들에게 피드백을 제공하라.
4. 근래 있었던 부상이나 상해(예: 외상에 의한 뇌손상, 독성물질, 약물, 알코올에 노출됨)와 관련된 결핍을 평가하기 위해 의학적 평가를 받도록 퇴역군인 또는 현역군인 내담자를 의뢰하라.

4. 향정신성 약물의 타당성을 평가하기 위한 처방의의 평가에 협조한다. (5)
5. 의학적 검사와 정신과적 검사결과 나온 치료권고에 순응한다. (6, 7, 8)
6. 주의력/집중력 결핍에서 유래한 구체적인 직무 관련 문제들을 확인하고 순위를 매긴다. (9)
7. 주의력/집중력 결핍에서 유래한 직무 관련 문제들을 완화시킬 문제해결 전략들을 시행한다. (10, 11, 12)

5. 주의력/집중력 결핍을 경감시키기 위한 향정신성 약물에 대한 정신과적 평가를 받도록 퇴역군인 또는 현역군인 내담자를 의뢰하라.
6. 퇴역군인 또는 현역군인 내담자를 대상으로 한 정신과적, 의학적, 심리학적 평가의 결과를 처리하고 내담자가 제기하는 질문에 응답하라.
7. 복약 순응도를 지원하고 사회적 지지를 증가시킨다는 주요 목적들을 위해 배우자와 함께 하는 합동회기를 편성하라.
8. 복약 순응도, 효능, 부작용으로 인한 합병증을 파악하기 위해 퇴역군인 또는 현역군인 내담자를 관찰하라.
9. 퇴역군인 또는 현역군인 내담자가 자신의 업무 관련 문제들을 골치 아픈 순서대로 순위를 매기면서 위계목록을 작성하도록 도우라.
10. 퇴역군인 또는 현역군인 내담자에게 군대문제해결과정(MPSP, 예: 문제를 인식하고 정의하라, 사실을 수집하고 가정을 세워라, 최종상태나 목표를 정의하라, 성공에 대한 평가 기준을 수립하라, 가능한 해결책을 마련하라, 가능한 해결책들을 분석하고 비교하라, 해결책을 선택하고 시행하라, 효과를 위해 해결책을 분석하라)에 초점을 맞춘 문제해결 전략들을 가르쳐라. 위계목록의 중간에 위치한 문제로부터 시작해서 업무 관련 문제들에 군대문제해결과정을 적용하라.
11. 퇴역군인 또는 현역군인 내담자에게 (달력과 일일 임무목록의 일상적인 활용을 포함한) 조직화와 계획수립 전략들을 가르쳐라.
12. 퇴역군인 또는 현역군인 내담자와 함께 예정

된 약속뿐만 아니라 메일과 다른 서류들을 분류하고 관리하기 위한 절차를 발전시켜라.

8. 의사소통의 질을 향상시키는 행동전략들을 시행한다. (13, 14, 15, 16, 17)

13. 퇴역군인 또는 현역군인 내담자에게 타인과의 대화를 향상시키기 위한 행동기법들을 부여하고 관찰하라(예: 간략하게 대화하라, 그 퇴역군인이나 현역군인 동료가 흥미 있어 하는 주제를 끌어내라, 대화가 끝난 다음에는 필기하고 그 노트를 이후 대화를 시작하는 데 사용하라). 성공적인 상호작용에 관해 자신을 인정하고 퇴역군인 또는 현역군인 내담자를 권면하라.

14. 지시, 모델링, 역할놀이를 활용해서 퇴역군인 또는 현역군인 내담자의 일반적인 사회적 기술이나 의사소통 기술을 형성하라(터너, 베이델, 쿨리가 쓴 사회적 효과성 훈련(Social Effectiveness Training)을 보라).

15. 퇴역군인 또는 현역군인 내담자에게 사회적 기술 형성에 관한 책이나 치료 지침서에 실린 일반적인 사회적 기술이나 의사소통 기술들에 관해 읽는 과제를 부여하라(예: 앨버티와 에몬스가 쓴 당신의 완벽한 권리(Your Perfect Right), 가너가 쓴 대화형으로 말하기(Conversationally Speaking)).

16. 퇴역군인 또는 현역군인 내담자가 주제넘게 나서거나 사려 깊음 없이 지나치게 말을 많이 하는 사회적 상황들을 재검토하라. 모델링, 역할놀이, 지시를 활용한 더 많은 사회적 성공을 위해 재지시하라.

17. 퇴역군인 또는 현역군인 내담자에게 대인관계 갈등 상황에 적용할 행동을 취하기 전에 생각을 필요로 하는 문제해결 기법들을 교육하라(또는 종스마가 쓴 성인 심리치료 과제 계획서

2판에 실린 “대인관계 갈등에 문제해결 기법 적용하기” 과제나 핀리와 넨즈가 쓴 중독치료 과제 계획서 4판에 실린 “성공을 위한 협상 기술들”이라는 과제를 부여하라).

9. 주의산만의 파괴적인 영향력을 감소시키기 위한 기술들을 배우고 시행한다. (18, 19, 20)

18. 퇴역군인 또는 현역군인 내담자에게 주의가 산만해지는 지점에 이르기까지 다양한 임무를 수행하게 하여 내담자의 전형적인 집중력 범위를 측정하라. 이것을 퇴역군인 또는 현역군인 내담자의 집중력 범위에 대한 대략적인 측정으로 활용하라.

19. 퇴역군인 또는 현역군인 내담자에게 그가 보인 주의력 범위에 기초해서 임무를 의미 있는 단위들로 쪼개도록 가르쳐라.

20. 퇴역군인 또는 현역군인 내담자에게 주의가 산만해지거나 과제이탈행위를 하는 것을 줄이려고 노력할 때 과제에 집중하도록 일깨워줄 타이머나 다른 단서들을 사용하도록 교육하라(사프렌과 다른 저자들이 쓴 당신의 성인 ADHD-치료자 지침서(Your Adult ADHD-Therapist Guide)를 보라).

10. 부적응적인 감정과 행동의 원인이 될 수 있는 자기대화를 식별하고, 이의를 제기하고, 변화시킨다. (21, 22)

21. 인지치료 기법을 활용해서 퇴역군인 또는 현역군인 내담자가 부적응적인 자기대화(예: 좌절, 충동성, 자기비난을 유발하는)를 식별하며, 편견에 이의를 제기하고, 대안을 만들도록 도와라(또는 종스마가 쓴 성인 심리치료 과제 계획서 2판에 실린 “부정적인 생각이 부정적인 감정을 촉발한다”라는 과제를 부여하라).

22. 퇴역군인 또는 현역군인 내담자에게 관련된 임무에 인지 재구성 기술을 시행하도록 요구하는 과제를 부여하라. 결과를 재검토하고 인

지 재구성 기술을 향상시키는 교정적인 피드백을 제공하라. (EBT)

11. 기억 향상과 보완 전략들을 시행한다. (23, 24)

23. 퇴역군인 또는 현역군인 내담자에게 기억력 향상 전략들을 부여하고 관찰하라(예: 퍼즐 맞추기, 책에 실린 짧은 구절 읽고 그 책을 읽은 누군가와 토의하기).

24. 퇴역군인 또는 현역군인 내담자에게 보상 전략을 부여하고 관찰하라(예: 항상 손에 노트를 갖고 다니기, "할 일" 목록을 작성하기, 기억술 활용하기).

12. 주의력/집중력 결핍이 유발한 문제들을 완화시키는 행동들을 강화한다. (25)

25. 퇴역군인 또는 현역군인 내담자에게 자신이 이룬 성공을 인정하고 자신에게 보상하도록 권면하라.

13. 지휘체계에게 주의력/집중력 결핍의 결과인 모든 임무 제한사항과 투약으로 인한 부작용들을 알려준다. (26)

26. 현역군인 내담자에게 임무 수행을 방해할 수 있고 자신과 다른 부대원들을 위험에 처하게 할 수 있는 모든 증상이나 부작용을 공개하도록 권면하라.

14. 지휘체계가 부여한 제한된 임무를 효과적으로 수행하고, 주의력/집중력 결핍이 더 이상 기능에 영향을 끼치지 않는 한 제약을 제거할 것을 요청한다. (27, 28)

27. 주어진 임무규정에 순응하고 더 많이 책임지려고 적극적으로 노력하도록 현역군인 내담자를 교육하라.

28. 자신의 지휘체계에 매주 개선된 사항을 보고하도록 현역군인 내담자를 권면하라.

15. 진전을 평가하기 위해 필요한 추적 평가에 참석한다. (29)

29. 경과를 평가하기 위해 예정된 추적회기를 퇴역군인 내담자와 현역군인 내담자에게 제공하라.

___. ________________

___. ________________

___. ________________

___. ________________

___. ________________

___. ________________

진단 제안

ICD-9-CM	ICD-10-CM	DSM-5 장애, 상태 또는 문제
314.00	F90.0	주의력 결핍/과잉행동장애 주의력 결핍 우세형
314.01	F90.9	상세불명 주의력 결핍/과잉행동장애
314.01	F90.8	기타 명시된 주의력 결핍/과잉행동장애
294.9	R41.9	상세불명 신경인지장애
296.90	F32.9	상세불명 우울장애
303.90	F10.20	알코올 사용 장애, 중등도 또는 고도
305.00	F10.10	알코올 사용 장애, 경도
304.30	F12.20	대마초 사용 장애, 중등도 또는 고도
305.20	F12.10	대마초 사용 장애, 경도
304.60	F18.20	흡입제 사용 장애, 중등도 또는 고도 (흡입제 의존)
305.90	F18.10	흡입제 사용 장애, 경도(흡입제 남용)
305.50	F11.10	아편 사용 장애, 경도(아편 남용)
______	______	______
______	______	______

08

전우의 상실로 인한 사별

행동정의

1. 동료 군인의 사망에서 비롯된 슬픔, 절망, 분노 그리고 혼란의 감정들을 말로 표현한다.
2. 정서적 무감각과 타인과의 단절을 경험한다.
3. 모호한 통증, 허약, 어지러움증, 피로와 같은 신체적 불편감을 보고한다.
4. 죽은 동료 군인에 대해 생각하거나 말하기를 피한다.
5. 그 상실로 인해 심리적 안녕에 미치는 모든 부정적인 영향을 부정한다.
6. 사회적 참여와 직업적 기능에서의 감소를 보인다.
7. 전우의 죽음에 대한 죄책감이나 책임감을 보고한다.
8. 슬픔, 울음, 혼동, 집중력 약화가 예측할 수 없이 밀려오는 것을 보고한다.
9. 불합리하고 예측할 수 없는 방식으로 분노를 표현한다고 보고한다.

___. ______________________________
____

___. ______________________________
____

___. ______________________________
____

장기목표

1. 상실을 수용하고 이전의 사회적 기능과 직업적 기능의 수준으로 돌아간다.
2. 중요한 부정적인 정서나 신체적 증상을 경험하지 않고도 죽은 사람을 생각하고 그에 대해 말한다.
3. 죄책감과 자기혐오감을 제거한다.

___. ______________________________
____

___. ______________________________
____

단기목표

1. 동료를 죽음에 이르게 한 사건을 묘사한다. (1, 2)
2. 동료 전우의 상실에 대한 사별 반응의 특성을 자세히 묘사한다. (3)
3. 상실이 정서적 안녕에 미친 영향을 토의한다. (4, 5, 6)
4. 향정신약물 복용의 필요성을 측정하기 위한 정신의학적 평가에 협조한다. (7, 8)

치료개입

1. 지속적인 눈맞춤, 적극적인 경청, 무조건적인 긍정적 관심, 따스한 수용을 통해 내담자가 고통스러운 생각과 감정을 공유하는 능력을 향상시킴으로써 적극적으로 신뢰의 수준을 형성하라.
2. 공감과 동정심을 활용해서, 퇴역군인 또는 현역군인 내담자가 상실에 관해 자세히 말하도록 지지하고 권면하라.
3. 퇴역군인 또는 현역군인 내담자의 증상의 유형, 강도, 빈도, 그 증상이 사회적, 직업적, 대인관계적 기능에 미친 영향을 측정하라.
4. 동료 전우의 상실이 어떻게 내담자에게 정서적으로 영향을 미쳤는가에 관한 토론에 퇴역군인 또는 현역군인 내담자를 참여시켜라. 관련 내용을 다루어라.
5. 퇴역군인 또는 현역군인 내담자가 슬픔이나 죄책감을 느꼈던 인생에서의 이전 시간에 대해 내담자와 논의하라.
6. 과거에 퇴역군인 또는 현역군인 내담자가 부정적인 정서를 다루는 데 효과가 있었던 대처전략들을 재검토하라.
7. 퇴역군인 또는 현역군인 내담자가 요청하거나, 내담자가 심리치료에 순응적이지 않을 것 같거나, 직업적 기능이나 사회적 기능이 현저하게 손상된 경우 향정신성 약물의 처방을 위한 평가를 예약하라.

8. 처방 순응도, 부작용, 약물의 전반적인 효과를 알아보기 위해 퇴역군인 또는 현역군인 내담자를 관찰하라. 규칙적인 간격으로 처방의와 협의하라.

5. 애도 증상을 스스로 치료하기 위한 모든 정신약물 남용을 인정한다. (9, 10)

9. 애도 증상들을 다루기 위한 역기능적인 시도에서 퇴역군인 또는 현역군인 내담자에게 있을 수 있는 약물 남용의 존재 여부와 정도를 조사해보라.

10. 필요하다면, 종합적인 물질 사용 평가와 치료를 위해 퇴역군인 또는 현역군인 내담자를 의뢰하라.

6. 단순한 상실과 까다로운 상실의 차이에 대한 이해를 말로 표현한다. (11, 12)

11. 퇴역군인 또는 현역군인 내담자에게 증상(예: 슬픔, 울음, 애도)이 존재할 때 상실은 단순한 것으로 간주되지만, 증상이 지속되고 사회적 활동과 직업적 활동을 심각하게 방해한다면 시간 제한적이고 사회적 기능과 직업적 기능에 최소한의 영향만 끼치는 것으로 고려한다는 것을 설명하라.

12. 퇴역군인 또는 현역군인 내담자가 까다로운 애도를 경험하고 있다고 믿을 수 있는 증상을 식별하도록 도우라.

7. 이어진 애도 과정 중에 어떤 애도 단계를 경험했는지 확인한다. (13, 14)

13. 퇴역군인 또는 현역군인 내담자에게 애도의 다섯 단계(예: 부인, 분노, 타협, 우울, 수용)와 그 애도의 과정이 반드시 모 아니면 도이거나 단계적으로 진행되는 것은 아님을 교육하라.

14. 퇴역군인 또는 현역군인 내담자가 현재 자신이 어떤 단계에 있고 그 단계들 사이를 오가고 있는지 식별하도록 도우라.

8. 신뢰하는 개인들에게 슬픔의 감정들을 말로 표현한다. (15)

15. 퇴역군인 또는 현역군인 내담자가 믿을만한 친구들과 가족 구성원들에게 그 상실과 관련된 슬픔의 감정을 인정하고 표현하도록 권면하라. 이 경험을 상담회기에서 다루어라.

9. 분노의 감정을 말로 표현한다. (16, 17)

16. 퇴역군인 또는 현역군인 내담자가 그 상실과 관련된 분노의 감정을 인정하도록 권면하라. 상담회기에서 감정들을 다루어라.

17. 퇴역군인 또는 현역군인 내담자에게 분노관리에 관한 자료를 읽는 과제를 부여하라(예: 채프만이 쓴 분노: 건강한 방식으로 강렬한 감정을 다루기(Anger: Handling a Powerful Emotuion in a Healty Way)나 로셀리니가 쓴 물론 당신은 화났어요(Of Course You're Angry), 맥케이가 쓴 분노조절 워크북(The Anger Control Workbook)).

10. 수치심의 감정과 죄책감의 생각들을 확인하고 대치한다. (18, 19, 20, 21, 22)

18. 퇴역군인 또는 현역군인 내담자가 상실과 관련된 죄책감에 대한 비현실적이고 원치 않는 생각들과 함께 수치스러운 감정을 인정하도록 권면하라.

19. 퇴역군인 또는 현역군인 내담자에게 죄책감과 관련한 자동사고에 관한 일지를 계속 쓰는 과제를 부여하라(예: 종스마가 쓴 성인 심리치료 과제 계획서 2판에 실린 "부정적인 감정을 촉발하는 부정적인 생각들"이나 벡, 러쉬, 쇼, 에머리의 우울증의 인지치료에 실린 "역기능적인 생각에 대한 일일 기록"). 죄책감에 사로잡힌 사고 패턴에 이의를 제기하고 이러한 사고들을 현실에 근거한 생각들로 대치하기 위해 일지 자료를 다루어라.

20. 퇴역군인 또는 현역군인 내담자에게 "행동실험" 과제를 부여하라. 이 과제를 수행하면서 내담자는 죄책감을 유발하는 자동적 사고를 가설이나 예측으로 보고, 현실에 근거한 대안적인 가설과 예측을 만들며, 양쪽을 내담자의 과거, 현재, 미래의 경험과 대조하여 검토한다.

21. 퇴역군인 또는 현역군인 내담자의 긍정적이고

현실에 근거한 인지적 메시지를 강화하라. 이러한 메시지는 자신감을 강화하고 적응행동을 증가시킨다(종스마가 쓴 성인심리치료 과제 계획서 제2판에 실린 "긍정적인 자기대화"를 보라).

22. 퇴역군인 또는 현역군인 내담자에게 스메즈가 쓴 수치심과 은총(Shame and Grace)을 읽는 과제를 부여하라.

11. 정상적인 애도 반응인 슬픔, 분노, 수치심, 죄책감에 대한 이해를 말로 표현한다. (23, 24, 25)

23. 애도 기간 동안 발현되는 증상들의 흔한 특징에 대해 교육함으로써 퇴역군인 내담자와 현역군인 내담자의 감정과 반응을 일반화하라.

24. 회복과 성장의 의식을 주입하고 "병리적인" 꼬리표를 최소화하라.

25. 퇴역군인 또는 현역군인 내담자에게 군대문화를 포함해서 애도 반응이 문화마다 어떻게 다른지에 관해 교육하라.

12. 죽은 동료 전우가 살아있을 때 말하지 못한 감정과 생각을 표현한다. (26, 27)

26. 퇴역군인 또는 현역군인 내담자가 그 동료 군인이 살아있었을 때 말했으면 좋았을 텐데 하는 내용을 분명하게 말로 표현하도록 도우라. 감정의 표현을 촉진하기 위해 빈 의자 기법이나 이와 유사한 역할놀이 기법을 활용하는 것을 고려하라.

27. 퇴역군인 또는 현역군인 내담자에게 그 죽은 동료 군인에게 말했으면 하는 내용들을 자세히 열거한 편지를 쓰도록 지시하라(또는 종스마가 쓴 성인심리치료 치료계획서 제2판에 실린 "세상을 떠난 사랑하는 이에게 보내는 편지"라는 과제를 부여하라). 상담회기에서 관련 내용을 다루어라.

13. 동료 전우의 상실을 경험한 다른 사람들과 대화한다. (28)

28. 퇴역군인 내담자와 현역군인 내담자가 전우의 상실을 경험한 현역군인이나 퇴역군인을 만나도록 권면하라. 퇴역군인 또는 현역군인 내담

자에게 개인이 상실을 다루는 방법에 관해 문의하도록 지시하라.

14. 인생의 목적과 의미에 대해 생각한다. (29)

29. 퇴역군인 또는 현역군인 내담자에게 이 기회를 통해 자신의 삶의 목적과 인생에서 가장 중요한 것이 무엇인지 생각하도록 권면하라.

15. 애도를 다루는 수단으로 영적 자원들을 개발하고 활용한다. (30)

30. 퇴역군인 또는 현역군인 내담자에게 상실을 다루는 데 도움이 될 영적 자원들과 만나도록 권면하라(예: 부대 군목, 지역 목회자).

16. 슬픔을 극복하고 상실을 다루는 법에 관한 자료나 책을 읽는다. (31, 32)

31. 퇴역군인 또는 현역군인 내담자에게 우울증 극복에 관한 자료를 읽는 과제를 부여하라(예: 번스가 쓴 필링 굿 핸드북(The Feeling Good Handbook), 그린버거와 패데스키가 쓴 감정을 지배하는 정신(Mind over Mood)).

32. 퇴역군인 또는 현역군인 내담자에게 상실을 다루기 위한 한 수단으로서 독서치료를 활용하도록 지시하라(콜프가 쓴 언제 내가 상처주는 것을 멈출까?: 최근 발생한 죽음 다루기(When Will I Stop Hurting?: Dealing with a Recent Death), 스메즈가 쓴 모든 일이 잘못되는 데 어떻게 괜찮을 수 있을까?(How Can It be All Right When Everything Is All Wrong?), 웨스트버그가 쓴 좋은 애도(Good Grief), 프라이스가 쓴 밤 지나기: 사랑하는 사람을 잃은 후에 자신의 길 찾기(Getting Through the Night: Finding Your Way After the Loss of a Loved One)를 권고한다).

17. 죽은 동료에 대한 기념물을 만든다. (33)

33. 죽은 전우에게 경의를 표할 기념품(예: 명판, 그림, 문신)을 만들도록 퇴역군인 또는 현역군인 내담자를 권면하라(또는 종스마가 쓴 성인 심리치료 과제 계획서 제2판에 실린 "기념 콜라주 만들기" 과제를 부여하라).

___: ____________________ ___: ____________________

____________________ ____________________

___: ____________________ ___: ____________________

____________________ ____________________

___: ____________________ ___: ____________________

____________________ ____________________

진단 제안

ICD-9-CM	ICD-10-CM	DSM-5 장애, 상태 또는 문제
V62.82	Z63.4	단순 사별
309.0	F43.21	우울한 정서를 동반한 적응장애
296.xx	F32.x	주요 우울장애, 단일 삽화
296.xx	F33.x	주요 우울장애, 재발성 삽화
305.00	F10.10	알코올 사용 장애, 경도
303.90	F10.20	알코올 사용 장애, 중등도 또는 고도
________	________	____________________
________	________	____________________

09

경계선적 성격

행동정의

1. 비교적 작은 스트레스원에 대한 반응으로 보통 몇 시간에 며칠까지 지속되는 극단적인 감정 반응(분노, 불안 또는 우울)을 보인다.
2. 강렬하고 혼란한 대인관계 패턴을 보인다.
3. 현저한 정체성 혼란을 보고한다.
4. 잠재적으로 자신과 타인에게 해로운 충동적인 행동에 참여한다.
5. 반복적인 자살 표현, 위협, 자기 손상행위에 참여한다.
6. 만성적인 공허감과 권태감을 보고한다.
7. 강렬하고 부적절한 분노의 빈번한 폭발을 보인다.
8. 불공평하게 대우받는다는 느낌을 보고하며 다른 사람들은 신뢰할 수 없다고 믿는다.
9. 참작할만한 환경이나 복잡한 상황을 고려하지 않은 채 대부분의 문제를 단순한 관점(예: 옳음/그름, 흑백, 믿을만함/속임)으로 본다.
10. 관계에서 버림받았다고 인식할 수 있는 어떤 단서에도 매우 불안해진다.
11. 자주 파괴적인 행동으로 징계처분을 받는다.
12. 상관으로부터 군대에서 명예롭지 못하게 전역될 것이라는 위협을 받는다고 보고한다.
13. 성격장애로 인해 군대로부터 분리될 가능성에 대해 논의하기 위해 군대 행동 건강 전문가들을 자주 방문했다.
14. 생산적인 부대 구성원으로서 역할에 실패한다.

___. ______________________________

____

___. ______________________________

____

___. ______________________________

____

Jr., L. M, Peterson, T. J. Bruce. Reprinted with permission.

장기목표

1. 감정의 동요를 다루기 위한 대처기술들을 발달시키고 입증한다.
2. 충동적인 행동을 조절하는 능력을 발달시킨다.
3. 이분법적인 사고를 사람과 문제들 속에 있는 모호함과 복잡함을 허용하는 능력으로 대치한다.
4. 분노관리 기술을 발달시키고 입증한다.
5. 대인관계 기술을 배우고 실천한다.
6. 자해 행위들(물질남용, 성적 행동화, 자해, 자살행위와 같은)을 종결한다.
7. 충동적이고 파괴적인 행위와 관련된 징계처분을 없앤다.

___ . ______________________________

____

___ . ______________________________

____

___ . ______________________________

____

단기목표

1. 치료를 찾도록 이끈 문제의 병력을 공개적으로 논의한다. (1, 2, 3)

치료개입

1. 치료의 목표들이 될 행동(예: 유사자살행위, 분노폭발, 과잉애착), 정서(예: 감정 동요, 정서적 과잉반응, 고통스러운 공허감) 그리고 인지(예: 이분법적 사고, 과잉일반화, 재앙화사고와 같은 편향)를 식별하면서 고통과 신체장애에 대한 퇴역군인 또는 현역군인 내담자를 평가하라.
2. 퇴역군인 또는 현역군인 내담자의 학대나 유기의 이력, 특별히 아동기 기간 동안의 이력을 탐색하고, 이런 이력이 내담자의 현재 기능과 어떤 관련이 있는지 알아보라.
3. 퇴역군인 또는 현역군인 내담자의 고통과 문제가 내담자의 특정한 상황, 사고, 감정을 감안할

때 이해할만하다는 것을 입증하라.

2. 치료과정과 치료목표가 무엇인지에 관한 정확하고 합리적인 이해를 말로 표현한다. (4, 5)

4. 퇴역군인 또는 현역군인 내담자에게 변증법적 행동치료(DBT)를 소개하고, 그 다양한 국면을 강조하라(예: 지지, 협력, 도전, 문제해결, 기술 형성). 경계선적 성격에 대한 변증법적 관점이나 생물사회학적 관점에 대해 논의하며, 기질적인 영향과 사회적 영향이 경계선적 성격의 특징에 미치는 영향을 강조하라(린네한이 쓴 경계선적 성격의 인지행동치료(Cognitive-Behavioral Treatment of Borderline Personality)를 보라).

5. 치료 내내, 퇴역군인 또는 현역군인 내담자에게 치료적 개입을 강화하기 위해 선정된 도서나 매뉴얼들을 읽을 것을 요청하라(예: 린네한이 쓴 경계선적 성격장애 치료를 위한 기술훈련 지침서(Skills Training Manual for Treating BPD)).

3. 치료목표를 이루기 위해 치료사와 협력해서 일하겠다는 결심을 말로 표현한다. (6)

6. 내담자의 삶에서 문제를 일으키는 것으로 밝혀진 행동, 정서, 인식을 극복하기 위해 변증법적 행동치료의 조건 안에서 협력적으로 작업하겠다는 합의를 퇴역군인 또는 현역군인 내담자로부터 받아라.

4. 자해와 자살에 대한 충동과 행동의 모든 병력을 말로 표현한다. (7, 8, 9, 10)

7. 퇴역군인 또는 현역군인 내담자의 자해 행위의 특성과 병력을 조사하라.

8. 퇴역군인 또는 현역군인 내담자의 자살 표현을 촉발요인, 빈도, 심각도, 이차적 이익, 그리고 발병에 대해 평가하라.

9. 퇴역군인 또는 현역군인 내담자가 자해할 것으로 판단될 때에는 필요하다면 입원을 준비하라. 위협이 덜 심각하다면 "동료 감시"를 활용하라.

10. 퇴역군인 또는 현역군인 내담자에게 긴급 생명의 전화번호를 제공하거나 하루 24시간 응할 수 있는 담당자(부대 군목, 중대 선임하사)를 소개하라.

5. 자해 행위에 참여하고 싶은 강한 충동을 느끼면 치료사, 전화상담 서비스 또는 담당자와 접촉을 시작하기로 약속한다. (11, 12)

11. 퇴역군인 또는 현역군인 내담자에게 자해 행위가 어린 시절 정서적 방임이나 학대의 희생자로서는 표현할 수 없던 분노와 무력감의 표현임을 해석해주어라. 퇴역군인 또는 현역군인 내담자가 자해 충동을 통제하게 될 것이라는 기대를 표현하라.

12. 퇴역군인 또는 현역군인 내담자로부터 자해와 자살 예방 계약의 한 부분으로서 자살 충동이 강해지면 어떤 자해 행동이 일어나기 전에 치료사와 생명의 전화, 담당자와 접촉을 시작하겠다는 약속을 이끌어내라. 치료과정 내내 지속적으로 퇴역군인 또는 현역군인 내담자의 자살 잠재성의 강도를 평가하라.

6. 치료에 참여하는 것을 방해하는 행동들을 줄인다. (13)

13. 예약시간 놓치기, 불응, 갑작스러운 치료이탈처럼 치료의 지속에 지장을 주기 위해 위협하는 퇴역군인 또는 현역군인 내담자의 행동을 지속적으로 관찰하고, 직면하며, 문제를 해결하라.

7. 향정신성 약물 처방을 위해 처방의가 시행하는 평가에 협조하고, 처방이 됐다면 약을 복용한다. (14, 15)

14. 퇴역군인 또는 현역군인 내담자의 투약(선택적 세라토닌 재흡수 차단제)의 필요성을 평가하고, 적절하다면 처방을 준비하라.

15. 향정신성 약물 처방 순응도와 약물이 퇴역군인 또는 현역군인 내담자의 기능수준에 미치는 효과를 관찰하고 평가하라.

8. 정당한 삶의 질에 도달하는 것을 방해하는 부적응적인 행동과 사고, 감정의 빈도를 감소시킨다. (16)

16. 퇴역군인 또는 현역군인 내담자가 부적응적인 행동(예: 분노폭발, 과음, 학대적 관계, 위험한 섹스, 조절되지 않은 소비 등), 부적응적인 사

고(예: 흑백사고, 재앙화, 개인화), 부적응적인 감정(예: 분노, 절망감, 유기감)을 관리하고, 줄이며, 안정시키는 것을 도울 수 있도록 평가, 변증법적 전략(예: 은유, 반대입장 이야기하기), 문제해결 전략들(예: 행동 분석과 해결방안 분석, 인지 재구성, 기술 훈련, 노출)을 활용하라(린네한이 쓴 경계선적 성격의 인지-행동치료(Cognitive-Behavioral Treatment of Borderline Personality)를 보라).

9. 그룹 또는 개인별 대인관계 기술 개발 과정에 참여한다. (17, 18)

17. 퇴역군인 또는 현역군인 내담자의 확인된 문제의 행동 패턴에 맞춘 그룹 또는 개인 기술 훈련을 운영하라(예: 학대적 관계에 대해 단호한 태도, 재정적, 성적 충동적 행동과 기타 충동적 행동을 위한 문제해결과 인지전략).

18. 확인된 기술들(예: 지시, 모델링, 조언)을 가르치고, 그 기술들을 강화(예: 역할놀이, 노출연습), 퇴역군인 또는 현역군인 내담자의 일상생활(예: 숙제)로 통합하기 위해 행동전략을 활용하라.

10. 이전이나 현재의 외상 후 스트레스에 대한 감소한 정서반응을 말로 표현한다. (19)

19. 적응적인 행동 패턴과 정서적 조절 기술이 명백해진 후에, 퇴역군인 또는 현역군인 내담자와 함께 이전의 트라우마를 기억하고 수용하면서, 부인을 줄이고 트라우마의 영향에 대한 통찰을 늘리며, 트라우마와 관련된 자극에 대한 부적응적인 정서반응과 행동반응을 감소시키며, 자기비난을 감소시키는 작업을 하라.

11. 편향되고 우려되는 자기대화를 식별하고, 이의를 제기하며, 현실에 근거한 긍정적인 자기대화로 대치한다. (20, 21, 22)

20. 퇴역군인 또는 현역군인 내담자의 트라우마 관련 공포와 다른 공포를 중재하는 스키마와 자기대화를 알아보라(또는 종스마가 쓴 성인 심리치료 과제 계획서 제2판에 실린 "부정적인 사고가 부정적인 감정을 촉발한다"라는 과제

를 부여하라). 편견을 확인하고 도전하라. 내담자가 부정적인 편향을 교정하는 사고를 생성하고 자신감을 형성하도록 도와라. EBT

21. 퇴역군인 또는 현역군인 내담자에게 우려가 되는 자기대화를 확인하고 현실에 근거한 대안적 대화를 만드는 연습 과제를 부여하라. 과제에서 성공한 것을 재검토하고 강화하라. 실패에 대해서는 교정적 피드백을 제공하라 (종스마가 쓴 성인 심리치료 과제 계획서(Adult Psychotherapy Homework Planner) 제2판에 실린 "자기 패배적 사고를 기록하고 대치하라"라는 과제나 벡, 러쉬, 쇼, 에머리가 쓴 우울증의 인지치료(Cognitive Therapy of Depression)에 실린 "역기능적 사고의 일일 기록"을 보라). EBT

22. 퇴역군인 또는 현역군인 내담자의 자신감을 향상시키고 적응적인 행동을 증가시킬 긍정적이고, 현실에 근거한 인지적 메시지를 강화하라. EBT

EBT 12. 외상에 관해 말하고 생각하는 것이 현저한 고통을 유발하지 않을 때까지 외상 관련 기억에 대한 상상노출, 실제상황노출에 참여한다. (23, 24, 25)

23. 퇴역군인 또는 현역군인 내담자가 두려워하고 회피하는 외상 관련 자극들의 위계목록을 작성하도록 지시하고 도우라. EBT

24. 치료회기 안에서 퇴역군인 또는 현역군인 내담자가 선택된 외상 경험을 점진적이면서도 스스로 선택한 세부사항의 수준에서 그 외상 사건을 묘사하도록 함으로써 상상으로 그 외상에 노출되도록 지시하라. 인지 재구성 작업을 포함시키고 그 외상과 관련된 불안이 감소되고 안정될 때까지 반복하라. 치료회기를 녹음하고 퇴역군인 또는 현역군인 내담자가 회기와 회기 사이에 그것을 듣게 하라(종스마가 쓴 성인 심리치료 과제 계획서 제2판에 실린

"고통스러운 기억을 나누라"라는 과제와 레식과 칼하운이 쓴 외상 후 스트레스 장애(Posttaumatic Stress Disorder)를 보라). 진전된 사항을 강화하고, 장애물을 해결하라.

25. 퇴역군인 또는 현역군인 내담자에게 노출연습을 하고 반응을 기록하거나 치료회기의 녹음파일을 듣는 연습 숙제를 부여하라(레식과 칼하운이 쓴 외상 후 스트레스 장애(Posttaumatic Stress Disorder)를 보라). 진전된 사항을 강화하고, 장애물을 해결하라.

13. 다른 사람의 의견에 의존하지 않는 자아 존중감을 말로 표현한다. (26)

26. 퇴역군인 또는 현역군인 내담자가 자신과 타인, 상황에 대한 평가를 존중하고, 믿으며, 신뢰하고, 자기신뢰를 형성하면서도 내담자를 타인들로부터 소외시키지 않는 방식으로 방어적이지 않으면서 타인의 의견에 의존적이지 않은 태도로 이런 평가들을 검토할 수 있도록 도와라.

14. 지속적인 희열감을 향상시키는 데 도움이 될 행위에 참여한다. (27)

27. 퇴역군인 또는 현역군인 내담자의 자기인식, 개인적 가치, 인생에 대한 평가를 강화하는 개인적 성장을 촉진하라(예: 통찰 중심 치료, 영적 수행, 기타 관련된 생활 경험들).

15. 행동하기 전에 생각하는 방식을 실행한다. (28, 29, 30)

28. 퇴역군인 또는 현역군인 내담자에게 몇몇 현재 상황 안에서 행동하기 전에 "멈추고, 듣고, 생각하라" 기법을 활용하는 방법을 가르치기 위해 모델링, 역할놀이, 행동시연을 활용하라.

29. 퇴역군인 내담자와 현역군인 내담자가 일상의 삶에 적용하기 전에 "멈추고, 듣고, 생각하라" 기법을 어떻게 사용하는지 평가하고 처리하고 긍정적인 결과를 확인하라.

30. 퇴역군인 내담자와 현역군인 내담자에게 문제 정의하기, 그 문제를 해결할 선택사항 만들기,

선택사항 평가하기, 계획을 실행하기, 계획을 재평가하거나 개선하기를 포함한 문제해결 전략을 교육하라(또는 종스마가 쓴 성인 심리치료 과제 계획서 제2판에 실린 "행동하기 부여하라"라는 과제를 부여하라). EB

16. 군대에 남고자 하는 의도와 동기를 인정한다. (31, 32)

31. 현역군인 내담자와 함께 그가 계속 복무할 의사가 있는지 알아보라.

32. 성격장애 때문에 군에서 전역 조치당할 영향에 대해 논의하라.

___. ______________________

___. ______________________

___. ______________________

___. ______________________

___. ______________________

___. ______________________

진단 제안

ICD-9-CM	ICD-10-CM	DSM-5 장애, 상태 또는 문제
300.4	F34.1	지속적 우울장애
296.xx	F33.x	주요 우울장애, 반복 삽화
303.90	F10.20	알코올 사용 장애, 중등도 또는 고도
301.83	F60.3	경계선적 성격장애
301.9	F60.9	상세불명 성격장애
______	______	______
______	______	______

10

단기 반응성 정신증 삽화

행동정의

1. (전투나 훈련과 관련 있을 수도 있고 없을 수도 있는) 현저한 스트레스 요인을 경험한 다음에 발생하는 감각적 환각(예: 청각적, 시각적, 후각적, 미각적, 신체적 환각)의 갑작스러운 발현을 보인다.
2. 기괴한 사고 내용(예: 피해망상, 허무주의, 과대망상, 자기참조, 종교망상, 통제망상, 부정망상, 질투망상)의 갑작스러운 발현을 보인다.
3. 기괴하고 무질서한 말이나 사고(예: 지리멸렬, 주제에서 벗어나기, 느슨한 연관, 사고 비약, 신조어, 반향 언어증)를 보인다.
4. 기괴하고 무질서한 행동(예: 고집, 부적절하고 이상한 복장, 상관에 대한 특징이 없는 무례, 위험한 행동의 증가)을 보인다.
5. 정신운동성 이상 증상(예: 과도한 불안, 운동 완만)을 보인다.
6. 정서적 불안 증상(예: 성급함, 분노와 불안 증가, 부적절한 신체적 공격성)을 보인다.
7. 사회적 철회와 소외 증상을 보인다.
8. 의지의 감소(예: 욕동, 동기, 목표 지향적 행동에서 느끼는 흥미의 결여)를 보인다.

___. ______________________________

____

___. ______________________________

____

___. ______________________________

____

장기목표

1. 관리된 환경 안에서 기능을 회복할 수 있도록 정신증 증상들을 제거하거나 적절하게 조절한다.
2. 향정신약물을 처방대로 복용하도록 치료 동맹을 강화한다.
3. 독립적인 기능을 회복할 수 있도록 정신증의 양성증상과 음성증상을 제거하거나 잘 조절한다.
4. 군대에서의 장래 복무 가능성에 대한 의료심사위원회의 결정을 수용한다.
5. 현역복무에서의 전역이 필요하다면 재향군인 의료센터에서 지속적인 정신과적 돌봄에 협조한다.

___. ______________________________

____

___. ______________________________

____

___. ______________________________

____

단기목표

1. 정신증의 증상의 유형과 심각성을 포함해서 완벽한 과거 병력을 입수한다. (1, 2, 3, 4, 5)

2. 가족 구성원, 동료 또는 지휘체계 안에 있는 상관이 과거 행동과 관련된 부차적인 정보를 제공한다. (6)

치료개입

1. 적극적 경청, 질문, 비언어적 행동을 통해 퇴역군인 또는 현역군인 내담자에 대한 공감과 이해를 보여라.
2. 심층 임상면접과 심리검사를 활용해서 퇴역군인 또는 현역군인 내담자가 겪는 증상의 심각성, 병력, 유형을 밝혀내라.
3. 퇴역군인 또는 현역군인 내담자의 질환이 단기 반응성 삽화인지, 전에 잠복 중이던 만성적인 정신증 장애의 일부인지를 확인하라.
4. 가능하다면 퇴역군인 또는 현역군인 내담자의 현저한 스트레스원이 전투나 대인관계 또는 다른 환경적 스트레스원과 관련되어 있는지를 결정하라.
5. 퇴역군인 또는 현역군인 내담자의 현재 정신증 삽화가 물질 사용(예: 알코올, 암페타민, 카페인, 마리화나, 에페드린)과 관련있는지 평가하라.
6. 퇴역군인 또는 현역군인 내담자의 괴이한 행동의 병력을 알아보고, 이전에도 정신증 삽화가 있었는지 밝혀라.

3. 퇴역군인 또는 현역군인 내담자가 정신질환과 관련된 증상들을 이해하도록 돕는다. (7, 8)

7. 퇴역군인 또는 현역군인 내담자에게 생물학적 취약성이나 유전적 취약성 또는 환경이나 생활사건(스트레스원)과 상호작용하는 소인(체질)으로서 정신증 질환의 특성에 대해 설명하라.
8. 퇴역군인 또는 현역군인 내담자에게 장래의 군복무와 단기 정신증 질환과 관련된 선택사항에 대해 교육하라.

4. 처방에 따라서 향정신성 약물을 복용한다. (9, 10, 11)

9. 퇴역군인 또는 현역군인 내담자가 향정신성 약물의 투약 필요성을 알기 위해 정신과 의사에게 평가를 받도록 의뢰하라.
10. 퇴역군인 또는 현역군인 내담자에게 부작용과 추가적인 치료법에 관한 교육을 제공하라.
11. 퇴역군인 또는 현역군인 내담자의 복약 순응도를 관찰하고 처방대로 복약을 하지 않는 경우 내담자를 사례관리자나 보다 구조화된 시설에 의뢰하라.

5. 정신증의 양성증상들(예: 환청과 망상)이 감소되거나 소거되면 보고한다. (12, 13, 14)

12. 퇴역군인 또는 현역군인 내담자가 처방된 대로 향정신성 약물을 계속해서 복용하도록 관찰하고, 촉진하며, 권면하라.
13. 퇴역군인 또는 현역군인 내담자가 현실에 근거한 증거를 검토함으로써 비합리적인 신념을 직면할 때 천천히 그리고 부드럽게 도와라.
14. 퇴역군인 또는 현역군인 내담자가 자극들의 내적 원천과 외적 원척을 식별하는 것을 도우라.

6. 더 큰 신뢰를 얻고 사회적 상호작용에서 성공을 늘린다. (15, 16, 17)

15. 퇴역군인 또는 현역군인 내담자에게 보상과 비위협적인 사회적 상호작용을 위한 기회를 제공하라.
16. 퇴역군인 또는 현역군인 내담자에게 긍정적인 상호작용을 위한 지속적인 보상과 격려를 제공하라.

17. 실패한 사회적 상호작용에 관해 퇴역군인 또는 현역군인 내담자에게 위안과 공감을 제공하라.

7. 논리적이고 이해할 수 있게 말하는 것에서 입증된 인지능력의 향상을 보여준다. (18)

18. 퇴역군인 또는 현역군인 내담자의 비논리적인 사고와 진술을 천천히 그리고 부드럽게 직면시켜라. 역할놀이와 인지행동기법을 논리적이고 목표 지향적인 사고를 통해 강화하라.

8. 비합리적인 사고와 신념을 뒷받침하는 정서와 신념을 이해한다. (19, 20)

19. 비합리적 사고의 원인이 되는 퇴역군인 내담자와 현역군인 내담자의 기본적인 욕구와 정서(예: 공포, 거부감, 소외감)를 알아보라.

20. 현실에 근거한 대안적인 설명을 제시함으로써 퇴역군인 또는 현역군인 내담자가 비합리적인 신념에 이의를 제기하는 것을 도우라.

9. 미래에 정신증 삽화가 일어날 기회를 감소시키기 위해 가족 구성원이 정서적 지지와 사회적 지지를 제공한다. (21, 22, 23)

21. 퇴역군인 또는 현역군인 내담자의 가족을 내담자 가족이 겪는 질병에 대해 교육하는 가족치료에 의뢰하라.

22. 퇴역군인 또는 현역군인 내담자의 가족 구성원들이 표현한 강렬한 정서들이 내담자의 경과를 방해하지 않도록 도우라.

23. 자주 증상의 재발을 경험하는 내담자에게 혼합된 메시지를 전달하지 않는 법을 그 가족들에게 가르쳐라.

10. 개인적인 정서적 역량과 인내를 유지하고 보존하기 위해 가족 구성원들은 자기 돌봄에 집중한다. (24, 25)

24. 퇴역군인 또는 현역군인 내담자의 가족 구성원들에게 내담자의 질병에 대한 자신의 감정과 그 질병이 자신들에게 영향을 미치는지에 대해 이야기하도록 허용하라.

25. 내담자의 가족 구성원들이 소진을 방지할 개인적인 배출구(예: 지지그룹, 취미, 옹호모임)를 찾도록 도우라.

11. 군 의료당국에 의한 결정이 내담자가 군을 떠나는 것이라면 그 결정을 수용한다. (26, 27, 28, 29)

26. 퇴역군인 또는 현역군인 내담자의 군복무 적합성에 대한 의료적 검토과정을 시작하라.

27. 퇴역군인 또는 현역군인 내담자가 자신이 정신의학적 조건 때문에 군복무에 적합하지 않다는 의료검토위원회의 결정을 정리하고 수용하도록 도우라.

28. 퇴역군인 또는 현역군인 내담자가 민간인으로서 직업적 선택지와 생활적 선택지를 탐색하는 것을 도우라.

29. 퇴역군인 또는 현역군인 내담자가 직업재활 서비스를 받도록 의뢰하라.

12. 발병 전 기능수준으로 돌아가고 일상생활의 기본 활동들을 유지한다. (12, 30)

12. 퇴역군인 또는 현역군인 내담자가 처방된 대로 향정신성 약물을 계속해서 복용하도록 관찰하고, 촉진하며, 권면하라.

30. 퇴역군인 또는 현역군인 내담자의 경과와 일상생활의 기본 활동(예: 요금 지불, 요리, 청소, 위생)을 유지하는 전반적인 능력을 측정하라.

13. 진료예약으로 지속적인 추적 돌봄을 유지한다. (31)

31. 퇴역군인 또는 현역군인 내담자가 정신과, 사례관리, 심리치료, 의료 서비스와의 예정된 후속 진료에 참석하는 것을 확실하게 하라.

___. ______________________________
____

___. ______________________________
____

___. ______________________________
____

___. ______________________________
____

___. ______________________________
____

___. ______________________________
____

진단 제안

ICD-9-CM	ICD-10-CM	DSM-5 장애, 상태 또는 문제
298.8	F23	단기 정신병적 장애
295.40	F20.81	조현양상장애
295.90	F20.9	조현병
292.xx	F19.259	기타 (또는 상세불명의) 물질 사용 장애, 중등도 또는 고도의 기타 (또는 상세 불명의) 물질 유동성 장애
297.1	F22	망상장애
296.xx	F31.xx	양극성장애 1형
296.89	F31.81	양극성장애 2형
296.xx	F32.x	주요 우울장애, 단일 삽화
296.xx	F33.x	주요 우울장애, 재발성 삽화
293.xx	F06.2	다른 의학적 상태로 인한 정신병적 장애, 망상을 동반한
293.82	F06.0	다른 의학적 상태로 인한 정신병적 장애, 환각을 동반한
301.0	F60.0	편집성 성격장애
310.22	F21	조현형 성격장애
301.83	F60.3	경계선적 성격장애
______	______	______
______	______	______

11

부상 후 만성통증

행동정의

1. 현재 일주일 중 대부분의 날에 존재하는 부상과 관련된 통증을 호소한다.
2. 집중하기 어렵게 만들 정도의 통증을 보고한다.
3. 돌아다닐 때 얼굴을 찌푸리거나 통증과 관련된 다른 얼굴 표정을 보인다.
4. 고통 때문에 군사 훈련(예: 방탄복 착용, 장시간 동안 군용차량 타기, 신체적으로 격렬한 일과 수행하기)에 온전히 참여할 수 없음을 보고한다.
5. 심각한 통증 때문에 점호에 지각하거나 결근했다고 보고한다.
6. 처방받지 않은 진통제나 처방받은 진통제를 정기적으로 복용한다.
7. 만성통증을 극복하려는 노력의 결과로 마취성 통증 완화제에 의존하게 되었다.
8. 통증을 최소화하기 위해 알코올이나 불법 약물을 사용한다.
9. 통증 관련 이야기가 대화의 대부분을 차지한다.
10. 군대 의료 관계자가 작성하는 신체적 제한 분석표에 반복해서 이름이 오른다고 보고한다.
11. 의가사 전역의 가능성을 보고한다.

___. ______________________________

____

___. ______________________________

____

___. ______________________________

____

장기목표

1. 약물을 사용하지 않는 통증 관리 기술을 발전시킨다.
2. 이전의 사회적 기능과 직업적 기능의 수준으로 돌아갈 수 있을 정도로 통증을 경감시킨다.
3. 통증과 관련된 우울 증상들을 제거한다.
4. 통증을 초래한 부상에 관한 모든 부정적인 감정을 해소한다.
5. 유산소 운동능력과 무산소 운동능력을 향상시킨다.

6. 어느 정도의 통증과 한계들은 평생 지속될 수 있다는 것을 받아들인다.

___ . ______________________________

____

___ . ______________________________

____

___ . ______________________________

____

단기목표

1. 통증 증상과 복무 관련 부상의 특성, 병력, 심각도, 영향을 설명한다. (1, 2)
2. 기능 제한을 평가하고 적절한 의료적 선택사항을 확인하기 위한 의학적 검사를 마친다. (3)
3. 의학적 권고사항들을 철저하게 이행한다. (4, 5, 6)
4. 통증이 내담자의 정서적 안녕에 미치는 영향을 밝히기 위해 심리평가를 실시한다. (7)

치료개입

1. 퇴역군인 또는 현역군인 내담자의 통증 증상의 기간, 심각도, 그 증상이 유발하는 제약들을 포함한 병력을 평가하라.
2. 퇴역군인 또는 현역군인 내담자의 증상을 촉발시키는 부상에 관해 조사하고, 그 부상의 결과인 모든 부정적인 정서의 내용들을 다루어라.
3. 퇴역군인 또는 현역군인 내담자를 통증 관리가 전문인 의사에게 의뢰하라.
4. 퇴역군인 또는 현역군인 내담자가 치료권고에 순응하는지 감독하라.
5. 퇴역군인 또는 현역군인 내담자에게 밀론 행동의학 진단검사(MBMD)를 시행해서 잠재적인 치료 협력 문제를 파악하라.
6. 퇴역군인 또는 현역군인 내담자와 모든 치료 순응 문제를 해결하라.
7. 퇴역군인 또는 현역군인 내담자에게 밀론 다축인성검사(MCMI−III)나 미네소타 다면적 인성검사−2(MMPI−2)를 시행해서 통증과 관련된 정신과적 증상들을 평가하라.

5. 향정신약물의 투약이 필요한지를 판단하기 위해 정신의학적 평가를 실시한다. (8)

8. 향정신성 약물 투약의 필요 여부를 결정하기 위해 정신평가를 받도록 준비하라.

6. 처방에 따라 복약한다. (9)

9. 퇴역군인 또는 현역군인 내담자의 복약 순응도, 부작용, 효능과 경과를 관찰하라.

7. 예약된 물리치료에 참여한다. (10, 11)

10. 퇴역군인 또는 현역군인 내담자를 위한 물리치료 평가와 치료권고 예약을 미리 잡아놓으라. 치료권고에 대한 이행 여부를 관찰하라.

11. 퇴역군인 또는 현역군인 내담자가 물리치료에서 거둔 운동성 증가, 고통 감소, 전반적인 신체기능 향상과 같은 성과를 강화하라.

8. 통증을 관리하기 위한 인지행동 프로그램에 동의한다. (12)

12. 퇴역군인 또는 현역군인 내담자에게 만성통증을 관리하기 위해 인지행동치료를 사용하는 것을 지지하는 증거를 설명하라.

9. 사고와 행동이 고통 경험에 영향을 미친다는 것을 이해한다. (13, 14, 15)

13. 퇴역군인 또는 현역군인 내담자에게 만성통증 관리를 위해 인지행동치료를 해야 하는 치료 근거를 설명하라.

14. 퇴역군인 또는 현역군인 내담자에게 통증 수준에 영향을 끼치는 부정적인 인지를 식별하는 것을 가르쳐라. 퇴역군인 또는 현역군인 내담자가 통증 증상을 완화시킬 훨씬 적응적인 인지를 발전시키는 것을 도와라.

15. 퇴역군인 또는 현역군인 내담자에게 통증 증상을 악화시키거나 완화시키는 사고와 활동의 일지를 기록하는 과제를 부여하라. 상담회기 동안 일지 목록을 다루어라.

10. 내담자가 어떻게 지배적인 고통 속에서 능동적인 역할을 담당할 수 있는지에 대한 이해를 말로 표현한다. (16, 17)

16. 학습된 무기력의 개념과 그 개념이 만성통증 증상의 악화와 지속에 어떻게 연관되어 있는지를 논의하라.

17. 퇴역군인 또는 현역군인 내담자의 복무기간 중 내담자가 상황을 통제하고 장애물을 극복

한 기간을 알아보라. 이 성공적인 문제해결 접근법을 현재의 문제에 적용하라.

11. 고통 경험에 영향을 주는 촉발요인을 인식하는 방법을 배운다. (18)

18. 퇴역군인 또는 현역군인 내담자에게 자신의 고통 경험에 영향을 주는 정서, 행동, 상황이나 환경적 요소의 일지를 매일 기록할 것을 가르쳐라. 이때 증상의 강도와 기간, 고통 경험을 완화한 행동들에 초점을 맞추어 기록하게 하라. 일지에 기재된 사항을 상담회기에서 다루어라.

12. 바이오피드백에 참여한다. (19)

19. 퇴역군인 또는 현역군인 내담자의 근육긴장을 감소시키고 집중력과 자기효능을 향상시키기 위해 바이오피드백 치료를 받도록 의뢰하라.

13. 집에서 고통을 관리하기 위한 자기 돌봄 기법을 개발하고 시행한다. (20, 21)

20. 퇴역군인 또는 현역군인 내담자에게 점진적 근육이완법, 횡격막 호흡, 심상기법과 같은 자기 돌봄 기법들을 가르쳐라. 기법들을 사용할 수 있는 편안한 환경을 확인하라.

21. 퇴역군인 또는 현역군인 내담자에게 집에서 매일 자기 돌봄 기법을 연습하도록 과제를 부여하라.

14. 신체적 한계를 고려한 운동일과를 만든다. (22, 23)

22. 퇴역군인 또는 현역군인 내담자를 물리치료사나 전문가에게 의뢰해서 고통과 부상을 최소화하면서 체력을 증진할 신체 운동을 확인하라.

23. 현 소속 부대의 체력단련 프로그램을 자신의 한계에 근거하여 바꾸도록 현역군인 내담자를 권면하라.

15. 상급자와 직무 편의제공에 대해 논의한다. (24)

24. 현역군인 내담자가 직무환경에서 필요한 편의제공에 대해 지휘체계에 있는 상급자와 논의하도록 권면하라(예: 허리를 더 잘 지지해주는 의자, 더 자주 휴식시간 갖기).

16. 지지 네트워크를 강화한다. (25, 26)

25. 퇴역군인 또는 현역군인 내담자의 현재 사회적 지지체계의 강점과 약점에 관해 논의하라. 지지체계를 강화하기 위한 전략을 개발하라.

26. 퇴역군인 또는 현역군인 내담자를 만성통증 지지 그룹에 의뢰하라.

17. 의가사 전역이 권고된다면 군대 의료진과 만난다. (27, 28)

27. 의가사 전역에 관한 모든 예정된 진료에 참여하도록 현역군인 내담자를 권면하라.

28. 만일 현역군인 내담자가 의가사 심사 결과에 동의하지 않는다면 상소할 기회를 알아보라(예: 다른 소견을 요구하기, 법무감이나 민간 변호사와 협의하기).

18. 전역하게 되면 보훈부의 대표를 만나서 장애 보상에 대해 알아본다. (29, 30)

29. 퇴역군인 내담자에게 적절한 지역 보훈부를 확인하고 그 지역 보훈부 대표와의 접촉을 촉진하라.

30. 퇴역군인 내담자에게 그가 받을 수 있는 퇴역군인 혜택에 관한 정보를 제공하라(www.vba.va.gov/VBA/).

19. 예정된 보훈부 진료예약에 참여한다. (31)

31. 퇴역군인 내담자에게 지역 보훈부 시설에서 예정된 보상평가와 정규적인 건강관리 예약 등 모든 진료에 참석하는 것의 중요성을 강조하라.

___. ______________________________
____

___. ______________________________
____

___. ______________________________
____

___. ______________________________
____

___. ______________________________
____

___. ______________________________
____

진단 제안

ICD-9-CM	ICD-10-CM	DSM-5 장애, 상태 또는 문제
307.89	F54	다른 의학적 조건에 영향을 끼치는 심리적 요소들
307.80	F45.1	극심한 통증을 수반한 신체증상 장애
300.81	F45.1	신체증상 장애
296.xx	F32.x	주요 우울장애, 단일 삽화
296.xx	F33.x	주요 우울장애, 재발성 삽화
311	F32.9	상세불명의 우울장애
311	F32.8	달리 명시된 우울장애
300.11	F44.x	전환 장애
304.00	F11.20	아편 사용 장애, 중등도 또는 고도
305.50	F11.10	아편 사용 장애, 경도
301.9	F60.9	상세불명의 성격장애
______	______	______
______	______	______

12

전투 및 작전 스트레스 반응

행동정의

1. 전투 임무에 나가는 것과 관련된 강렬한 공포를 자주 말로 표현한다.
2. 전투 작전 중에 꼼짝하지 못하게 된다(예: 사격 중 몸이 굳어버린다).
3. 비전투 상황에서 과각성 상태를 보인다.
4. 이전보다 더 성급해지고 더 화를 낸다.
5. 특이하지 않은 신체증상을 호소한다.
6. 전투 기술에 대한 자신감과 능력의 감소를 나타낸다.
7. 최근 들어 주의력, 집중력, 기억력의 감소를 나타낸다.
8. 임무, 자기 그리고 미래에 대한 희망과 믿음을 상실했다고 말한다.
9. 감각장애(예: 시각, 촉각, 청각의 상실)를 호소한다.
10. 괴상하고 자신답지 못한 행동을 보인다(예: 감정 폭발, 싸움, 불법행위).
11. 손상된 언어나 묵언 상태를 보인다.

___. ____

____

___. ____

____

___. ____

____

장기목표

1. 완전한 임무 수행능력으로 복귀한다.
2. 전투 능력에 대한 확신을 회복한다.
3. 임무에서 희망, 사명감, 자부심을 회복한다.
4. 성공적인 임무 수행을 가로막는 신체적 요소와 정서적 요소를 제거한다.

___.___ ____

____

___.___ ____

____

___.___ ____

____

단기목표

1. 전투/작전 스트레스에 대한 반응으로 발전한 다양한 증상들을 설명한다. (1, 2)

2. 현재 증상이 어떻게 직업적 기능에 영향을 미치는지 설명한다. (3, 4, 5)

3. 파병 환경이라면, 전문적인 군대 회복 프로그램에 참여한다. (6)

치료개입

1. 그 현역군인 내담자가 경험한 전투 또는 작전 스트레스(공포, 무감정, 확신의 상실, 성급함, 감각 장애 등)의 다른 징후들과 증상들을 알아보라.
2. 보고된 증상에 대한 다른 원인들을 평가하기 위해 현역군인 내담자를 면담하라(예: 정신과적 질환, 외상적인 뇌손상, 물질남용).
3. (군대판 PTSD 점검표, 벡 우울증 검사-II, 벡 불안증 검사와 같은) 간이 자기보고 평가 척도를 이용해서 현역군인 내담자의 증상의 심각도를 평가하라.
4. 그 현역군인 내담자의 상관(예: 분대장, 부소대장, 선임상사)으로부터 추가적인 정보를 수집하라.
5. 그 현역군인 내담자를 그가 처한 환경 안에서 관찰함(예: 정기적인 업무를 수행하는 동안 퇴역군인 또는 현역군인 내담자를 관찰하기)으로써 스트레스 증상의 영향에 관한 정보를 수집하라.
6. 현역군인 내담자를 그의 부대에서 빼내서 3일 또는 5일간의 회복 프로그램에 참여케 하라. 스트레스 증상의 심각도가 완화되는지 내담자를 관찰하라.

4. 스트레스가 많고 위험한 임무를 수행하는 동안 또는 임무 후에 예상되며 정상적이기도 한 증상들을 확인하고 말로 표현한다. (7)

5. 전투와 작전 스트레스 증상들이 일시적이고 완쾌가 기대된다는 것을 인정한다. (8, 9)

6. 두 밤에서 세 밤을 편안하고 회복되는 잠을 잔다. (10, 11)

7. 신체적이고 정서적인 안녕을 유지하는 필수 영양소를 보충한다. (12)

8. 전투/작전 스트레스 증상의 원인이 되는 부정적이고 자기파괴적인 사고를 확인하고 대치한다. (13, 14, 15, 16, 17)

7. 현역군인 내담자에게 전투/작전 스트레스의 정상적이고 예상되는 증상들에 관해서와 어떤 증상들은 적응적인 증상인지를 교육하라(예: 과각성, 경계반응).

8. 현역군인 내담자가 전투/작전 스트레스 반응의 이전 삽화를 확인하는 것을 지원하고, 그런 삽화에서 어떻게 내담자가 회복됐는지를 강조하라.

9. 현역군인 내담자에게 심각한 정신장애(예: 정신증)와 전투/작전 스트레스 반응의 차이에 관해 교육하라.

10. 이완할 수 있는 조용하고 위협적이지 않은 환경을 제공함으로써 현역군인 내담자의 휴식과 수면에 대한 기본적인 생리적 욕구가 충족되도록 하라.

11. 필요하다면, 현역군인 내담자가 수면활동을 시작하고 유지하도록 약물치료를 할 준비를 하라.

12. 현역군인 내담자가 영양이 풍부한 음식을 먹고 수분을 보충할 기회를 갖도록 하라. 건강한 음식의 소비 패턴을 유지하는지 내담자를 감독하라.

13. 현역군인 내담자가 두려움이나 능력상실의 도식과 부합하는 자신의 자동사고를 의식하도록 도우라.

14. 현역군인 내담자에게 장차 임무에 참여하는 것에 대한 두려움 그리고 전투를 치르는 동안 자신과 다른 동료를 지킬 능력과 관련된 자동사고의 일지를 유지하는 과제(예: 종스마가 쓴 성인 심리치료 과제 계획서 제2판에 실린 "부정적 사고가 부정적 감정을 촉발한다")를 부여하라. 현실에 근거한 사고로 왜곡된 사고 패턴에 도전하기 위한 일지 자료를 다루어라.

15. 현역군인 내담자의 직업적 무능력과 부적합에 관한 사고에 이의를 제기하는 행동실험 과제를 부여하라(예: 내담자가 존경하는 다른 사람에게 내담자의 능력에 관한 의견을 구하라).

16. 현역군인 내담자의 자기 확신을 증진하고 두려움과 불안을 감소시키는 긍정적 인식을 강화하라(종스마가 쓴 성인 심리치료 과제 계획서 제2판에 실린 "긍정적 자기대화"를 보라).

17. 현역군인 내담자에게 그동안 다루었지만 지속되고 있는 걱정에 대해 사고중지 기법(정지신호를 생각한 다음 즐거운 장면을 생각하기)을 시행하는 법을 교육하라(또는 종스마가 쓴 성인 심리치료 과제 계획서 제2판에 실린 "사고중지 기법 활용하기" 과제를 부여하라). 내담자가 상담회기와 회기 사이의 일상생활에서 사고중지 기법을 사용하는 것을 감독하고 권면하라.

9. 불안을 감소시키고 스트레스 증상을 관리하기 위한 진정기법을 배우고 적용한다. (18, 19, 20, 21)

18. 현역군인 내담자에게 이완 기술(예: 점진적 근육이완, 심상유도, 느린 횡격막 호흡)과 이완과 긴장을 식별하는 법을 교육하라. 이 기술들을 어떻게 일상에 적용할지를 내담자에게 교육하라(번스타인과 보르코베츠의 점진적 이완 훈련, 라이와 샌더슨의 범불안장애(GAD) 다루기).

19. 현역군인 내담자에게 매 상담회기마다 매일 이완 훈련을 실시하는 과제를 부여하라(또는 핀리와 렌즈가 쓴 중독치료 과제 계획서 제4판에 실린 "자기 진정" 과제를 부여하라). 향상을 위한 교정적 피드백을 제공하면서 과제수행에서의 성공을 평가하고 강화하라.

20. 현역군인 내담자에게 점진적인 근육이완법과 다른 진정전략들을 다룬 관련 서적이나 치료 매뉴얼을 읽는 과제를 부여하라(예: 번스타인과 보르코베츠의 점진적 이완 훈련이나 바로우

와 크래스키가 쓴 불안과 공포의 정복-워크북에 실린 "호흡 기술" 과제를 부여하라).

21. 바이오피드백 기법을 활용해서 현역군인 내담자가 이완 기술을 배우는 데 성공하도록 촉진하라.

10. 걱정에 의해 예견되는 두려워하는 부정적인 결과에 대한 반복된 심상노출을 점진적으로 경험하고 현실에 근거한 대안적인 예측들을 발전시킨다. (22, 23, 24, 25)

22. 노출 과정에서 사용할 수 있도록 현역군인 내담자에게 전투 상황에 관련된 두 개에서 세 개의 걱정 영역의 위계를 구성하도록 지시하고 도우라(예: 수행 실패나 부상에 대한 두려움).

23. 현역군인 내담자에게 성공경험이 될 가능성이 높은 최초의 노출을 선택하라. 노출에 의해 생길 부정적인 감정을 다루기 위한 계획을 작성하라(예: 심호흡, 근육이완). 그 과정을 머릿속으로 연습하라.

24. 자신이 두려워하는 장면을 생생하게 상상하도록 현역군인 내담자에게 요청하라. 그 장면과 관련된 불안이 약해질 때까지 마음속에 붙들어두게 하라(30분까지). 현실에 근거한 대안적 장면을 만들고 그 장면들을 다루어라(바로우와 크래스키가 쓴 불안과 공포의 정복-치료자 지침서를 보라).

25. 불안 상황에서 심상훈련을 하고 반응을 기록하는 연습 과제를 현역군인 내담자에게 부여하라(바로우와 크래스키가 쓴 불안과 공포의 정복-워크북을 보라. 브라운, 오리어리, 바로우가 쓴 범불안장애를 보라). 재검토해서 성공을 강화하고 실패에 대해서는 다시 지시하라.

11. 스트레스 관리 그룹에 참여한다. (26)

26. 스트레스 증상이 기능에 영향을 미치기 전에 그 증상을 인식하고 관리하는 법을 개인에게 가르치도록 스트레스 관리 그룹에 현역군인 내담자를 의뢰하라.

12. 스트레스를 예방하거나 감소시킬 기법으로 정규적인 운동 프로그램을 실천한다. (27)
13. 서서히 완벽한 임무능력에 도달하기 위한 방법으로서 군대 업무 책임을 맡는다. (28, 29)

27. 현역군인 내담자가 정기적으로 운동 프로그램을 시행하도록 만들고 강화하라.
28. 현역군인 내담자가 중등도의 스트레스를 주는 직무를 확인하도록 돕고, 다시 업무를 시작하도록 격려하라.
29. 현역군인 내담자가 직무를 성공적으로 완수하도록 강화하라.

___. ______________________________

____

___. ______________________________

____

___. ______________________________

____

___. ______________________________

____

___. ______________________________

____

___. ______________________________

____

진단 제안

ICD-9-CM	ICD-10-CM	DSM-5 장애, 상태 또는 문제
v62.2	Z56.9	직무와 관련된 다른 문제
309.xx	F43.21	우울한 기분을 동반한 적응장애
309.xx	F43.22	불안을 동반한 적응장애
309.xx	F43.25	정서장애와 행동장애를 동반한 적응장애
308.3	F43.0	급성 스트레스 장애
309.81	F43.10	외상 후 스트레스 장애
300.11	F44.x	전환 장애
300.82	F45.1	신체화 증상 장애
300.xx	F68.10	허위성 장애
________	________	______________________
________	________	______________________

13

전우와의 갈등

행동정의

1. 자주 동료 군인들과 말다툼한다.
2. 상급자와 충돌하는 지속적인 패턴을 보인다.
3. 군대 내에서 친구를 사귀지 못한다고 보고한다.
4. 충돌에 관한 문제해결과 대인관계 능력이 부족하다.
5. 동료나 상급자와 신체적 충돌의 이력이 있다.
6. 동료나 상급자와의 갈등으로 반복적으로 징계처분을 받는다.
7. 항상 군대를 모욕하고 경멸한다.
8. 자신의 부대에서 버림받거나 부적합하다고 느낀다고 보고한다.

___. ______________________________

____

___. ______________________________

____

___. ______________________________

____

장기목표

1. 부대 동료나 상관과의 언어적 충돌이나 신체적 충돌의 가능성을 없앤다.
2. 갈등관리와 관련된 적절한 문제해결과 대인관계 기술을 발전시킨다.
3. 갈등과 관련된 징계처분을 받지 않거나 덜 받는다고 보고한다.
4. 갈등에서 자신의 역할에 대해 더 인식하게 된다.
5. 갈등으로 이어질 악화시키는 행동을 인식하는 법을 배운다.

___. ______________________________

____

___. ______________________________

___ . ____

____

단기목표

1. 군대 동료나 상관과의 갈등의 특성을 자세히 설명한다. (1, 2)

2. 아동기와 청소년기에 있었던 적대적 행위와 반항적인 행위를 자세히 설명한다. (3, 4)

3. 전우와의 갈등이 정서에 미치는 영향을 식별한다. (5)

4. 전우와의 갈등이 경력에 미치는 영향을 식별한다. (6)

5. 갈등 또는 격론 중에 전우를 살인할 생각이 있음을 보고한다. (7, 8)

치료개입

1. 현역군인 내담자가 보통 관여되는 갈등의 빈도와 강도, 유형(예: 언어, 신체)을 평가하라.
2. 현역군인 내담자의 갈등보다 먼저 일어나는 전형적인 선행 사건들(예: 어떤 일을 하라는 소리를 들음, 놀림당함)을 평가하라.
3. 현역군인 내담자가 아동기나 청소년기에 연루된 모든 적대적이고 파괴적인 행동의 특성과 정도를 알아보라.
4. 현역군인 내담자에게 청년 시절에 행동문제 때문에 받은 정신건강 서비스에 관해 물어라. 과거와 현재의 행동을 비교하고 대조하라.
5. 부대 동료들이나 상급자와의 갈등이 현역군인 내담자의 정서에 미친 부정적인 영향을 평가하라. 특히 우울증이나 염려, 불안에 미친 영향을 평가하고, 관련된 내용을 다루라.
6. 부대 동료나 상급자와의 갈등이 그 현역군인의 업무 수행에 미친 부정적 영향을 평가하라. 특별히 그 갈등이 진급 누락과 미군법 15번 항목과 같은 징계처분을 유발했는지 평가하라. 관련된 내용을 다루라.
7. 현역군인 내담자가 전우와 갈등을 경험할 때 살인을 생각하는지 평가하라.
8. 실행 가능한 위협을 확인하면 적절한 관계자(군사 경찰, 잠재적 피해자, 명령지휘계통)에게 알려라.

6. 갈등의 원인이 될 수 있는 알코올, 약물, 건강 보충제의 사용을 보고한다. (9, 10)

9. 현역군인 내담자의 물질 사용의 기간, 사용한 물질의 종류, 물질 사용이 정서와 행동에 미치는 영향에 초점을 맞춰서 철저한 물질 사용 평가를 완료하라(이 치료계획서에 실린 물질남용 및 의존, 아편 의존증, 수행 향상 보조제 사용 장들을 보라).

10. 현역군인 내담자가 기지나 주둔지에서 물질남용 및 의존 치료를 받도록 의뢰하라.

7. 향정신성 약물치료가 필요한지를 결정하기 위한 정신과적 평가에 협조한다. (11, 12)

11. 현역군인 내담자가 충돌의 원인이 될 수 있는 분노와 정서동요, 충동성, 불안을 조절하는 데 도움이 되는 향정신약물을 투약할 수 있도록 처방의에게 의뢰하라.

12. 현역군인 내담자의 복약 순응도, 부작용, 효능을 관찰하라. 처방의에게 관련 정보를 전달하라.

8. 현역군인의 원가정에서 갈등을 처리한 방식에 대해 논의한다. (13, 14, 15)

13. 현역군인 내담자의 부모나 양육자가 가정에서 발생한 갈등을 다룬 방식(예: 고함치기, 위협, 대화)을 알아보라. 관련된 자료를 다루어라.

14. 현역군인 내담자에게 "배운 교훈" 목록을 작성하는 과제를 부여하라. 이 목록에는 내담자가 부모나 양육자가 관련되었다고 기억하는 갈등을 다루는 긍정적이거나 부정적인 방법들이 포함된다. 관련된 자료를 다루어라.

15. 현역군인 내담자가 부모가 된 미래의 자신을 시각화하고, 그 미래의 자신이 그의 부모나 양육자와 어떻게 다르게 처리할지를 떠올려보라.

9. 적응적인 문제해결과 갈등해결 기술을 배우고 실행한다. (16, 17, 18)

16. 현역군인 내담자가 개방적이고 솔직한 언어소통, 적절한 비언어적 신호, 타협과 "모욕 참기" 기법의 사용을 통해 다룰 수 있는 갈등을 식별하도록 도우라.

17. 빈 의자 기법을 사용해서 현역군인 내담자가 부대 동료나 상급자와의 전형적인 갈등에 관

해 갈등해소 기법을 실습하도록 도우라. 현역군인 내담자가 갈등에 대해 편하게 느낄 때까지 이 기법을 연습하라.

18. 현역군인 내담자에게 종스마가 쓴 성인 심리치료계획서 2판에 실린 "대인관계 갈등에 문제해결 기법 적용하기"를 읽고 활용하는 과제를 부여하라. 회기 중에 그 성과들을 다루어라.

10. 분노조절 기법들을 배우고 실행한다. (19, 20, 21)

19. 현역군인 내담자에게 분노의 감정을 일으키는 상황, 개인, 다른 사건들의 일지를 기록하는 과제를 부여하라(또는 종스마가 쓴 성인 심리치료계획서 2판에 실린 "분노 일지"를 쓰는 과제를 부여하라). 회기 중에 자주 그 일지를 검토하라.

20. 현역군인 내담자에게 자신이 화가 날 때 발생하는 신체적 신호(주먹 꽉 쥐기, 근육긴장)와 행동적 신호(목소리 높이기, 위협적인 비언어적 행동)를 인식하는 방법을 교육하라.

21. 현역군인 내담자에게 부정적인 충돌을 피하기 위한 인지적 전략(부정적이고 적대적인 사고를 긍정적인 사고로 대치하기)과 행동적 전략(그 현장에서 벗어나기, 수차례 심호흡하기)을 교육하라(또는 종스마가 쓴 성인 심리치료계획서 2판에 실린 "파괴적인 분노의 대안" 과제를 부여하라).

11. 사고는 분노가 일어나고 표현되는 방식을 포함해서 우리의 정서와 행동에 영향을 미친다는 것을 이해하게 한다. (22, 23, 24, 25)

22. 현역군인 내담자에게 분노를 일으키고 유지하는 자기대화를 알아보라. 내담자가 부적응적인 사고를 적응적인 사고, 즉 상황을 이해하고 반응할 더 많은 선택지를 허용하는 사고로 대체하도록 도와라.

23. 현역군인 내담자에게 분노를 활성화하는 생각을 중단하는 기법인 "사고중단" 기법을 활용

하는 법을 교육하라(또는 종스마가 쓴 성인 심리치료계획서 2판에 실린 "사고중단 기법 활용하기" 과제를 부여하라).

24. 현역군인 내담자가 가까운 사람(예: 어머니, 남자친구, 여자친구, 여동생)에게 하던 대로 누군가 행동한다면 어떻게 느낄지를 시각화하도록 내담자를 권면하라. 현역군인 내담자에게 두 상황의 차이를 생각하도록 요청하라.

25. 현역군인 내담자가 인지기법을 활용한 긍정적인 결과들을 보고할 때마다 내담자의 성공을 강화하라.

12. 스트레스를 완화시키기 위한 출구를 만든다. (26)

26. 현역군인 내담자가 자신을 편안하게 한다고 생각하거나 긴장과 스트레스의 수준을 낮춘다고 생각하는 활동에 보내는 시간을 늘리도록 권면하라(예: 운동, 펀치백 치기, 친구들과 카드놀이하기).

13. 군대의 위계 구조와 그것이 어떻게 자신의 갈등과 관계있는지에 관한 개인적 관점을 논의한다. (27, 28)

27. 군대의 위계 구조(예: 명령지휘계통)에 관한 현역군인 내담자의 관점들을 알아보라. 그리고 내담자가 이런 유형의 조직 가치를 인식하고 있는지 알아보라.

28. 현역군인 내담자에게 분노와 적대감을 일으키는 규칙과 규정 목록(예: 존경하지 않는 누군가에게 "그렇습니다(yes sir)"라고 말하기)을 작성하는 과제를 부여하라. 현역군인 내담자가 자신의 목록에 실린 사항들을 처리할 단순하고 효과적인 해결책을 만들도록 지원하라(예: 존경하지 않는 누군가에게 "그렇습니다"라고 말할 때, 사람이 아니라 계급을 존중하는데 초점을 맞추기).

14. 그 현역군인 내담자의 사생활에서 갈등이 문제가 되는 경우들(예: 배우자, 부모님,

29. 현역군인 내담자가 자신의 삶에서 중요한 갈등을 경험한 다른 영역을 식별하는 것을 도와

군인이 아닌 친구들)을 확인한다. (29)

라. 일과 군대에 국한되지 않는 생활양식 패턴을 규명하기 위해 일과 사생활의 유사점을 찾아라.

15. 더 이상의 갈등 없이 행동의 결과를 받아들인다. (30)

30. 현역군인 내담자에게 더 많은 결과와 더 많은 대립으로 이어질 수 있는 상관과의 언어적인 충돌에 연루되지 않고 자기 행동의 결과를 받아들이도록 권면하라. "실수하는 것에 대해 팔굽혀펴기 50번을 하시겠어요? 아니면 100번을 하시겠어요?"라고 질문하라.

16. 내담자의 행동 때문에 상처받거나 부정적인 영향을 받은 사람들에게 보상한다. (31)

31. 현역군인 내담자가 기분을 상하게 했거나, 결례하거나, 비난했던 사람들의 목록을 작성하도록 지원하고 자신의 과거 행동에 대해 사과하도록 권면하라.

17. 군에 남고자 하는 의도와 동기를 인정한다. (32)

32. 현역군인 내담자와 군에 계속 남기를 원하는지 그렇지 않은지와 전우들과의 충돌 삽화가 군복무를 그만두기 위한 방법이었는지 알아보라. 군대를 떠날 다른 방법들도 알아보라(예: 곤경에 따른 면책, 적응 실패).

___. ______________________________

____

___. ______________________________

____

___. ______________________________

____

___. ______________________________

____

___. ______________________________

____

___. ______________________________

____

진단 제안

ICD-9-CM	ICD-10-CM	DSM-5 장애, 상태 또는 문제
V62.2	Z56.9	직무와 관련된 다른 문제
V71.01	Z72.811	성인 반사회적 행동

309.0	F43.21	우울한 정서를 동반한 적응장애
312.34	F63.81	간헐적 폭발장애
312.30	F91.9	상세불명의 분열성, 충동조절, 품행장애
301.7	F60.2	반사회적 성격장애
301.83	F60.3	경계선적 성격장애
______	______	______
______	______	______

14

우울증

행동정의

1. 거의 매일 우울한 정서를 보고한다.
2. 체중감소를 동반하거나 동반하지 않는 식욕에서의 변화를 보고한다.
3. 활동에 대한 흥미나 즐거움의 감소를 경험한다.
4. 정신운동 항진이나 지체를 보인다.
5. 불면증이나 과수면증에 대해 호소한다.
6. 활력 부족을 호소한다.
7. 집중력 부족과 우유부단함을 보고한다.
8. 사회적 철회의 양상을 보인다.
9. 자살에 대한 생각과 행동을 보고한다.
10. 절망감, 무가치감, 부적절한 죄책감을 보고한다.
11. 낮은 자존감을 보고한다.
12. 해결되지 않은 애도 문제를 인정한다.
13. 정서 관련 환각이나 망상을 경험한다.
14. 전반적으로 신체적 통증과 통증의 약화를 보고한다.
15. 만성 또는 재발성 우울증 병력을 보고한다. 우울증에 대해 퇴역군인 또는 현역군인 내담자는 항우울제를 투약하거나, 입원치료를 받거나, 외래 진료를 받았다.

___. ______________________________

____

___. ______________________________

____

___. ______________________________

____

이번 장 내용은 약간 수정한 부분이 있기는 하지만 대부분 다음의 책에 나오는 것이다. A.E. Jongsma, Jr., L. M, Peterson, T. J. Bruce가 쓴 The Complete Adult Psychotherapy Treatment Planner, 4th ed. (Hoboken, NJ: John Wiley & Sons, 2006).

장기목표

1. 우울한 정서를 완화시키고 이전 수준의 효과적인 기능을 회복한다.
2. 우울한 감정을 인식하고, 수용하며, 극복한다.
3. 우울증을 완화시키고 우울 증상의 재발을 방지하는 데 도움이 될 자기와 세계에 대한 건강한 인지 양식과 신념을 발전시킨다.
4. 우울증을 완화시키고 우울 증상의 재발을 방지하는 데 도움이 될 건강한 일과 사회적 관계를 발전시킨다.
5. 정서를 정상화하고 이전의 적응적인 기능수준을 회복하기 위해 상실을 적절하게 애도한다.

___. ______________________________

____

___. ______________________________

____

___. ______________________________

____

단기목표

1. 우울증에 대한 현재와 과거의 경험들을 기술하고, 우울증이 기능에 미친 영향과 해소하기 위한 시도들을 빠짐없이 기록한다. (1)
2. 가능하다면 우울한 정서의 원인을 말로 확인한다. (2, 3)
3. 우울증의 심각도, 항우울제 투약의 필요성,

치료개입

1. 퇴역군인 또는 현역군인 내담자의 현재와 과거 정서 삽화를 그 특성, 빈도, 강도, 지속기간을 포함해서 평가하라(예: 짐머만, 코리엘, 코렌탈 그리고 윌슨이 쓴 우울증 진단척도(the Inventory to Diagnose Depression)에 부록으로 실린 임상면접).
2. 퇴역군인 또는 현역군인 내담자에게 자신이 우울해하는 것에 관한 목록을 작성하도록 요청하라. 목록의 내용을 다루어라.
3. 퇴역군인 또는 현역군인 내담자가 자신의 우울한 감정을 명확하게 하고 그 원인에 대한 통찰을 얻기 위해 그 감정을 나누도록 권면하라.
4. 퇴역군인 또는 현역군인 내담자의 우울증과 자

자살 예방 대책을 측정하기 위한 심리검사를 마친다. (4)

살 위험을 평가하기 위한 객관적인 평가도구의 적용을 준비하라.

4. 자살시도의 모든 병력과 현재의 모든 자살 생각을 말로 표현한다. (5)

5. 퇴역군인 또는 현역군인 내담자의 자살 생각과 행동의 병력과 현재 상태를 알아보라(자살 위험이 있다면 이 치료계획서의 자살 생각에 관한 장을 보라).

5. 더 이상 자해를 생각하지 않음을 분명하게 말한다. (6, 7, 8)

6. 퇴역군인 또는 현역군인 내담자의 자살 가능성을 평가하고 감독하라.
7. 퇴역군인 또는 현역군인 내담자가 자해할 것으로 판단될 때처럼 필요한 경우에는 입원을 준비하라.
8. 자해위험이 증가했지만 입원이 필요한 단계는 아니라면 현역군인 내담자의 지휘계통과 관찰계획을 세워라.

6. 처방의가 지시한 때마다 처방된 향정신성 약물을 확실하게 복용한다. (9, 10)

9. 향정신성 약물 투약에 대한 퇴역군인 또는 현역군인 내담자의 잠재적인 필요성을 평가하라. 처방의가 우울증에 대한 기질적 원인을 배제하기 위해 신체검진을 할 수 있도록 준비하라. 항우울제 투약의 필요성을 측정하라.
10. 퇴역군인 또는 현역군인 내담자의 향정신성 약물 복약 순응도, 효능, 부작용들을 관찰하고 평가하라. 처방의와 의사소통하라.

7. 우울증을 지속시키는 데 포함된 인지적 자기대화를 확인하고 대치한다. (11, 12, 13, 14)

11. 퇴역군인 또는 현역군인 내담자가 자신에게 우울증을 일으키는 도식을 반영하는 자동사고를 인식하도록 도와라.

12. 퇴역군인 또는 현역군인 내담자에게 우울한 감정과 연관된 자동사고에 대한 일지를 기록하는 과제(예: 종스마가 쓴 성인 심리치료 과제계획서 제2판 중 "부정적 생각이 부정적 감정을 촉발한다"나 벡, 러쉬, 쇼, 에머리가 쓴 우울증의 인지치료에 실린 "역기능적 사고 일지

쓰기")를 부여하라. 일지에 쓴 내용을 다루어서 우울한 사고 패턴에 이의를 제기하고 현실에 근거한 사고들로 대치하라.

13. 우울한 자동사고를 가설과 예견으로 보고, 현실에 근거한 대안적인 가설을 세우며, 퇴역군인 또는 현역군인 내담자의 과거, 현재, 미래 경험에 비추에 양쪽 모두를 검증하는 "행동 실험"을 하라.

14. 퇴역군인 또는 현역군인 내담자의 자기 확신을 강화하고 적응행동의 빈도를 늘리는 긍정적이고, 현실에 근거한 인지 메시지를 강화하라(종스마가 쓴 성인 심리치료 과제 계획서 제2판 중 "긍정적인 자기대화"를 보라).

8. 우울증을 극복하기 위해 행동전략을 활용한다. (15, 16, 17)

15. 퇴역군인 또는 현역군인 내담자가 대처전략(예: 운동을 늘리기, 내면에 덜 집중하기, 사회적 활동 늘리기, 더 많이 욕구 나누기, 더 많이 분노 표현하기, 성공을 강화하기)을 발전시키도록 도와라.

16. 즐거움과 탁월함을 얻을 가능성이 높은 활동을 계획해서 퇴역군인 또는 현역군인 내담자를 "행동 활성화"에 참여시켜라(종스마가 쓴 성인 심리치료 과제 계획서 제2판 중 "즐거운 활동들을 확인하고 계획하라"를 보라). 필요하다면 내담자의 일상생활에 적용하는 것을 돕기 위해 예행연습, 역할놀이, 역할 바꾸기를 활용하라. 성공을 강화하라.

17. 퇴역군인 또는 현역군인 내담자가 일상생활에 더 큰 책임을 지는 자기신뢰 훈련을 이용하라(예: 운동, 요리, 청소). 성공을 강화하라.

9. 당신의 과거와 현재의 삶에서 중요한 사람들이 누구인지 밝히고, 그 사람들과의 관계의 특징과 장단점을 말한다. (18)

10. 우울증의 원인이 될 수 있는 해결되지 않은 모든 애도 문제를 말로 표현한다. (19)

11. 대인관계의 문제를 해결하기 위해 문제해결 기술이나 갈등해결 기술을 배우고 적용한다. (20, 21, 22)

12. 우울증 감소 기법으로서 정규적인 운동 프로그램을 적용한다. (23, 24)

18. 퇴역군인 또는 현역군인 내담자의 과거와 현재의 중요한 관계 그리고 잠재적으로 우울하게 만드는 주제(예: 상실과 애도, 대인관계 갈등, 역할 전환, 대인관계 결함)에 대한 "대인관계 척도"를 평가하라.

19. 해결되지 않은 상실과 애도 문제가 퇴역군인 내담자와 현역군인 내담자가 현재 겪는 우울증에 영향을 미칠 때에는 그 역할을 알아보라(이 치료계획서에 실린 전우의 상실로 인한 사별을 보라).

20. 퇴역군인 또는 현역군인 내담자에게 우울증을 완화하도록 돕기 위한 갈등해결 기술(예: 공감, 적극적 경청, "나메시지", 존중적인 의사소통, 공격적이지 않으면서 단호하기, 타협하기)을 교육하라. 모델링, 역할놀이, 행동 예행연습을 이용해서 몇 개의 현재 갈등을 철저하게 다루라.

21. 퇴역군인 또는 현역군인 내담자가 재확신과 지지기법, 갈등을 유발하는 인지적이고 정서적인 촉발요인의 명료화를 통해 대인관계 문제와 관련된 우울증을 해소할 수 있도록 도와라(또는 종스마가 쓴 성인 심리치료 과제 계획서 제2판 중 "대인관계 갈등에 문제해결 기법 적용하기" 과제를 부여하라).

22. 합동치료 회기에서 퇴역군인 또는 현역군인 내담자가 대인관계의 갈등을 해결하도록 도와라.

23. 내담자가 실행 가능한 운동을 현재 하고 있지 않다면, 퇴역군인 또는 현역군인 내담자를 위한 일상적인 신체 운동을 개발하고 강화시켜라.

24. 현역군인 내담자에게 부대나 기지에 근무하는 공인된 피지컬 트레이너와 만나 개인 운동 프로그램을 개발하고 강화하도록 교육하라.

13. 재발방지 기술들을 배우고 적용한다. (25)

25. 퇴역군인 또는 현역군인 내담자가 재발의 초기 경고 징후들을 식별하고, 치료시간에 배운 기술을 복습하며, 도전들을 관리할 계획을 발전시키도록 도움으로써 재발방지 기술을 익히게 하라.

14. 적극적 의사소통을 늘린다. (26)

26. 모델링과 역할놀이를 사용해서 퇴역군인 또는 현역군인 내담자의 자기주장을 훈련하라. 바람직하거나 가능하다면, 추가적인 교육을 위해 내담자를 자기주장 훈련 그룹에 의뢰하라.

15. 우울증 극복에 관한 책을 읽는다. (27)

27. 퇴역군인 또는 현역군인 내담자에게 우울증 극복에 관한 자기계발서(예: 번스의 필링 굿)를 읽도록 권장하라. 읽은 자료들을 다뤄라.

16. 동료나 상관으로부터 최소한의 주의를 받으면서도 개인적인 몸치장과 위생 상태를 매일 돌본다는 증거를 나타낸다. (28)

28. 퇴역군인 또는 현역군인 내담자의 매일매일의 몸치장과 위생 상태를 관찰하고 재지시하라.

17. 점점 자신, 타인 그리고 미래에 대한 희망적이고 긍정적인 진술을 말로 표현한다. (29, 30)

29. 퇴역군인 또는 현역군인 내담자에게 자신과 미래에 관한 긍정 확언 진술을 매일 적어도 한 개씩 쓰는 과제를 부여하라.

30. 퇴역군인 또는 현역군인 내담자에게 우울증과 어떤 슬픔은 감정의 정상적인 변화라는 것을 가르쳐라.

18. 상처, 실망, 수치심, 분노에 대한 감정을 표현한다. (31, 32)

31. 현재의 우울한 상태의 원인이 되는 퇴역군인 또는 현역군인의 아동기 경험을 알아보라.

32. 퇴역군인 또는 현역군인 내담자가 현재의 우울상태의 원인이 되는 아동기에 자신에게 가

해진 고통에 관한 분노의 감정을 나누도록 권면하라.

19. 우울한 기분과 분노, 상처, 슬픔 등과 같은 감정의 억압 사이의 관계에 대한 이해를 말로 표현한다. (33)

33. 퇴역군인 또는 현역군인 내담자에게 전에 표현하지 못한(억압한) 분노 감정, 무력감과 현재의 우울증 상태의 관련성을 설명하라.

20. 경과를 확인하고, 성과를 강화하며, 장애물을 해결하기 위해 추적회기로 돌아간다. (34)

34. 퇴역 또는 현역군인 내담자를 위해 치료 종료 후 한 달에서 세 달 동안 "추적회기"를 계획하라.

21. 파병이 임박했다면 대안적인 돌봄/추적 계획을 수립한다. (35)

35. 현역군인이 파병될 지역에서 이용할 수 있는 행동 건강 지원을 확인하라.

___. ______________________________

____

___. ______________________________

____

___. ______________________________

____

___. ______________________________

____

___. ______________________________

____

___. ______________________________

____

진단 제안

ICD-9-CM	ICD-10-CM	DSM-5 장애, 상태 또는 문제
309.0	F43.21	우울한 정서를 동반한 적응장애
296.xx	F31.xx	양극성장애 1형
296.89	F31.81	양극성장애 2형
300.4	F34.1	지속적 우울장애
301.13	F34.0	순환감정장애
296.2x	F32.x	주요 우울장애, 단일 삽화
296.3x	F33.x	주요 우울장애, 재발성 삽화
295.70	F25.0	조현정동장애, 양극성 유형
295.70	F25.1	조현정동장애, 우울증 유형
310.1	F07.0	다른 의학적 조건에 의한 성격변화

V62.82	Z63.4	단순 사별
301.9	F60.9	상세불명의 성격장애

15

다양성 수용

행동정의

1. 군대에서 만나는 이질적인 문화적, 인종적, 민족적, 종교적 집단에 적응하거나 수용하기 어렵다고 말한다.
2. 이질적인 문화, 인종, 민족, 종교적 배경 출신의 타인에 대한 광범위한 불신을 보인다.
3. 이질적인 사람이 주변에 있으면 불안하다고 불평한다.
4. 이질적인 출신 사람들에 대해 그리고 그 사람들에 관한 적대적이고 비판적인 언급을 드러내놓고 한다.
5. 이질적인 출신 사람들을 소외시키거나 위해를 가하고 싶다는 의도적인 욕망을 말한다.
6. 이질적인 출신 사람들과 신체적이거나 언어적인 다툼에 연루된다.
7. 이질적인 문화적, 인종적, 종교적 또는 민족적 배경 출신의 동료 현역군인들과 모든 사회적 접촉을 회피한다.
8. 군사적 임무에서 서로 보호하기 위해 파견된 긴밀한 팀으로, 함께 일하도록 되어있는 이질적인 배경 출신의 사람들과 의사소통하거나 신뢰하기를 거부한다.

___. ______________________________

____

___. ______________________________

____

___. ______________________________

____

장기목표

1. 이질적인 문화적, 인종적, 민족적, 그리고 종교적 배경에서 온 타인들을 더 수용하고 협력할 수 있게 된다.
2. 문화적, 인종적, 민족적, 종교적 특성 대신 행동을 근거로 타인을 판단한다.
3. 다양한 배경 출신의 사람들을 향한 적대행위를 자제한다.
4. 이질적인 사람에 대한 사람들에 대한 이해를 발전시킨다.

5. 다른 배경 출신의 타인들에게 신뢰와 존중을 보이고, 사회적 접촉뿐 아니라 군대의 임무 수행에서도 신뢰를 보인다.

___ . ____

____

___ . ____

____

___ . ____

____

단기목표

1. 이질적인 문화적, 인종적, 민족적, 그리고 종교적 배경 출신의 개인들에 대해 느끼는 불편함과 적대감의 특성을 자세히 말한다. (1)

2. 이질적인 배경 출신의 타인에 대한 신념이 직무기능에 미치는 영향에 대해 자세히 말한다. (2, 3)

3. 이질적인 문화, 인종, 민족, 종교 출신의 타인에 대한 신념의 보다 현실적인 인지적 재구성을 말로 표현한다. (4, 5)

치료개입

1. 현역군인 내담자가 이질적인 배경 출신의 타인에 대해 느끼는 불편함과 적대감이 어느 정도이고 얼마나 만연했는지를 알아보라. 상담회기에서 용인될 수 있는 무례한 말의 유형에 대해 한계를 설정하라.

2. 이질적인 배경 출신의 타인에 대한 그 현역군인 내담자의 관점과 신념이 직무수행에 미치는 영향의 정도를 평가하라(예: 이질적인 배경 출신의 사람과는 함께 일하기를 싫어함, 적대적이고 모욕적인 언급 때문에 강등되거나 진급에서 누락됨).

3. 그 현역군인 내담자의 신념과 행동이 이질적인 문화, 인종, 민족, 종교적 배경 출신인 타인의 생명을 위협하는지 그렇지 않은지를 평가하라(예: 전투 상황에서 고의적으로 엄호하지 않거나 구급약품을 제공하지 않기).

4. 현역군인 내담자를 존중하고 비판하지 않으면서 다양한 배경 출신 사람에 대한 내담자의 오래된 신념에 관해 대화하라. 열린 질문을 사용해서 정보를 이끌어내고 적절하다면 인지 재구

성을 제공하라.

5. 현역군인 내담자의 관점이 그의 사고, 경험, 반성의 산물인지, 아니면 성장기에 경험한 타인의 신념(예: 부모의 신념)을 받아들인 결과인지 평가하라. 현실 대 고정관념으로 이 신념들에 도전하라.

4. 이질적인 배경 출신 타인에게 둘러싸이는 것에 대한 두려움을 말로 표현한다. (6, 7)

6. 퇴역군인 또는 현역군인 내담자가 다양한 배경 출신의 사람들에게 둘러싸이는 것에 대한 자신의 특정한 두려움을 식별하도록 도와라.

7. 퇴역군인 또는 현역군인이 두려움과 관련된 비합리적이고 비논리적인 관점을 식별하도록 도와라. 인지 재구성을 활용해서 내담자가 역기능적인 관점을 대치하도록 도와라.

5. 과거에 있었던 다양한 배경 출신의 개인들과의 긍정적인 경험을 말한다. (8, 9)

8. 현역군인 내담자가 다양한 배경 출신의 개인과의 긍정적인 경험의 목록을 작성하도록 가르쳐라.

9. 현역군인 내담자에게 이질적인 배경 출신 사람과 긍정적인 경험이 있었는지를 알아보고, 광범위한 일반화와 판단이 논리적이지 않음을 직면시켜라.

6. 이질적인 문화, 인종, 민족 집단과 종교에 관한 지식을 적극적으로 탐색한다. (10, 11)

10. 현역군인 내담자에게 매일 적어도 한 명의 다른 문화적, 인종적, 민족적, 종교적 배경을 가진 사람에게 자신을 소개하도록 지시하라. 적응적인 반응을 강화하면서 그 경험을 다루어라.

11. 현역군인 내담자가 문화, 인종, 민족 또는 종교를 배우는 것에 초점을 맞춘 세 개의 질문에 대한 목록을 작성하도록 도와라. 매일 다른 배경 출신의 한 사람에게 이 질문들을 묻는 과제를 내담자에게 부여하라.

7. 고정관념들과 그 고정관념들이 어떻게 다른 배경 출신의 개인들에게 부정적으로 영향을

12. 고정관념의 개념을 설명하고 고정관념이 어떻게 개인과 전체 집단을 손상시키는지에 대한

미치는지에 대한 이해를 말로 표현한다. (12)

예를 제공하라. 요점을 제시하기 위해 현역군인 내담자 자신의 문화, 인종, 민족, 집단에 대한 고정관념을 활용하라.

8. 이질적인 문화적, 인종적, 민족적, 종교적 배경 출신의 사람들에 관한 부정적인 편견을 확인하고, 이의를 제기하며 대치한다. (13, 14, 15)

13. 현역군인 내담자가 편협한 도식과 일치하는 자신의 자동사고를 의식하도록 도와라.

14. 현역군인 내담자에게 이질적인 배경 출신 사람들을 열등하거나 위험하다고 보는 관련된 자동사고의 일지를 매일 작성하는 과제를 부여하라(종스마가 쓴 성인 심리치료 과제 계획서 제2판 중 "자기파멸적 사고의 일지를 쓰고 대체하기" 과제를 부여하라). 일지 자료를 다루면서 현실에 근거한 사고로 왜곡된 사고 패턴에 도전하라.

15. 현역군인 내담자에게 다양한 배경 출신 사람들에 대한 개방성과 수용성을 증진하는 긍정적 인지를 강화하라.

9. 훈련을 위해 다른 배경 출신 사람과 짝을 이루도록 요청한다. (16, 17)

16. 현역군인 내담자가 상관에게 훈련 임무를 위해 다른 배경 출신 사람과 짝을 지어달라고 요청하도록 권면하라. 현역군인 내담자에게 이것이 타인에 대한 믿음을 발전시키고 타인에 대한 신뢰를 키울 것임을 설명하라.

17. 현역군인 내담자가 자신과 다른 배경의 사람들 사이에서 경험한 긍정적인 상호작용 경험을 모두 다루고 강화하며 "그들"에 대한 왜곡된 신념을 깨뜨려라.

10. 다른 배경 출신 사람과 우정을 맺는다. (17, 18)

17. 현역군인 내담자가 자신과 다른 배경의 사람들 사이에서 경험한 긍정적인 상호작용 경험을 모두 다루고 강화하며 "그들"에 대한 왜곡된 신념을 깨뜨려라.

18. 현역군인 내담자가 다른 배경 출신 사람과 우정을 맺도록 권면하라.

11. 다른 배경 출신 사람에게 전문적으로 멘토 역할을 하기로 동의한다. (17, 19)

17. 현역군인 내담자가 자신과 다른 배경의 사람들 사이에서 경험한 긍정적인 상호작용 경험을 모두 다루고 강화하며 "그들"에 대한 왜곡된 신념을 깨뜨려라.

19. 현역군인 내담자가 자신이 다른 문화, 인종, 민족 또는 종교 출신 동료 전우에게 멘토 역할을 하게 해달라고 상관에게 요청하도록 권면하라.

___: ____________________________________
____

___: ____________________________________
____

___: ____________________________________
____

___: ____________________________________
____

___: ____________________________________
____

___: ____________________________________
____

진단 제안

ICD-9-CM	ICD-10-CM	DSM-5 장애, 상태 또는 문제
V62.4	삭제	
V62.2	Z56.9	직무와 관련된 다른 문제
309.0	F43.21	우울한 정서를 동반한 적응장애
301.7	F60.2	반사회성 성격장애
301.0	F60.0	편집증적 성격장애
________	________	____________________
________	________	____________________

16

재정적 문제

행동정의

1. 매월 청구금액의 양이 매월 수입보다 커서 부채가 증가하고 있다.
2. 파병에서 복귀 후에 월수입이 감소한다(예: 위험수당의 감소, 면세신분의 상실).
3. 파병기간 중, 재정 관리에 책임이 있는 가족 구성원, 친구, 다른 당사자에 의해 자산이 고갈되고 부채가 증가했다.
4. 연체된 부채가 절망감과 무력감을 일으키고 있다.
5. 연체된 부채에 대한 스트레스가 부부, 가족, 직장 그리고 사회에서 갈등을 일으키고 있다.
6. 재정, 가족, 직장, 사회에 미치는 영향을 고려하지 않고 무책임하고 충동적으로 소비하는 장기적인 패턴을 보인다.
7. 재정적 책임을 다하지 않음으로 인해 상관으로부터 징계를 받았다(예: 배우자와 자녀 지원, 청구서 지불).
8. 효과적인 재정 관리 방법을 모른다.
9. 강등되거나 비자발적으로 군복무에서 분리되는 것을 두려워한다.
10. 채무자가 신용조사소에 연체된 부채를 보고해, 신용등급이 심각하게 손상되고 있다.
11. 매월 주택담보 대출금을 갚지 못해서 주택 소유권을 상실할 것을 두려워한다.

___. ______________________________

____

___. ______________________________

____

___. ______________________________

____

장기목표

1. 수입과 지출을 효과적으로 조화시킨 현실적인 예산을 세운다.
2. 재정에 대한 법적 통제력을 회복한다(예: 위임장 철회하기).
3. 물질적 상품의 소유와 관계없이 자기가치감을 회복한다.

4. 빈약한 재정 관리를 끝낼 충동적이고 무책임한 소비와 관련된 역동에 대한 통찰(예: 가족 모델링, 낮은 자존감)을 얻는다.
5. 효과적인 재정 관리 기법을 지속적으로 적용한다.
6. 부대 리더들과의 믿음과 신뢰를 다시 쌓는다.

___ . ____

____

___ . ____

____

___ . ____

____

단기목표

1. 현재 재정상태에 대해 자세히 말한다. (1, 2, 3)

2. 현재 재정상태와 연관된 감정을 말한다. (4, 5, 6)

치료개입

1. 퇴역군인 또는 현역군인 내담자가 그 주제 때문에 자신이 부끄럽거나 당황하고 죄책감을 느낄 줄 알면서도 공개적으로 자신의 재정적 문제를 논의하도록 도와라.
2. 퇴역군인 또는 현역군인 내담자의 현재 재정상황을 자세히 알아보라.
3. 퇴역군인 또는 현역군인 내담자가 어떤 청구서를 먼저 지불해야 할지에 초점을 맞추어서 모든 청구서와 자산의 목록을 작성하도록 도와라(예: 30일 이상 지체되었거나 체납된 청구서).
4. 퇴역군인 또는 현역군인 내담자에게 임상적으로 의미 있는 우울증이나 불안증 증상이 있는지 평가하라.
5. 퇴역군인 또는 현역군인 내담자의 임상 증상의 심각도와 그 증상에 맞춘 치료의 필요성을 알아보라.
6. 퇴역군인 또는 현역군인 내담자의 재정적 상황의 결과로서 자살 위험 정도를 평가하라. 이 상

태가 현존한다면 내담자를 의뢰하든지 치료하라(이 치료계획서에 실린 자살 생각 장을 참조하라).

3. 파병에서 집으로 복귀한 것과 관련된 재정 문제를 확인한다. (7, 8)

7. 퇴역군인 또는 현역군인 내담자에게 파병 때의 순수입과 현재의 순수입을 비교해보게 하라. 현재 수입과 균형을 맞추기 위해 삭감해야 할 지출 목록을 만들어라.

8. 퇴역군인 또는 현역군인 내담자에게 파병 때에는 들어가지 않았지만 현재는 들어가는 비용들의 목록(예: 음식, 의복, 유흥, 임대료)을 작성하도록 하라. 이 비용을 지불할 방법을 계획하도록 도와라.

4. 재정에 대한 법적 통제력을 갖는다. (9, 10)

9. 퇴역 또는 현역군인 내담자가 현재의 법적 통제력을 재검토해서 파병 이전 상태로 돌려놓도록 권면하라.

10. 퇴역군인 또는 현역군인 내담자의 자산관리에 책임이 있는 개인이 현명한 재정적 판단을 하지 못하거나 내담자의 자산을 훔쳤을 경우 위임장을 철회하는 방안을 알아보라.

5. 적절하다고 판단되면 지휘계통에 현재의 재정적 어려움을 알린다. (11)

11. 재정적 문제가 퇴역군인 또는 현역군인 내담자의 부대임무에 영향을 미친다면 내담자가 부대 상관에게 자신의 재정적 문제를 알리도록 권면하라.

6. 필요하다면 재정지원을 요청한다. (12, 13)

12. 퇴역군인 또는 현역군인 내담자를 소속 부대나 기지에서 열리는 재정지원 프로그램에 의뢰해서 대출이나 식료품, 의복, 가정용품을 얻게 하라.

13. 퇴역군인 또는 현역군인 내담자의 가족, 친구, 종교기관이 일시적으로 재정적 지원을 제공할 수 있는지 내담자에게 알아보라.

7. 내담자의 소속 부대나 기지에 근무하는 군 재정 상담관을 만나서 지출과 수입이 균형을 이룬 예산을 작성한다. (14, 15, 16, 17)

14. 퇴역군인 또는 현역군인 내담자를 소속 부대나 기지에 근무하는 군 재정 상담관에게 의뢰해서 지출 대 수입을 재검토하고 예산을 세우도록 하라.

15. 퇴역군인 또는 현역군인 내담자가 건전한 예산을 세우도록 도와라(또는 종스마가 쓴 성인 심리치료 과제 계획서 제2판 중 "예산을 세워라"라는 과제를 부여하라). 완성된 문서를 다루어라.

16. 퇴역군인 또는 현역군인 내담자가 예산을 세우는 일을 일과의 일부로 삼음으로써 계획된 예산을 지키도록 권면하라. 경과를 재검토하고 관찰하라.

17. 퇴역군인 또는 현역군인 내담자가 자신의 예산 계획 사본 한 부를 부대에서 자신이 신뢰하는 상관에게 주도록 권면하라.

8. 부채와 지출을 줄일 방법을 탐색한다. (18)

18. 퇴역군인 또는 현역군인 내담자에게 현재의 청구서를 재검토하고 그 청구서들 중에 삭감될 수 있는 "추가 비용"이 있는지 알아내도록 권면하라(예: 유선방송 시청료, 스마트폰 요금, 잡지 구독료).

9. 배우자에게 새로운 예산의 세목을 제공하고, 미래의 모든 재정적 결정에 배우자를 포함시킨다. (19, 20)

19. 퇴역군인 또는 현역군인 내담자가 재정적 문제를 배우자와 공개적으로 논의하고 새로운 예산에 대해 함께 책임을 지도록 권면하라.

20. 퇴역군인 또는 현역군인 내담자에게 미래의 재정적 결정을 배우자와 함께 내리도록 권면하라.

10. 모든 지출과 수입의 주별 회계장부를 보관한다. (21)

21. 퇴역군인 또는 현역군인 내담자가 기본적인 예산 회계장부를 작성하도록 돕고, 매주 그 장부를 검토하도록 권면하라.

11. 무책임한 지출을 가능하게 하는 개인적 특성을 식별한다. (22, 23)

22. 낮은 자존감, 외로움, 우울함, 부적절감이 무책임한 재정행위의 원인이 되었을 가능성을 알아보라.

23. 퇴역군인 또는 현역군인 내담자에게 충동적인 소비의 원인이 될 수 있는 경조증이나 조증 삽화가 있는지 평가하라. 이런 질환이 존재한다면, 내담자를 의뢰하거나 치료를 제공하라 (종스마와 피터슨이 쓴 성인심리치료 치료계획서 제4판에 실린 조증이나 경조증에 관한 장들을 보라).

12. 과거 원가족 행동의 모델링이 현재의 재정상황에 어떻게 영향을 미치는지에 대해 말한다. (24, 25)

24. 퇴역군인 또는 현역군인 내담자가 성장과정에서 따라온 무책임하고 충동적인 소비 패턴을 식별하도록 도와라. 책임 있는 개인적 소비 방식을 발전시킬 필요성을 직면시켜라.

25. 퇴역군인 또는 현역군인 내담자의 원가족이 지녔던 돈에 대한 가치와 신념을 알아보라. 이 가치들이 문제의 원인이 되는지 그리고 새로 형성할 필요가 있는지를 함께 평가하라.

13. 소비를 조절하는 데 인지행동 방법을 활용한다. (26, 27, 28, 29)

26. 퇴역군인 또는 현역군인 내담자에게 적어도 48시간 동안 정해진 총액을 초과하는 모든 새로운 구입을 미루도록 권면하라.

27. 퇴역군인 또는 현역군인 내담자에게 새롭게 무엇인가를 구입하고 싶은 욕망이 생길 때 자신의 사고와 정서를 더 잘 인식하도록 교육하라. 내담자가 부적응적인 인지에 이의를 제기하고 그 부정적 인지들(예: “나는 이 물건이 필요해. 나는 그것을 내 신용카드로 구입할 수 있어.”)을 적응적 인지들(예: “나는 이 물건이 필요해. 하지만 지금 이 물건 값을 더하기에는 내게는 신용카드 빚이 너무 많아.”)로 대치하도록 도와라.

28. 퇴역군인 또는 현역군인 내담자가 새로운 물건을 구매하기 전에 항상 장단점 목록을 작성하도록 교육하라.

29. 퇴역군인 또는 현역군인 내담자가 새로운 물건을 구매할 필요성에 대해 반대하는 주장을 하는 상황을 역할놀이하라.

14. 소득 수준을 높일 방법을 탐색한다. (30)

30. 퇴역군인 또는 현역군인 내담자와 함께 수입을 늘리기 위해 근무시간 후 일할 시간제 일자리를 얻는 것의 잠재적인 이익을 평가하라.

15. 지휘계통에 재정문제를 완화시키는 일의 경과에 관한 보고서를 제공한다. (31)

31. 퇴역군인 또는 현역군인 내담자를 격려해서 부대 지휘부에 재정개선에 관한 최신 정보를 격월로 제출하게 하라.

16. 신용도를 회복하거나 강화하기 위해 군 재정 상담자를 만난다. (32)

32. 퇴역군인 또는 현역군인 내담자를 소속 기지나 부대의 재정 상담관에게 의뢰해서 신용점수를 향상시키는 방법에 관한 지식을 얻게 하라.

17. 긍정적인 결과를 낳은 재무의사결정의 구체적 사례들을 보고한다. (33)

33. 칭찬과 인정으로 퇴역군인 또는 현역군인 내담자의 긍정적 결과를 강화하라.

18. 파산이 적절한지 판단하기 위해 군 법무부(즉, 각군본부 법무감)와 만난다. (34)

34. 퇴역군인 또는 현역군인 내담자를 군 변호사에게 의뢰해서 파산을 위한 소송의 가능성과 영향을 알아보라.

___: ______________________

___: ______________________

___: ______________________

___: ______________________

___: ______________________

___: ______________________

진단 제안

ICD-9-CM	ICD-10-CM	DSM-5 장애, 상태 또는 문제
V62.89	Z60.0	인생문제의 단계
309.0	F43.21	우울한 정서를 동반한 적응장애
296.xx	F31.1x	양극성장애 1형, 조증
296.89	F31.81	양극성장애 2형
296.xx	F32.x	주요 우울장애, 단일 삽화
296.xx	F33.x	주요 우울장애, 재발성 삽화
312.30	F91.9	상세불명의 파괴적, 충동조절, 품행장애
301.83	F60.3	경계선적 성격장애
301.7	F60.2	반사회적 성격장애
__________	__________	____________________
__________	__________	____________________

17

향수병/외로움

행동정의

1. 가족과 친구, 이전의 가정환경에 대한 그리움에 지배되는 생각들을 불평한다.
2. 준임상적 수준의 외로움과 공허감을 보고한다.
3. 군대를 떠나 가족들이 있는 집으로 돌아가고 싶은 욕구에 계속해서 집착한다고 말한다.
4. 혼자서 사는 것에 대한 무력감, 두려움, 불안감을 불평한다.
5. 이전의 가정환경으로부터 분리되는 것과 관련된 임상적으로 의미 있는 수준의 불안과 우울감을 보인다.
6. 가능한 한 많이 가족 구성원들과 접촉한다.
7. 견디기 어려운 향수병에 대한 두려움 때문에 가족 구성원들과 거의 접촉하지 않는다.
8. 새로운 친구를 사귀지 못하고, 새로운 환경에 자신이 수용되었다고 느끼지 못한다.
9. 사랑하는 사람들에 대해 거리감, 분노, 원한을 느낀다고 불평한다.
10. 자신의 향수병이나 외로운 감정 때문에 전우들이 자신을 "못살게 군다"고 말한다.

___. ______________________________

____

___. ______________________________

____

___. ______________________________

____

장기목표

1. 고통스럽지 않은 수준까지 집, 가족, 친구들에 대한 생각을 줄인다.
2. 새로운 환경에 대한 편안함과 만족도가 증가한다.
3. 외로움/향수병의 감정을 감소시킨다.
4. 사회적 접촉과 새 친구들을 늘린다.
5. 원가족 환경으로부터 분리된 것과 연관된 불안과 우울의 증상들을 제거한다.

___. ____

____

___. ____

____

___. ____

____

단기목표

1. 향수병이나 외로움의 이력과 특성을 말한다. (1, 2, 3)
2. 우울증과 불안증을 측정하기 위한 심리검사를 마친다. (4)
3. 향정신약물 투약의 필요성을 알아보기 위한 처방의의 평가에 협조한다. (5, 6, 7)

치료개입

1. 개방적이고 치료적인 환경을 만들면서 현역군인 내담자와 라포를 형성하라.
2. 현역군인 내담자가 느끼는 향수병이나 외로움이라는 감정의 빈도, 강도, 지속기간 그리고 그 감정이 사회적, 직업적, 대인관계적 기능에 미치는 영향을 평가하라.
3. 향수병이나 외로움이 현역군인 내담자의 직무수행에 영향을 미치는 정도를 파악하기 위해 현역군인 내담자의 일선 감독자(예: 분대장, 소대 선임하사, 선임부사관)와 얘기하라.
4. 향수병이나 외로움과 관련된 불안과 우울 증상의 정도와 범위를 평가하기 위해 현역군인 내담자에게 자기보고식 검사(예: 벡 우울척도-II, 벡 불안척도)를 시행하라.
5. 현역군인 내담자에게 항우울제, 항불안제, 수면제 투약이 필요한지를 판단하기 위해 정신과 평가를 받도록 예약하라.
6. 현역군인 내담자의 복약 순응도, 부작용, 효능을 관찰하라.
7. 현역군인 내담자가 약을 먹는 기간 중에 임무 제한이 있다면, 특히 내담자나 다른 사람들이

위험에 처할 수 있는 제한이 있다면(예: 졸음을 유발하는 약물을 복용하는 동안 무거운 군장비를 작동하는 것), 내담자의 지휘계통에 알려라.

4. 향수병이나 외로움의 감정을 자세히 논의한다. (8, 9)

8. 현역군인 내담자가 새로운 환경에 있는 것에 대해 느끼는 감정과 군복무에 관해 일반적으로 어떻게 느끼는지를 심층적으로 알아보라.
9. 현역군인 내담자가 자신의 새로운 환경과 새로 발견한 자립생활과 관련된 장단점의 목록을 작성하는 것을 도와라. 그 목록을 다루어라.

5. 향수병이나 외로움은 군인들에게 흔한 경험이라는 이해를 말로 표현한다. (10, 11, 12)

10. 어떤 사람에게는 떨어져 있는 것이 얼마나 어려울 수 있는지와 이처럼 떨어져 지내는 것이 청소년기와 성인기 사이 과정의 부분임을 설명함으로써 현역군인 내담자의 감정을 일반화하라.
11. 치료자와 현역군인 내담자가 서로 역할을 바꾸고, 내담자가 치료자에게 치료자가 느끼는 감정이 정상적이라고 확신시켜야 하는 상황을 역할놀이하라.
12. 현재 치료 관계에서 적절하다면, 그 현역군인 내담자에게 향수병과 외로움을 느꼈던 기간과 어떻게 그 감정을 극복하고 이겨냈는지에 관한 개인적인 경험을 나누어라.

6. 다른 현역군인이 향수병과 외로움과 싸운 경험을 이끌어낸다. (13, 14)

13. 향수병과 외로움에 관한 감정을 나누도록 현역군인 내담자를 격려하면서 자신이 존경하는 상관에게 이야기하는 과제를 부여하라. 상관에게 처음 집을 떠난 후의 경험에 대해 묻도록 내담자를 권면하라.
14. 현역군인 내담자가 신뢰하는 동료 군인과 함께 부모로부터의 독립 경험을 이야기하도록 권면하라.

7. 향수병과 외로움의 감정을 일으키고 유지시키는 역할을 하는 역기능적 자기대화를 확인하고, 이의를 제기하며, 대치한다. (15, 16, 17, 18)

15. 현역군인 내담자가 향수병이나 외로움 도식과 일치하는 자신의 자동사고를 의식하도록 도와라. 내담자에게 어떻게 역기능적 사고가 부정적인 감정을 일으키는지 가르쳐라(또는 종스마가 쓴 성인 심리치료 과제 계획서 제2판에 실린 "부정적 사고는 부정적 감정을 촉발한다"라는 과제를 부여하라).

16. 현역군인 내담자에게 집을 그리워하거나 외로워하는 것이나 새로운 환경에 성공적으로 적응하지 못하는 것과 관련된 자동사고를 매일 일지에 기록하는 과제를 부여하라(또는 종스마가 쓴 성인 심리치료 과제 계획서 제2판에 실린 "자기파괴적인 사고들을 일지에 기록하고 대치하라"를 과제로 부여하라). 일지 자료를 다뤄서 현실에 근거한 사고로 왜곡된 사고 패턴에 도전하라.

17. 현역군인 내담자의 자기 확신을 증진하고 향수병과 외로움의 감정을 감소시킬 긍정적인 인지를 강화하라(또는 종스마가 쓴 성인 심리치료 과제 계획서 제2판에 실린 "긍정적인 자기대화"라는 과제를 부여하라).

18. 이미 다루었지만 지속되고 있는 부정적인 사고들에 대해 사고중단 기법을 적용하는 법을 현역군인 내담자에게 가르쳐라(정지신호를 생각한 다음 즐거운 장면을 생각하라). 또는 현역군인 내담자의 자기 확신을 증진하고 향수병과 외로움의 감정을 감소시킬 긍정적인 인지를 강화하라(또는 종스마가 쓴 성인 심리치료 과제 계획서 제2판에 실린 "사고중지 기법 활용하기"라는 과제를 부여하라). 현역군인 내담자가 회기 중간에 매일 그 기법을 사용하는지 관찰하고 권면하라.

8. 정직하고 솔직하게 내담자가 입대 전에 군에 대해 가진 기대에 대해 논의한다. (19, 20)

19. 그 현역군인 내담자가 입대 전에 가졌던 군대에 대한 기대를 알아보라(예: 내담자는 친구를 많이 사귈 수 있을 거라고 믿었다. 집을 떠나면 자유롭게 될 거라고 생각했다).

20. 유연성과 적응력의 중요성을 강조하면서 현역군인 내담자가 이전에 품었던 기대와 최근의 현실을 비교하라(군대가 어떻게 "적응하고 극복하라" 정신을 불어넣는지에 대한 사례를 활용하라). 현역군인 내담자의 미래 전망을 검토하라.

9. 긍정적이고 적응적인 태도를 유지하는 데 성공했음을 말로 표현하고 인정한다. (21)

21. 현역군인 내담자가 부정적인 사고를 인식하고 교정하는 데 성공한 것을 강화하라. 정서에 대한 인지의 영향에 초점을 맞춘 한시적인 추수회기를 제공하라.

10. 한계의 중요성을 인식하면서 고향에 있는 가족 그리고 친구들과 접촉을 유지한다. (22, 23, 24)

22. 현역군인 내담자에게 경계를 설정하는 것(예: 매일은 전화하지 않기, 간단하게 소통하기)의 중요성을 설명하면서 동시에 입대 전 고향 환경에 사는 가족 및 친구들과 접촉을 유지하도록 권면하라.

23. 현역군인 내담자가 최소한으로 접촉을 유지하는 것을 어려워한다면 경계를 설정하도록 도와라.

24. 현역군인 내담자가 고향과의 접촉을 유지할 수단으로써 가족 및 친구들과 나누는 데 도움이 될 정보의 유형과 양을 정밀하게 조사하도록 도와라.

11. 새로운 사회적 지지를 형성하고 이미 존재하는 사회적 지지를 활용한다. (25, 26)

25. 현역군인 내담자가 새로운 친구관계를 형성하거나 기존의 친구관계를 유지하는 과정에서 겪는 어려움의 배후에 있는 이유를 알아보라. 사회적 불안을 촉발하는 자동사고를 알아보라 (또는 종스마가 쓴 성인 심리치료 과제 계획서

제2판에 실린 "사회적 관계의 위로를 회복하기"라는 과제를 부여하라).

26. 현역군인 내담자에게 상담회기 사이에 세 명의 새로운 사람에게 자신을 소개하는 과제를 부여하라. 성공에 대해서는 인정하고 강화하며, 실패에 대해서는 방향을 재설정하라.

12. 새로운 사회적 기회에 참여를 늘리고 전형적으로 편안한 것 이상의 것에 도전한다. (27, 28, 29)

27. 현역군인 내담자에게 그를 불편하게 만드는 경향이 있는 사회적 행사(예: 파티, 교회 친교 모임)에 참여하는 과제를 부여하라.

28. 현역군인 내담자에게 사회불안을 극복하기 위한 이완 기법(예: 깊은 근육이완, 긍정적 심상 훈련, 횡격막 호흡)을 가르쳐라.

29. 현역군인 내담자를 불편하게 만드는 사회적 환경 안에서 불안을 감소시키는 데 초점을 맞춰서 두 번 내지 세 번의 체계적 둔감법 상담회기를 시행하라.

13. 신체활동이나 운동을 늘린다. (30)

30. 현역군인 내담자가 정서와 에너지 수준을 향상시킬 방법으로써 일주일에 5일 동안 적어도 하루에 30분에서 45분 운동하도록 권면하라.

14. 더 큰 통제감과 자기결정 능력을 갖도록, 일 년 중 특정한 시기에 귀향할 계획을 세운다. (31)

31. 현역군인 내담자에게 집에 방문하는 날짜, 그곳에 머무를 기간, 함께 시간을 보낸 사람, 그곳을 떠날 때가 될 때 느끼는 강렬한 슬픔과 절망의 감정을 다룰 방법을 포함해서 여행계획을 세우는 과제를 부여하라.

___. ______________________________ ___. ______________________________

___. ______________________________ ___. ______________________________

___. ______________________________ ___. ______________________________

진단 제안

ICD-9-CM	ICD-10-CM	DSM-5 장애, 상태 또는 문제
309.0	F43.21	우울한 정서를 동반한 적응장애
V62.89	Z60.0	인생문제의 단계
V62.2	Z56.9	직무와 관련된 다른 문제
296.xx	F32.x	주요 우울장애, 단일 삽화
296.xx	F33.x	주요 우울장애, 재발성 삽화
300.02	F41.1	범불안장애
301.6	F60.7	상세불명의 인격장애
301.9	F60.9	
________	________	____________________
________	________	____________________

18

불면증

행동정의

1. 잠드는 것이 힘들다고 불평한다.
2. 밤새 깨어 있다고 보고한다.
3. 잠에서 깨어도 기력이 회복되지 않는다고 불평한다.
4. 수면장애를 유발하는 악몽을 꾼다고 불평한다.
5. 종일 피곤함을 느낀다고 보고한다.
6. 수면박탈의 신체적 영향을 보인다(예: 정신운동 지연, 근력 약화).
7. 수면박탈의 정신적 영향을 보인다(예: 집중력 감퇴, 무감정, 정서적 불안정).
8. 적절하지 않은 때 존다고 보고한다(예: 운전 중, 임무 중, 회의 중).
9. 잠들기 전에 과도하게 반추한다고 보고한다.

___. ____

____

___. ____

____

___. ____

____

장기목표

1. 편안한 수면을 회복한다.
2. 수면 시작까지 드는 시간을 줄인다.
3. 야간 수면장애를 없앤다.
4. 수면박탈로 인해 야기되는 정신적 신체적 부작용을 없앤다.
5. 낮 시간에 경각심과 집중력을 향상시킨다.

___. ____

____

단기목표

1. 불면증의 병력과 세부사항을 말한다. (1, 2, 3)

2. 불면증의 영향을 평가하기 위해 자기보고식 심리검사를 마친다. (4)

3. 나쁜 수면 위생습관이 불면증의 원인이 된다는 이해를 말로 표현한다. (5, 6)

4. 건강한 수면 위생행동을 실천한다. (7, 8)

치료개입

1. 기간, 빈도, 증상의 심각도, 현재 기능에 미치는 영향을 포함한 불면증의 특성을 평가하라.

2. 퇴역군인 또는 현역군인 내담자의 현재 수면 위생습관을 평가하라.

3. 퇴역군인 또는 현역군인 내담자의 수면에 관한 관점을 평가하라(예: 수면의 질보다는 양이 훨씬 더 중요하다. 내담자는 몇 시간의 수면시간이 필요한가).

4. 수면의 지연, 유지 그리고 질과 관련된 문제를 평가하기 위해 퇴역군인 또는 현역군인 내담자에게 불면증 심각도 척도(ISI)와 수면 손상 척도(SII)를 시행하라.

5. 퇴역군인 또는 현역군인 내담자에게 어떻게 나쁜 수면 습관이 불면증을 일으키고 유지하는지 설명하라(예: 침대에서 텔레비전 시청하기).

6. 퇴역군인 또는 현역군인 내담자에게 자신이 만든 잘못된 수면 습관의 목록을 작성하는 과제를 부여하라.

7. 퇴역군인 또는 현역군인 내담자에게 잠자리에 들기 4시간 전에는 커피를 마시지 않기, 아침 운동하기, 잠자기 전에 매운 음식이나 간식 먹지 않기, "시계를 보는 행동"을 촉진하는 시간에 대한 단서 제거하기를 포함한 숙면에 도움이

되는 행동 습관에 관해 가르쳐라.

8. 퇴역군인 또는 현역군인 내담자에게 종스마가 쓴 성인 심리치료 과제 계획서 제2판에 실린 "수면 패턴 기록"이라는 과제를 부여하라.

5. 불면증은 침실과 침실행동에 대한 조건화된 반응일 수 있다는 이해를 말로 표현한다. (9, 10)

9. 퇴역군인 또는 현역군인 내담자에게 자극 조절의 개념을 설명하라(모린과 에스피가 쓴 불면증: 평가와 치료를 위한 임상 지침서를 보라).

10. 퇴역군인 또는 현역군인 내담자에게 자신의 삶에서 불면증을 일으키고 유지하는 자극 조건화의 사례를 식별하는 과제를 부여하라.

6. 적절한 자극 조절 기법들을 적용한다. (11, 12)

11. 퇴역군인 또는 현역군인 내담자에게 자극통제 기법들(예: 침대에서 보내는 시간 제한하기, 일관된 자고 깨는 시간을 정하기, 졸릴 때에만 침대로 가기, 15분이 지난 후에도 잠들지 않으면 침대에서 벗어나기, 낮잠 피하기, 잠자고 섹스할 때에만 침대를 사용하기)을 가르쳐라.

12. 퇴역군인 또는 현역군인 내담자가 줄어든 수면 시간, 혼잡하고 시끄러운 막사나 집과 같은 장애물들을 명심하면서 자극통제기법을 실행하는 계획을 수립하도록 도와라. 순응도와 경과를 관찰하고 필요하다면 계획을 변경하도록 하라.

7. 수면시간 전의 높은 각성 수준이 불면증의 원인이 된다는 이해를 말로 표현한다. (13, 14, 15)

13. 퇴역군인 또는 현역군인 내담자에게 높은 수준의 각성이 어떻게 수면을 방해하는지와 일부 정신과적 장애들(예: 외상 후 스트레스 장애, 악몽장애)이 고양된 각성 수준의 원인이 될 수 있음을 설명하라.

14. 퇴역군인 또는 현역군인 내담자가 취침시간 전에 고양된 각성을 일으키는 활동들(예: 취침시간 전 운동, 배우자와 말다툼하기, 화가 나는 과거 사건에 관해 생각하기)을 줄이도록

권면하라.

15. 퇴역군인 또는 현역군인 내담자가 취침시간 전에 높은 수준의 각성을 저지할 전략들(예: 일기쓰기, 독서, 잔잔한 음악 듣기, 심호흡, 생각중단)을 실행하도록 도와라.

8. 불면증을 유지하는 강렬한 정서들을 일으키는 취침시간 생각들을 식별하고, 관찰하며, 바꾼다. (16, 17)

16. 퇴역군인 또는 현역군인 내담자에게 반추와 부정적인 사고가 수면에 미치는 부정적인 영향에 대해 설명하라.

17. 퇴역군인 또는 현역군인 내담자에게 부적응적인 인지에 이의를 제기하고 부적응적 인지를 보다 적응적인 인지로 대치하도록 가르쳐라. 종스마가 쓴 **성인 심리치료 과제 계획서 제2판**에 실린 "부정적 사고가 부정적 감정을 촉발한다"를 과제로 부여하라.

9. 사고중단 기법을 활용해서 침투적이고 파괴적인 사고에 대항한다. (18)

18. 회기 중에 사고중단 기법을 역할놀이하라(또는 종스마가 쓴 **성인 심리치료 과제 계획서 제2판**에 실린 "사고중단 기법 활용하기"를 과제로 부여하라).

10. 향정신성 약물의 투약이 필요한지를 결정하기 위한 정신과적 평가를 완료한다. (19)

19. 퇴역군인 또는 현역군인 내담자를 처방의에게 의뢰해서 수면의 시작과 유지를 돕기 위한 약물의 혜택을 볼지 아닐지를 평가하라.

11. 처방된 대로 향정신성 약물을 투약한다. (20)

20. 복약 순응도, 부작용, 효능 그리고 경과를 관찰하라.

12. 심상예행연습기법을 활용해서 수면 패턴을 방해하는 악몽을 관리하는 법을 배운다. (21)

21. 퇴역군인 또는 현역군인 내담자에게 심상예행연습치료를 활용해서 악몽의 빈도와 강도를 감소시켜라(이 **계획서**에 실린 악몽에 대한 장을 보라).

13. 수면호흡장애의 존재를 평가하기 위해 수면 의학 전문가에 의한 의학적 평가를 마친다. (22)

22. 퇴역군인 또는 현역군인 내담자를 수면 의학 전문가에게 의뢰해서 수면호흡장애(예: 수면 무호흡)를 평가하기 위해 수면을 연구해 보도

록 하라.

14. 수면 의학 전문가의 권고에 순응한다. (23)

23. 퇴역군인 또는 현역군인 내담자가 높은 지속적 양압법(CPAP)에 순응하는지 관찰하라. 효과와 경과를 관찰하라.

15. 내담자의 상관들과 수면장애가 업무에 끼칠 수 있는 잠재적인 위험에 대해 논의한다. (24)

24. 현역군인 내담자가 자신이나 타인에게 미치는 잠재적 위험(예: 사격장 사선 위에서나 군용차량 운전 중에 잠들기)을 논의하도록 권면하라.

16. 만일 잠을 자지 못한다면, 직장에서 조는 것을 방지하기 위한 계획을 수립한다. (25)

25. 퇴역군인 또는 현역군인 내담자가 졸리거나 눈꺼풀이 무거워지면 자리에서 일어나고, 근무 전에 적당량의 카페인을 마시며, 주기적으로 몸을 움직이는 등 직무활동(예: 회의, 경계근무) 중에 잠들지 않도록 하는 전략을 세우도록 도와라.

17. 수면호흡장애나 수면무호흡으로 인해 의가사 전역이 권고된다면 군 의료진을 만난다. (26, 27)

26. 현역군인 내담자가 모든 의가사 관련 약속에 참여하도록 권면하라.

27. 현역군인 내담자가 의가사 전역 결과에 동의하지 않을 경우 호소할 기회(예: 2차 의견을 요구하기, 군사재판법무부대(JAG)나 민간변호사와 상담하기)를 알아보라.

18. 만일 군에서 전역 조치된다면 장애 보상에 관해 보훈부의 대표를 만난다. (28, 29)

28. 퇴역군인 내담자의 적절한 지역의 보훈부를 확인하고, 그 지역의 보훈부 대표와 접촉을 촉진하라.

29. 퇴역군인 내담자에게 그의 보훈부 혜택에 관한 정보를 제공하라(www.vba.va.gov/VBA/).

19. 예정된 보훈부 진료예약에 참석한다. (30)

30. 퇴역군인에게 지역 보훈부 시설에서 계획된 진료예약에 다 참석하는 것의 중요성을 강조하라.

___. ______________________________

____

___. ______________________________

____

___. ______________________________

____

___. ______________________________

____

___ . ______________ ______________ ___ . ______________ ______________

진단 제안

ICD-9-CM	ICD-10-CM	DSM-5 장애, 상태 또는 문제
307.42	F51.01	불면증
307.44	F51.11	과다수면장애
307.47	F51.5	악몽장애
307.45	G47.xx	일주기 리듬 수면–각성 장애
780.59	G47.33	폐쇄 수면무호흡장애
780.59	G47.34	특발성 호흡 저하
292.89	F19.282	다른(또는 알려져 있지 않은) 물질 유도성 수면장애
304.10	F13.20	진정제, 수면제, 항불안제 사용 장애, 중등도 또는 고도
305.40	F13.10	진정제, 수면제, 항불안제 사용 장애, 경도
307.47	F51.01	상세불명의 불면장애
307.47	F51.11	상세불명의 과다수면장애
307.47	G47.9	상세불명의 수면–각성 장애
______	______	______
______	______	______

19

경도 외상성 뇌손상

행동정의

1. 머리에 둔기손상이나 가속손상을 받아서 30분 이내의 의식 상실을 겪거나 의식 상실 없이 신경심리학적이거나 신경행동학적 변화를 보고한다.
2. 주의력과 집중력의 감소, 기억 문제를 포함한 인지적 증상에 대해 불평한다.
3. 두통, 어지럼증, 구토, 피로, 불면증, 시야 흐림, 불안한 균형과 걸음걸이를 포함한 신체적 증상에 대해 불평한다.
4. 성마름, 동기 상실, 수면 문제 그리고 정서적 행동적 조절장애를 포함한 행동적 증상에 대해 불평한다.
5. 사회적, 직업적, 학업적, 그리고 대인관계적 기능에 미치는 부정적인 영향을 보고한다.

___. ______________________________

___. ______________________________

___. ______________________________

장기목표

1. 적응전략을 통해 기억, 주의력, 집중력 결핍을 감소시킨다.
2. 경도 외상성 뇌손상의 신체적 증상을 감소시킨다.
3. 경도 외상성 뇌손상의 행동적 증상을 감소시킨다.
4. 경도 외상성 뇌손상이 유발하는 일상의 고통의 정도를 감소시킨다.

___. ______________________________

___. ______________________________

___. ______________________________

단기목표

1. 외상성 뇌손상이 기능에 미친 영향의 정도와 특성을 기술한다. (1, 2, 3)
2. 신경학적 평가에 협조한다. (4)
3. 신경심리학적 평가에 협조한다. (5, 6)
4. 경도 외상성 뇌손상의 신경심리학적 결과와 신경행동적 결과에 대해 이해한 것을 말로 표현한다. (7, 8)

치료개입

1. 사회적, 직업적 그리고 대인관계적 기능을 포함해서 퇴역군인 또는 현역군인 내담자의 경도 외상성 뇌손상이 유발한 문제의 정도를 평가하라.
2. 퇴역군인 또는 현역군인 내담자로부터 어떻게 부상을 입게 되었는가(예: 낙상, 자동차 사고)를 포함해서 의식 상실이나 외상 후 기억상실이 있었는가와 약물이나 알코올과 관련이 있었는지 등 외상사건의 특성에 대한 정보를 수집하라.
3. 퇴역군인 또는 현역군인 내담자의 가족, 친구, 지휘체계로부터 부상 이후의 행동, 성격, 인지 능력의 변화에 대한 부수적인 정보를 수집하라.
4. 퇴역군인 또는 현역군인 내담자를 신경과 의사에게 의뢰해서 신경검사를 받게 하라.
5. 퇴역군인 또는 현역군인 내담자를 신경과 의사에게 의뢰해서 기억, 언어, 운동기술, 수행기능, 성격, 주의력 및 집중력, 그리고 정보처리에서의 변화에 관해 종합평가를 받게 하라.
6. 만일 적절하다면 퇴역군인 또는 현역군인 내담자와 신경심리학적 평가의 결과를 검토하라.
7. 퇴역군인 또는 현역군인 내담자에게 경도 외상성 뇌손상의 전형적인 증상, 보통 얼마나 오래 증상이 유지되는지, 그리고 그 증상들이 일상의 기능에 미치는 영향을 최소화하기 위해 무엇을 해야 하는지에 대해 교육하라.
8. 퇴역군인 또는 현역군인 내담자에게 보훈부에서 펴낸 간단한 안내서 - 환자가족: 외상성 뇌손상(http://www1.va.gov/environagents/docs/TBI-handout-patients.pdf)을 제공하라.

5. 누적된 부정적 효과로 인한 차후의 외상성 뇌손상을 예방하는 것의 중요성에 대해 이해한 것을 말로 표현한다. (9)

9. 퇴역군인 또는 현역군인 내담자에게 차후에 외상성 뇌손상을 입을 가능성을 최소화할 수 있는 행동들(예: 군대 차량을 타거나 운행할 때 안전벨트를 매고 헬멧을 쓰기, 자전거나 오토바이를 탈 때 헬멧을 쓰기, 알코올, 불법 약물, 특정한 처방약물의 영향을 받은 상태에서는 운전하기 않기)을 교육하라.

6. 직업치료 평가에 협조한다. (10)

10. 퇴역군인 또는 현역군인 내담자를 직업치료사에게 의뢰해서 기능적 능력의 평가와 인지재활치료를 받도록 하라. 권고된 재활치료를 철저하게 따르는지 관찰하라.

7. 기억을 향상시킬 전략이나 기법들을 개발하고 적용한다. (11, 12, 13, 14)

11. 퇴역군인 또는 현역군인 내담자에게 진료예약, 업무 프로젝트 마감일, 다른 중요한 정보를 기억하기 위해 행사 계획서를 활용하는 과제를 부여하라.

12. 퇴역군인 또는 현역군인 내담자에게 중요한 약속을 상기시키는 손목시계 알람이나 다른 작은 알람 장치를 사용하도록 권면하라.

13. 퇴역군인 또는 현역군인 내담자에게 매일의 "해야 할 일의 목록"을 작성하고 각각의 활동이나 임무를 완료하면 체크 표시를 하도록 권면하라.

14. 퇴역군인 또는 현역군인 내담자가 혼란을 줄이기 위해 따를 수 있는 매일의 일과를 수립하도록 도와라.

8. 부주의에 대한 약제평가를 하기 위해 처방의에 의뢰하는 일에 협조한다. (15)

15. 퇴역군인 또는 현역군인 내담자가 주의력 또는 집중력 결핍을 치료하기 위한 투약의 적절성에 대한 평가를 받도록 처방의에게 의뢰하라.

9. 주의력과 집중력을 향상시키기 위한 행동전략과 인지전략을 활용한다. (16, 17, 18, 19)

16. 퇴역군인 또는 현역군인 내담자에게 짧은 시간 동안 할 수 있으면서 자신이 즐기는 활동(예: 독서나 비디오 게임을 한 번에 10분 동안

하기)의 목록을 작성하는 과제를 부여하라. 임무를 수행하는 중 압도된다고 느끼기 시작하면 휴식을 취하도록 퇴역군인 또는 현역군인 내담자를 권면하라.

17. 퇴역군인 또는 현역군인 내담자에게 즐거운 활동에 보내는 시간을 매주 점차적으로 늘려가는 과제(예: 첫 주에는 15분까지 시간을 늘리고, 둘째 주에는 20분까지 늘리기)를 부여하라. 경과 그래프를 유지하라.

18. 퇴역군인 또는 현역군인 내담자에게 주의력과 집중력을 강화하기 위해 컴퓨터 게임 또는 비디오 게임을 활용하는 과제를 부여하라(포커, 혼자서 하는 카드게임, 십자말풀이).

19. 퇴역군인 또는 현역군인 내담자가 가족, 친구에게 자신이 대화 중에 주제에서 벗어나면 방향을 돌려달라고 말하도록 권면하라.

10. 충동적 행동과 공격적 행동을 통제하기 위해 행동적, 인지적, 의학적 기법 또는 전략을 활용한다. (20, 21, 22, 23)

20. 퇴역군인 또는 현역군인 내담자를 처방의에게 의뢰해서 충동성이나 공격성에 대해 투약치료하는 것의 적절성을 평가하게 하라.

21. 퇴역군인 또는 현역군인 내담자가 자신의 충동적이고 부정적인 행동이 사랑하는 사람들에게 미치는 부정적인 영향을 탐색하도록 도와라(또는 종스마가 쓴 성인 심리치료 과제 계획서 제2판에 실린 "행동하기 전에 계획하라"를 과제로 부여하라).

22. 퇴역군인 내담자 또는 현역군인 내담자에게 충동적으로 행동하는 대신 자신의 행동에 대해 생각할 수단으로써 타임아웃이나 "멈추라, 생각하라, 반응하라" 기법을 사용하도록 교육하라(또는 종스마가 쓴 성인 심리치료 과제 계획서 제2판에 실린 "충동적 행동일지"를 과제로 부여하라).

23. 퇴역군인 또는 현역군인 내담자에게 분노조절 기법을 교육하라(예: 반응하기 전에 열까지 세기, 심호흡, 자동사고 관찰하기). 퇴역군인 또는 현역군인 내담자가 기법들을 사용하면 강화하라.

11. 수면의 질과 양에서 향상을 보고한다. (24, 25, 26)

24. 퇴역군인 또는 현역군인 내담자를 처방의에게 의뢰해서 수면장애에 대한 투약치료의 타당성을 평가하라.

25. 퇴역군인 또는 현역군인 내담자에게 잠자리에 들기 4시간 전에는 카페인을 섭취하지 않기, 아침에 운동하기, 잠들기 전에 매운 음식이나 간식을 먹지 않기, "시계 보기"를 촉진할 수 있는 시간에 대한 단서들을 제거하기와 같은 건강한 수면 위생행동을 교육하라(이 치료계획서에 실린 불면증에 관한 장을 보라).

26. 퇴역군인 또는 현역군인 내담자에게 종스마가 쓴 성인 심리치료 과제 계획서 제2판에 실린 "수면 패턴 기록하기" 연습을 완료하는 과제를 부여하라.

12. 외상 후 두통의 빈도와 강도의 감소를 보고한다. (27, 28, 29)

27. 퇴역군인 또는 현역군인 내담자를 처방의에게 의뢰해서 두통을 치료하기 위해 투약치료하는 것의 적절성을 평가하게 하라.

28. 퇴역군인 또는 현역군인 내담자에게 두통을 촉발하는 요인(예: 카페인, 탈수증, 강렬한 신체 운동)들을 인식하고 피하는 법을 가르쳐라.

29. EMG 바이오피드백을 시행해서 퇴역군인 또는 현역군인 내담자가 얼굴과 목 근육을 이완하는 법을 배우도록 도와라.

13. 가족상담회기에 참여한다. (30)

30. 퇴역군인 또는 현역군인 내담자 그리고 내담자의 가족과 함께 경도 외상성 뇌손상에 관한 교육, 대처행동, 기존의 가족지지를 향상시키

기에 초점을 맞춘 가족상담회기를 시행하라.

14. 보훈부의 직업재활과 교육 프로그램에 참여한다. (31)

31. 퇴역군인 또는 현역군인 내담자에게 보훈부에서 제공하는 직업재활 프로그램에 관한 정보를 제공하라(www.vba.va.gov/bln/vre/).

___. ______________________________ ___. ______________________________

______________________________ ______________________________

___. ______________________________ ___. ______________________________

______________________________ ______________________________

___. ______________________________ ___. ______________________________

______________________________ ______________________________

진단 제안

ICD-9-CM	ICD-10-CM	DSM-5 장애, 상태 또는 문제
294.9	R41.9	상세불명의 신경인지장애
294.0	G31.84	외상성 뇌손상으로 인한 경도 신경인지장애
293.83	F06.3x	다른 의학적 조건으로 인한 우울장애
780.xx	F51.01	다른 의학적 동반질환을 동반한 불면장애, 외상성 뇌손상으로 인한 경도 신경인지장애
________	________	______________________________
________	________	______________________________

20

악 몽

행동정의

1. 잠을 자는 동안 과거의 전쟁 경험이나 자신이나 사랑하는 사람에게 해를 끼치는 내용과 관련된 정서적으로 고통스러운 꿈을 꾼다. 그 결과로 반복되는 각성이 유발하는 고통에 대해 불평한다.
2. 자동적인 각성, 방향 상실, 꿈의 내용과 관련된 전쟁의 회상, 갑작스러운 각성 다음에 경험하는 부정적인 정서를 보고한다.
3. 고통스러운 꿈 때문에 밤새 조각 잠을 잔다고 보고한다.
4. 최초의 불면에서 기인한 악몽을 피하기 위해 잠드는 것에 대한 불안을 경험한다.
5. 낮 시간의 조각 잠과 최초의 불면증으로 인한 과수면증에 대해 불평한다.
6. 낮 시간 동안 불안과 불쾌감을 느낀다고 보고한다. 이것은 직전의 악몽과 직접적으로 관련이 있다.
7. 함께 잠을 자는 동안 과도한 움직임과 소음(예: 발로 차기, 주먹질, 울음, 소리 지르기) 때문에 배우자나 룸메이트와 대인관계의 어려움을 보고한다.

___. ____

____

___. ____

____

___. ____

____

장기목표

1. 고통스러운 꿈을 제거한다.
2. 연속되고 중단 없는 수면을 회복한다.
3. 잠드는 것에 대한 불안을 제거한다.
4. 낮 시간의 피로와 과도한 졸음을 줄인다.
5. 배우자와의 대인관계상 어려움을 개선한다.

___.___ ____

____

___.___ ____

____

___.___ ____

____

단기목표

1. 악몽 문제의 병력과 세부사항을 말한다. (1, 2)

2. 수면장애의 병력과 패턴을 말한다. (3)

3. 다른 정신과적 증상들을 말한다. (4, 5)

치료개입

1. 악몽의 빈도와 강도에 관한 정보, 악몽을 촉발했을 수 있는 군대 경험, 악몽에 의해 유발되는 정서적 고통의 정도를 포함하여 퇴역군인 또는 현역군인 내담자의 악몽 문제의 정도를 평가하라.
2. 퇴역군인 또는 현역군인 내담자에게 2주 동안 악몽 일지를 계속 기록하도록 요청하라. 악몽이 일어나는 시간을 기록하고 깨었을 때 악몽과 관련된 감정과 심상을 기록하도록 하라.
3. 야간 각성 횟수, 수면 전 불안 수준, 취침 전 일상, 낮 시간 피로의 수준을 포함해서 퇴역군인 또는 현역군인 내담자와 관련된 수면 문제들의 특성을 평가하라.
4. 퇴역군인 또는 현역군인 내담자의 악몽이 전투 파병에서 복귀한 후 정상적인 반응인지 규명하라.
5. 퇴역군인 또는 현역군인 내담자에게 악몽을 유발할 수 있는 정신과적 장애(예: 외상 후 스트레스 장애(PTSD), 급성 스트레스 장애(ASD) 또는 우울증)가 있는지 평가하라. 적절한 치료 또는 적절한 수준의 돌봄을 위해 의뢰하라.

4. 의학적 문제의 병력에 대해 이야기한다. (6)

6. 퇴역군인 또는 현역군인의 신경학적 질병, 외상성 뇌손상 또는 과거에 독성물질 노출 등의 병력을 평가하라. 필요하다면 의학적 평가를 받도록 의뢰하라.

5. 알코올과 약물 사용의 병력에 대해 이야기한다. (7)

7. 퇴역군인 또는 현역군인 내담자의 알코올과 약물 사용이 악몽에 기여한 정도를 평가하라. 정당한 근거가 있다면 물질 의존 치료에 의뢰하라.

6. 악몽과 수면장애가 어떻게 관련 있는지에 대한 이해를 말로 표현한다. (8, 9)

8. 퇴역군인 또는 현역군인 내담자에게 어떻게 조각 잠이 수면 문제를 유발하는지와 어떻게 악몽이 조각나고 비회복적인 수면을 촉진하는지에 관해 교육하라.

9. 퇴역군인 또는 현역군인 내담자에게 연속수면의 개념과 수면의 질이 수면의 양보다 중요한 이유에 관해 교육하라.

7. 숙면 위생행동을 실천한다. (10)

10. 퇴역군인 또는 현역군인 내담자에게 숙면에 도움이 되는 행동 습관에 관해 가르쳐라. 여기에는 잠자리에 들기 4시간 전에는 카페인을 섭취하지 않기, 아침에 운동하기, 15분 안에 잠들 수 없으면 침대를 벗어나기, 자기 전에 매운 음식이나 간식 먹지 않기, "시계 보기" 행동을 촉진할 수 있는 시간에 대한 단서 제거하기가 포함된다.

8. 잠자리에 들기 전과 악몽에서 깨어나는 순간에 이완 훈련 연습을 실행한다. (11)

11. 퇴역군인 또는 현역군인 내담자에게 점진적 이완, 심상기법과 시각화, 명상 등과 같은 이완 기법을 가르쳐라.

9. 악몽을 학습된 장애로 볼 수 있고 심상기법으로 치료할 수 있다는 이해를 말로 표현한다. (12, 13)

12. 퇴역군인 또는 현역군인 내담자에게 악몽은 다른 장애로 발전할 수 있고 불면증과 유사한 학습된 행동으로 생각할 수 있음을 설명하라. 악몽은 재설정할 필요성이 있는 깨진 기록이라고 개념화할 수 있다.

13. 퇴역군인 또는 현역군인에게 악몽은 심상의 한 형태임을 설명하고, 내담자가 그것을 의식할 때 어떻게 자신의 심상을 관리할 수 있는지를 논의하라. (EBT)

(EBT) 10. 바꿀 악몽을 선택한다. (14, 15, 16, 17)

14. 퇴역군인 또는 현역군인 내담자가 0에서 100 척도 중에서 약 50(0=아무 고통이 없음, 100=지금껏 경험한 가장 큰 고통)에 해당하는 수준의 고통을 유발하는 악몽을 선택하도록 지도하라. (EBT)

15. 퇴역군인이나 현역군인 내담자가 잠에서 깨어날 때 발생하는 반복적인 침투사고가 아닌 악몽을 하나 선택하도록 권면하라. (EBT)

16. 퇴역군인 또는 현역군인 내담자가 과제를 충분히 이해하고 있음을 확실히 하고 압도당하지 않도록 하기 위해서 내담자에게 한 번에 오직 한 악몽으로 시작하도록 지도하라. (EBT)

17. 퇴역군인 또는 현역군인 내담자가 원래의 악몽을 바꾸기 위해서 머릿속으로 그려보지 않도록 지도하라. 노출이 향상에 필요한 것은 아니기 때문이다. (EBT)

(EBT) 11. 심상기법으로 악몽을 바꾼다. (18, 19, 20)

18. 퇴역군인 또는 현역군인 내담자가 악몽을 자신이 원하는 방식으로 바꾸도록 하라(예: 퇴역군인 또는 현역군인 내담자에게 악몽 하나를 선택하고, 그 꿈의 고통스러운 부분을 보다 긍정적이고 적응적인 주제나 결과로 바꾸도록 지도하라). (EBT)

19. 퇴역군인 또는 현역군인 내담자가 새로운 심상에 접근하는 데 문제가 있다면 내담자에게 예를 들어라(예: 급조 폭발물로 부상당한 친구를 보는 대신, 부상 없이 통과하는 친구를 상상하세요). (EBT)

12. 매일 새로운 꿈을 머릿속으로 시연해본다. (21, 22, 23)

13. 악몽의 강도와 빈도를 감소시키고 필요하다면 수면을 지원하기 위한 투약의 적절성을 평가하기 위한 처방의와의 진료예약을 지킨다. (24)

14. 수면을 돕기 위해 사용되는 처방전 없는 자기 투약을 보고한다. (25)

15. 효과를 측정하기 위해 처방된 대로만 약을 복용한다. (26)

16. 훈련과 임무상태를 방해할 수 있는 약물 부작용을 인식하는 법을 배운다. (27)

17. 악몽과 관련된 문제를 다루기 위해 부부치료에 들어간다. (28, 29)

20. 퇴역군인 또는 현역군인 내담자에게 제안만 제공하고 바뀌어야 할 실제 악몽이 무엇인지는 말하지 말라. 통제력과 주인의식은 변화의 필수적인 부분일 수 있기 때문이다.

21. 퇴역군인 또는 현역군인 내담자에게 본래의 악몽이 사라지거나 더 이상 괴롭히지 않을 때까지 새로운 꿈을 하루에 두 번씩 각각 20분간 머릿속으로 시연해보라고 권면하라.

22. 퇴역군인 또는 현역군인이 심상을 효과적으로 활용하지 못한다면, 새로운 꿈을 글로 쓰면서 시현해보도록 지시하라.

23. 일단 첫 번째 악몽이 해소되었다면 퇴역군인 또는 현역군인 내담자가 변경할 추가적인 악몽을 선택하도록 도와라. 필요하다면 이 작업을 지속하라.

24. 퇴역군인 또는 현역군인 내담자를 처방의에게 의뢰해서 이 내담자가 알파차단제, 항우울제 또는 진정제나 수면제로부터 혜택을 볼 수 있을지 알아보라.

25. 퇴역군인 또는 현역군인 내담자에게 항히스타민제와 수면보조제를 처방전 없이 혼자 투약하는 경우 보고하도록 권면하라.

26. 처방된 약물에 대한 퇴역군인 또는 현역군인 내담자의 경과, 복약 순응도, 부작용을 관찰하라.

27. 퇴역군인 또는 현역군인 내담자에게 군사적 임무를 방해하고 사고의 위험성을 높일 수 있는 전형적인 부작용(졸림, 불안, 초조함)에 관해 교육하라.

28. 퇴역군인 또는 현역군인 내담자와 그 파트너에게 현재 상황에 대한 감정을 이야기하도록

권면하라.

29. 퇴역군인 또는 현역군인 내담자의 파트너에게 악몽과 수면장애에 관한 교육적 정보를 제공하라.

___. ______________________ ___. ______________________
______________________ ______________________
___. ______________________ ___. ______________________
______________________ ______________________
___. ______________________ ___. ______________________
______________________ ______________________

진단 제안

ICD-9-CM	ICD-10-CM	DSM-5 장애, 상태 또는 문제
307.47	F51.5	악몽장애
309.81	F43.10	외상 후 스트레스 장애
308.3	F43.0	급성 스트레스 장애
307.46	F51.4	비REM수면 각성 장애, 수면 중 경악형
307.42	F51.01	불면증
307.44	F51.11	과다수면장애
327.42	G47.52	REM수면 행동장애
________	________	______________________
________	________	______________________

21

아편 의존증

행동정의

1. 임상적으로 중요한 손상이나 고통으로 이어질 아편 사용 패턴을 보인다.
2. 기대하는 효과를 달성하기 위해 현저하게 증가한 양의 아편에 대한 욕구를 보고한다.
3. 아편 의존증의 특징인 금단증상을 보인다.
4. 아편 사용을 줄이거나 조절하고 싶다는 지속적인 욕구를 말로 표현한다.
5. 아편을 얻고 아편 사용에서 회복하기 위해 많은 시간을 보낸다.
6. 아편 사용 때문에 중요한 사회 활동, 직업 활동, 여가 활동을 포기한다.
7. 아편 사용 습관을 지지하는 불법적인 활동에 참여한다(예: 군의관과 민간 의사들 사이를 오가는 "병원쇼핑").
8. 중대하게 부정적인 직업적, 재정적, 사회적, 가족적 결과에도 불구하고 아편 남용이 지속된다.
9. 통증 관리에 대한 부적응적인 반응으로 아편을 남용한다.
10. 아편 사용 때문에 아침 점호나 체력단련 점호에 반복해서 지각한다고 보고한다.

___. ______________________________

____

___. ______________________________

____

___. ______________________________

____

이번 장 내용은 약간 수정한 부분이 있기는 하지만 대부분 다음의 책에 나오는 것이다. A.E. Jongsma, Jr., L. M, Peterson, T. J. Bruce가 쓴 The Complete Adult Psychotherapy Treatment Planner, 4th ed. (Hoboken, NJ: John Wiley & Sons, 2006).

장기목표

1. 아편에 대한 무력감과 관리 불가능성을 수용하고, 회복 기반 프로그램에 참여한다.
2. 기분조절 물질 사용을 끊고, 신체적으로도 정신적으로도 안정성을 유지한 다음 지지적인 회복 계

획을 수립한다.
3. 모든 기분조절 물질의 사용으로부터 자유로운 지속된 회복을 성취한다.
4. 의존증과 회복의 과정에 관한 지식을 늘려가면서 완벽한 절제를 성취하고 유지한다.
5. 모든 기분조절 물질들로부터의 장기간 절제를 유지하고 약물로부터 자유로운 삶을 살기 위해 필요한 기술들을 성취한다.

___. ____

____

___. ____

____

___. ____

____

단기목표

EB 1. 의학적 평가에 협조하고, 약리적 개입의 필요성에 대한 평가에 협조한다. (1, 2)

EB 2. 의사가 지시한 대로 처방된 약물을 복용한다. (3, 4)

3. 간부에게 급성 금단증상들을 보고한다. (5)

4. 아편 의존을 평가하기 위해 심리검사나 객

치료개입

1. 퇴역군인 또는 현역군인 내담자를 군의관에게 의뢰해서 에이즈검사, 간염, 성병검사를 포함한 신체검사를 받도록 하고, 메타돈, 부프레노르핀, 그리고 아편치료의 절제기반 모델을 사용하는 것에 대해 논의하라. EB
2. 퇴역군인 또는 현역군인 내담자를 군대의 승인된 약리학 기반 유지와 금단 프로그램(예: 메타돈, 부프레노르핀)에 의뢰하라. EB
3. 의사가 약물의 효능과 부작용을 관찰하고 필요에 따라 적절한 조치를 취하라. EB
4. 간부가 처방된 약물을 관리하고, 그 효능과 부작용을 관찰하라. EB
5. 필요하다면 표준화된 절차(예: 마약 금단 척도)를 사용해서 금단증상 동안 퇴역군인 또는 현역군인 내담자의 상태를 평가하고 관찰하라.
6. 퇴역군인 또는 현역군인 내담자에게 아편 의존

관적 설문을 마친다. (6)

증을 객관적으로 측정하기 위해 고안된 심리검사(예: 물질 사용 장애 진단목록－IV(SUDDS－IV), 물질남용 미세선별척도－3(SASS－3))를 시행하라. 내담자에게 평가결과에 대한 피드백을 제공하라.

5. 약물의존의 생물심리사회적 병력에 대한 솔직하고 완벽한 정보를 제공한다. (7)

7. 퇴역군인 또는 현역군인 내담자에 대한 가족과 개인의 생물심리사회적 병력을 철저하게 기입하라(예: 중독의 가족력과 치료, 사용한 다른 물질, 물질남용의 진행, 남용의 결과, 군대 안에서의 문제들).

6. 중독과 회복과정에 관한 지식을 늘리기 위해 교훈적 회기에 참석하고 부여된 자료를 읽는다. (8, 9, 10, 11)

8. 약물의존의 패턴과 효과에 대한 지식을 증진하기 위해 퇴역군인 또는 현역군인 내담자에게 약물의존 교육 시리즈에 참여하는 과제를 부여하라.

9. 퇴역군인 또는 현역군인 내담자에게 모든 약물의존 교훈적 회기에 참여하도록 요구하라. 내담자에게 각각의 회기에서 몇 가지 중요한 요점을 확인하고, 그 사항을 치료사와 함께 처리하도록 요청하라.

10. 퇴역군인 또는 현역군인 내담자에게 중독에 관한 자료를 읽는 과제를 부여하라(예: 와쉬톤이 쓴 의지력으로는 충분하지 않다, 훼닝이 쓴 중독 워크북이나 익명의 알코올 중독자들).

11. 퇴역군인 또는 현역군인 내담자에게 익명의 약물중독자들이라는 책을 읽고 그 책에서 치료사와 함께 다룰 다섯 가지 요점을 수집하도록 요구하라.

7. 집단치료회기에 참석해서 중독의 이유와 결과, 중독에 대한 감정, 중독에 대한 대안과 관련된 생각과 감정을 나눈다. (12, 13)

12. 퇴역군인 또는 현역군인 내담자에게 집단치료에 참석하는 과제를 부여하라.

13. 퇴역군인 또는 현역군인 내담자가 중독의 이유와 결과, 중독에 대한 감정, 중독에 대한 대

안을 나눌 수 있도록 내담자에게 집단치료를 안내하라.

8. 기분조절 물질에 대해 무력함을 말로 인정한다. (14)

14. 퇴역군인 또는 현역군인 내담자에게 기분조절 약물에 대한 무력함을 인정하는 익명의 알코올 중독자들(NA) 1단계 용지를 채우고, 그 용지를 집단치료 안에서 제출하거나 피드백을 위해 치료자에게 제출하는 과제를 부여하라.

9. 물질 의존에서 비롯되거나 악화된 부정적 결과를 열거하고 논의한다. (15, 16, 17)

15. 퇴역군인 또는 현역군인 내담자에게 약물 사용이 자신의 삶에 부정적으로 영향을 미친 방식들의 목록을 작성하도록 요청하라(또는 종스마가 쓴 성인 심리치료 과제 계획서 제2판에 실린 "물질남용 부정적 영향 대(對) 절제의 긍정적 영향" 과제를 부여하라). 그 목록을 개인 상담회기나 집단 상담회기에서 다루어라.
16. 퇴역군인 또는 현역군인 내담자가 아편 남용의 심각성과 부정적인 결과를 최소화하기 위해 부인이라는 방어기제를 사용하는 것을 직면시켜라.
17. 생물심리사회적 병력과 퇴역군인 또는 현역군인 내담자가 작성한 아편 남용의 부정적인 결과 목록을 사용해서 계속 치료받아야 할 필요성을 내담자가 이해하도록 도와라.

10. 기분조절약물들이 스트레스나 고통으로부터 탈출하기 위한 기본적인 방어기제로 사용되고, 부정적인 결과를 낳는다는 인식을 말로 표현한다. (18)

18. 퇴역군인 또는 현역군인 내담자와 함께 어떻게 아편 사용이 내담자가 스트레스와 육체적 정서적 고통 그리고 지루함으로부터 탈출하는 데 사용되었는지를 알아보라. 이 패턴의 부정적인 결과를 직면하라.

11. 물질 의존에 의해 유발되거나 악화된 부정적인 정서들을 열거하고 논의한다. (19)

19. 중독에서 비롯되었고 그 결과이기도 한 퇴역군인 또는 현역군인 내담자의 수치감, 죄책감, 낮은 자기가치감을 조사하라.

12. 중독으로부터의 회복을 위한 계획에 따라 움직여야 하는 이유를 열거하고 논의한다. (20)

20. 퇴역군인 또는 현역군인 내담자에게 중독으로부터 절제해야 할 이유의 목록을 작성하는 과제를 부여하라(또는 핀리와 렌즈가 쓴 중독 심리치료 과제 계획서 제4판에 실린 "변화를 실현하기"나 "효과 있는 회복계획"을 과제로 부여하라).

13. 물질 의존을 숨기기 위해 사용한 거짓말의 목록을 작성한다. (21, 22)

21. 퇴역군인 또는 현역군인 내담자가 중독에 따르는 부정직함을 보도록 도와라. 내담자에게 자신이 물질 의존을 숨기기 위해 말했던 거짓말의 목록을 작성하도록 요청하라.

22. 퇴역군인 또는 현역군인 내담자에게 왜 정직이 회복에 필수적인지 교육하라.

14. 회복과정에서 더 위대한 힘이 도울 수 있는 방법들을 말로 표현한다. (23)

23. 퇴역군인 또는 현역군인 내담자에게 더 위대한 힘이라는 익명의 알코올 중독자들의 개념과 어떻게 이 힘이 회복에서 도와주는지에 관해 교육하라(예: 신은 만성통이나 갈망을 도울 수 있다. 규칙적인 기도와 명상은 스트레스를 감소시킬 수 있다).

15. 물질남용 치료에 대한 욕구를 확인하고 수용한다. (24)

24. 동기면담으로 퇴역군인 또는 현역군인 내담자가 변화에 대해 얼마나 준비되었는지 측정하라. 그 결과에 따라, 변화에의 헌신을 강화해서 내담자가 동기를 형성하고 치료에 참여하도록 개입하라(밀러와 롤닉이 쓴 동기면담 제2판을 보라).

16. 물질남용 회복에 관한 현실적인 목표를 확인한다. (25, 26, 27)

25. 퇴역군인 또는 현역군인 내담자에게 수년 동안 12단계에 참여하고 있고, 그 프로그램이 구체적으로 어떻게 절제를 유지하는 데 도움이 되는지를 발견한 익명의 알코올 중독자(AA)나 익명의 약물중독자(NA)를 만나는 과제를 부여하라. 그 후에 그 모임에 대해 다루어라.

26. 퇴역군인 또는 현역군인 내담자에게 절제에

관한 기본적인 치료적 기대(예: 신체적 변화, 사회적 변화, 정서적 욕구)에 대해 쓰도록 요청하라. 그리고 임상의와 이 내용을 다루어라.

27. 퇴역군인 또는 현역군인 내담자에게 물질남용 회복의 목표와 실수와 재발에도 불구하고 절제의 필요성을 강조하라.

17. 기분조절약물의 사용을 중지하겠다는 것을 말로 표현한다. (28)

28. 퇴역군인 또는 현역군인 내담자와 함께 약물 사용을 종료하겠다는 절제 계약을 작성하라. 그 계약에 대한 퇴역군인 또는 현역군인 내담자의 감정을 다루어라.

18. 회복을 지지할 사회적 관계를 확인하고 변화시킨다. (29)

29. 알코올과 관련된 친구관계("술친구")를 유지하는 퇴역군인 또는 현역군인 내담자의 부정적인 영향을 검토하고, 내담자가 새로운 건전한 인간관계를 형성할 계획을 세우도록 도와라. 정기적으로 재검토하고 새로운 사회적 지지체계의 형성을 촉진하라.

19. 현재 금주가 제공할 수 있거나 금주를 지원할 수 있는 프로젝트들과 기타 사회활동과 여가활동을 확인한다. (30, 31)

30. 퇴역군인 또는 현역군인 내담자가 물질남용하는 교제로부터 자유로운 사회활동과 여가활동을 계획할 때 내담자를 지지하라. 정기적으로 재검토하고 새로운 활동들의 형성을 촉진하라.

31. 달성될 경우 퇴역군인 또는 현역군인 내담자의 자기존중과 깨끗하고 절제하는 자기개념을 형성할 수 있는 가정이나 직장과 관련된 프로젝트나 다른 자유 시간 프로젝트를 계획하라.

20. 생활환경이 어떻게 약물의존의 원인이 되고 회복의 걸림돌로 작용하는지 말로 표현한다. (32)

32. 퇴역군인 또는 현역군인 내담자의 생활환경이 약물의존 패턴을 조성하는 과정에서 맡은 역할을 평가하라. 평가내용을 함께 다루며 퇴역군인 또는 현역군인 내담자가 치료적 변화를 확인하는 것을 도와라.

21. 현재 생활환경을 정리하고 보다 회복에 도움이 되는 장소로 이사하기 위해 준비한다. (33)

22. 절제가 친밀한 사람들이나 가족들과의 관계에 미칠 긍정적인 영향을 확인한다. (34)

23. 물질남용에 지배되는 삶 때문에 상처입은 배우자에게 속죄하는 데 동의한다. (35, 36)

24. 관계를 향상하고 효과적으로 의사소통하는 방법을 배우고 실행할 행동주의 부부치료 또는 가족치료에 참여한다. (37)

25. 약물 사용으로 다시 빠지려는 충동을 관리하기 위한 개인적인 대처전략을 배우고 실행한다. (38)

26. 파괴적인 자기대화를 확인하고, 도전한 후 긍정적이고 강점을 세우는 자기대화로 대치한다. (39, 40)

33. 퇴역군인 또는 현역군인 내담자가 회복을 증진하기 위해 자신의 생활환경을 변화시킬 계획을 수립하는 것을 촉진하라. 생활환경에서 긍정적인 변화를 이룩할 수 있도록 정기적으로 그 계획을 재검토하라.

34. 퇴역군인 또는 현역군인 내담자가 회복기간 동안 가족관계에서 이루어질 긍정적인 변화를 확인하도록 도와라.

35. 퇴역군인 또는 현역군인 내담자의 물질남용이 가족과 친구, 직장 관계에 미친 부정적인 효과들을 논의하고 그런 상처를 속죄할 계획을 세우도록 권면하라.

36. 퇴역군인 또는 현역군인 내담자가 중요한 개인에게 먼저 말로 속죄하도록 하고 나중에 또는 익명의 알코올 중독자(AA) 프로그램의 8단계와 9단계를 다룰 때 더 속죄하도록 하라.

37. 관계를 향상시키고 더 효과적으로 의사소통할 수 있도록 행동주의 부부치료나 가족치료에 의뢰하거나 치료를 제공하라(이 계획서에 실린 "파병 후 사회복귀의 문제들" 장을 보라).

38. 퇴역군인 또는 현역군인 내담자에게 진정전략들(예: 이완, 통제호흡), 사고중지, 긍정적 자기대화, 주의집중 기술(예: 충동에서 벗어나기, 절제의 행동적 목표에 대한 집중 유지하기)을 포함해서 약물을 사용하고자 하는 촉발된 충동을 관리하기 위한 맞춤형 대처전략들을 교육하라.

39. 절제 상태를 유지하겠다는 퇴역군인 또는 현역군인 내담자의 결심을 약화시키는 도식과 자기대화를 탐색하기 위해 인지치료 접근법을

사용하라. 편견에 도전하라. 내담자가 편견을 바로잡고 회복탄력성을 강화하는 현실적인 자기대화를 생성하도록 도와라.

40. 퇴역군인 또는 현역군인 내담자가 자신의 부정적인 자기대화를 확인하고 힘을 실어주는 대안을 만들어내는 상황을 머릿속으로 시연하라(또는 종스마가 쓴 성인 심리치료 과제 계획서 제2판에 실린 "자멸적 사고에 대한 일지쓰기와 대치하기"를 과제로 부여하라). 결과를 검토하고 성공을 강화하라.

27. 다시 약물 사용에 빠지게 하는 충동의 촉발요인에 대한 점진적인 반복 노출에 참여한다. (41, 42)

41. 퇴역군인 또는 현역군인 내담자가 물질을 사용하고자 하는 충동을 일으키는 자극들의 위계를 작성하도록 지도하고 지원하라(또는 핀리와 렌즈가 쓴 중독치료 과제 계획서 제4판에 실린 "재발 촉진요인과 자극 식별하기"나 "재발방지 계획세우기"라는 과제를 부여하라).

42. 최초의 실제 노출치료(in vivo)나 역할놀이를 통해 퇴역군인 또는 현역군인 내담자에게 성공경험이 될 가능성이 가장 높은 자극 노출을 선택하라. 노출 중이나 노출이 끝난 후에 대처와 인지 재구성을 촉진하라. 행동전략(예: 모델링, 리허설, 사회적 강화)을 사용해서 노출을 촉진하라. 퇴역군인 또는 현역군인 내담자 그리고 집단 안에서 할 경우에는 집단 참여자들과 결과를 검토하라.

28. 흔한 일상의 문제들을 관리하는 개인적 기술들을 배우고 실행하며, 물질을 남용하지 않고도 그 문제들을 관리할 수 있다는 확신을 형성한다. (43, 44)

43. 퇴역군인 또는 현역군인 내담자가 흔한 일상의 스트레스 요인들을 관리하는 기술들을 평가하라(예: 직장, 사회, 가족 역할 요구), 행동기법(지시, 모델링, 역할놀이)을 활용해서 물질을 사용하지 않고도 이 문제들을 다루기 위한 사회적 기술과 의사소통 기술을 형성하라.

44. 퇴역군인 또는 현역군인 내담자에게 사회적 기술 형성에 관한 책이나 치료 지침서에서 일반적인 사회기술이나 의사소통 기술을 다룬 글들을 읽는 과제를 부여하라(예: 앨버티와 에몬스가 쓴 당신의 완벽한 권리(Your Perfect Right), 가너가 쓴 대화하듯 말하기(Conversationally Speaking)). EBT

EBT 29. 아편 사용으로 대처하는 것의 대안인 고통 관리 기법들을 배우고 적용한다. (45, 46)

45. 부상과 관련된 퇴역군인 또는 현역군인 내담자의 고통 정도를 알아보고, 내담자가 고통을 극복하기 위해 약물을 남용하는 패턴을 평가하라. EBT

46. 퇴역군인 또는 현역군인 내담자가 고통을 관리하기 위해 약물을 사용하는 것의 대안을 배우도록 가르치거나 고통 관리 프로그램에 의뢰하라(이 치료계획서에 실린 부상 후 만성통증에 관한 장을 보라). EBT

EBT 30. 재발위험이 높은 잠재적인 미래상황을 관리하기 위한 재발방지 전략을 시행한다. (47, 48, 49, 50)

47. 퇴역군인 또는 현역군인 내담자와 실수와 재발 사이의 차이에 대해 논의하라. 이때 실수는 초기의 일시적이고 가역적인 물질 사용과 관련시키고, 재발은 반복된 남용 패턴으로 복귀하려는 결심과 관련시켜라. EBT

48. 퇴역군인 또는 현역군인 내담자와 재발이 일어날 수 있는 미래상황이나 경우의 관리를 확인하고 머릿속으로 미리 시연하라. EBT

49. 퇴역군인 또는 현역군인 내담자에게 자신의 물질남용의 위험성을 높이는 감정, 행동, 상황을 식별하도록 요구하라(또는 종스마가 쓴 성인 심리치료 과제 계획서 제2판에 실린 "재발 촉진요인"을 과제로 부여하라). EBT

50. 퇴역군인 또는 현역군인 내담자에게 사회적 상호작용과 대인관계를 형성하면서 치료과정

에서 배운 전략들(예: 인지 재구성, 사회적 기술, 노출기법 사용하기)을 일상적으로 사용하도록 교육하라(또는 종스마가 쓴 성인 심리치료 과제 계획서 제2판에 실린 "후속지원계획의 구성요소"를 과제로 부여하라). EBT

EBT 31. 일자리를 얻음으로써 시간을 구조화하고 자존감을 증진한다. (51)

51. 퇴역군인 또는 현역군인 내담자를 입증된 취업 프로그램에 의뢰하거나 내담자가 군을 떠나서 취업을 준비하고, 직업을 찾고, 고용을 유지하는 것에 대해 지도하라(또는 이 치료계획서에 실린 파병 후 사회복귀의 문제들 장을 보라). EBT

EBT 32. 스트레스를 처리하고 삶에서 즐거움이나 쾌락을 발견하기 위해 물질을 사용하는 것 외에 다른 선택지가 있음을 말로 표현한다. (52, 53, 54)

52. 퇴역군인 또는 현역군인 내담자에게 기분조절 약물을 사용하지 않고도 삶에서 즐거움을 느끼는 것의 중요성에 관해 가르쳐라. EBT

53. 퇴역군인 또는 현역군인 내담자에게 즐거운 활동의 목록을 작성하도록 하라(버츨러와 웨이스가 쓴 보상적인 활동의 목록을 보거나 종스마가 쓴 성인 심리치료 과제 계획서 제2판에 실린 "즐거운 활동을 확인하고 계획하라"라는 과제를 부여하라). EBT

54. 퇴역군인 또는 현역군인 내담자에게 매일 정기적으로 신체적 운동을 해서 체력, 자존감을 강화하고 우울증을 감소시키도록 권면하라(레이스가 쓴 더 나은 정신건강을 위한 운동을 보라). EBT

EBT 33. 매일 신에게 문제들을 넘긴 결과를 말로 표현한다. (55)

55. 3단계 연습을 활용해서, 퇴역군인 또는 현역군인 내담자에게 "건네주기"라는 회복개념에 관해 교육하라. 그런 다음 문제들을 매일 더 위대한 힘에게 건네주는 과제를 부여하라. 퇴역군인 또는 현역군인 내담자에게 그 추이를 기록하도록 요청하고 그 결과에 대해 논의하라. EBT

34. 치료 성과를 평가하기 위한 수단으로써 아편 남용에 관한 객관적 검사를 재실시한다. (56)

___: ______________________

____

___: ______________________

____

___: ______________________

____

56. 퇴역군인 또는 현역군인 내담자에게 아편 의존에 대한 객관적인 검사를 재실시해서 치료의 성과를 평가하라. 그 결과를 평가하고, 내담자에게 피드백을 제공하라.

___: ______________________

____

___: ______________________

____

___: ______________________

____

진단 제안

ICD-9-CM	ICD-10-CM	DSM-5 장애, 상태 또는 문제
304.00	F11.20	아편 사용 장애, 중등도 또는 고도
305.50	F11.10	아편 사용 장애, 경도
292.89	F11.22x	아편 중독을 동반한 아편 사용 장애, 중증도 또는 고도
292.0	F11.23	아편 금단
292.9	F11.89	상세 불명의 아편 관련 장애
______	______	______________________
______	______	______________________

22

공황장애/광장공포증

행동정의

1. 추가적인 발작을 경험하는 것에 대한 지속적인 관심의 결과로 반복해서 일어나는 예기치 않은, 갑작스러운, 쇠약하게 만드는 증상들(예: 얕은 호흡, 발한, 심장이 두근거림, 어지럼증, 이인증이나 비현실감, 떨림, 가슴 조임, 죽음이나 통제력 상실에 대한 두려움, 구토)을 호소한다.
2. 강렬한 공황 증상을 촉발하는 것을 두려워해서 활동이나 환경에 대한 현저한 회피를 보인다. 그 결과 군대 임무 수행에 차질을 유발한다.
3. 그 두려움이 비합리적임을 인식함에도 두려움이 지속됨을 인정한다.
4. 공황 증상들이 자신과 타인을 위험에 처하게 할 것이라는 걱정을 인정한다.
5. 여행을 하거나 집이나 파견된 환경에서 기지 또는 진지와 같이 "안전한 환경"을 떠나는 것에 대한 두려움 때문에 점진적으로 자신을 고립시킨다.
6. 식당, 영화관, 쇼핑몰, 대규모 군대 대형과 같이 대규모의 사람이 모인 공공장소나 환경을 회피한다.

___. ____

____

___. ____

____

___. ____

____

이번 장 내용은 약간 수정한 부분이 있기는 하지만 대부분 다음의 책에 나오는 것이다. A.E. Jongsma, Jr., L. M, Peterson, T. J. Bruce가 쓴 The Complete Adult Psychotherapy Treatment Planner, 4th ed. (Hoboken, NJ: John Wiley & Sons, 2006). Copyright ⓒ 2006 by A.E. Jongsma, Jr., L. M, Peterson, T. J. Bruce. Reprinted with permission.

장기목표

1. 공황발작의 빈도, 강도, 지속기간을 감소시킨다.
2. 관리할 능력이 없는 상태에서 공황 증상들이 재발하리라는 두려움을 감소시킨다.

3. 공황 증상들이 자신이나 타인들을 위협하리라는 두려움을 감소시킨다.
4. 공황을 촉발하는 것에 대한 두려움을 감소시키고 공황을 촉발하는 것으로 생각되는 활동과 환경에 대한 회피를 감소시킨다.
5. 자유롭게 집과 기지 또는 진지를 떠나 공공 환경에 있을 때 더 편안하게 느끼게 한다.

___. ____

____

___. ____

____

___. ____

____

단기목표

1. 공황 증상의 병력과 특성에 대해 말한다. (1, 2, 3, 4)

치료개입

1. 퇴역군인 또는 현역군인 내담자의 공황 증상, 두려움, 회피의 빈도, 강도, 지속기간, 병력을 평가하라.
2. 퇴역군인 또는 현역군인 내담자의 공황 증상을 촉진시키는 모든 자극, 사고, 상황의 특성을 평가하라(또는 종스마가 쓴 성인 심리치료 과제계획서 제2판에 실린 "나의 공황발작 경험을 관찰하기"라는 과제를 부여하라).
3. 경과를 측정할 목적으로 일련의 척도를 제시하는 표준화된 검사로 공황 증상이 퇴역군인 또는 현역군인 내담자의 직업적 기능과 사회적 기능에 미친 영향을 평가하라(예: 벌링게임, 램버트, 그리고 레이싱어의 OQ-45.2).
4. 불안 증상이 현역군인 내담자의 업무 수행에 영향을 끼친 정도를 평가하기 위해 현역군인 내담자의 일선 감독자(예: 분대장, 부소대장, 선임하사)와 이야기하라.

2. 광장공포증과 불안 민감성의 정도를 측정하기 위해 고안된 심리검사를 마친다. (5, 6)

5. 퇴역군인 또는 현역군인 내담자의 광장공포증 반응의 정도와 범위를 더 측정하기 위해 내담자에게 공포에 대한 설문을 시행하라(예: 챔블레스, 카푸토 그리고 그레이슬 리가 만든 광장공포증 가동성 척도(The Mobility Inventory)).

6. 퇴역군인 또는 현역군인 내담자에 광장공포증 반응의 정도와 범위를 더 평가하기 위해서 불안 증상에 대한 두려움을 측정하는 검사를 시행하라(예: 레이스, 피터슨 그리고 거스키가 제작한 불안 민감성 척도).

3. 처방의에 의한 향정신성 약물 약제평가에 협조한다. (7, 8, 9)

7. 퇴역군인 또는 현역군인 내담자의 증상들을 완화시키는 향정신성 약물의 처방을 위한 평가를 예약하라.

8. 퇴역군인 또는 현역군인 내담자의 처방 순응도, 부작용, 그리고 약물의 전반적인 효능을 관찰하라. 일정한 간격으로 처방의와 협의하라.

9. 약을 복용하면서 현역군인 내담자의 상태, 안전에 대한 잠재적인 부정적 영향, 다른 직업적 한계에 대한 최신 정보를 내담자의 부대 지휘관에게 제공하라.

4. 공황발작과 광장공포증 그리고 그 치료법에 관한 정확한 이해를 말로 표현한다. (10, 11)

10. 퇴역군인 또는 현역군인 내담자에게 공황발작은 의학적으로 위험하지 않으며, 허약함과 광기의 징후도 아니고 흔한 증상이며, 흔히 불필요한 회피와 당황, 고통을 유발한다는 사실을 말하면서 공황발작이 어떻게 위험에 대한 "잘못된 경보"인지 논의하라.

11. 퇴역군인 또는 현역군인 내담자에게 공황장애나 광장공포증에 관한 책이나 치료 지침서에 나오는 심리교육에 관한 장들을 읽는 과제를 부여하라(예: 바로우와 크래스키가 쓴 불안과 걱정의 정복-워크북, 윌슨이 쓴 두려워하지 마

세요: 불안발작의 통제, 마크스가 쓴 두려움과 함께 살기).

5. 공황치료의 근거에 대한 이해를 말로 표현한다. (12, 13)

12. 어떻게 노출이 학습된 공포를 둔감하게 하고 성공경험의 새로운 경력을 쌓음으로써 내담자가 더 안전하게 느끼도록 하는 수단으로 역할을 하는지 논의하라. 적으로부터 개인적인 위협을 경험한 후에 전투 임무를 지속하는 것이 얼마나 중요한지를 보여주는 사례를 사용하라.

13. 사고 패턴을 바꾸고 인지오류를 제거하는 것이 어떻게 공포반응을 감소시키고 공황 증상의 심각성, 재발, 영향을 최소화하는지 논의하라. 진급심사위원회에 참석하기에 앞서 자기대화가 자신을 불안하게 만든 사례를 이용하라.

6. 전반적인 불안을 감소시키고 공황 증상들을 관리하기 위한 진정전략과 대처전략을 시행한다. (14, 15)

14. 증상발작을 관리하기 위해 퇴역군인 또는 현역군인 내담자에게 전체적인 이완을 위한 일상 운동인 점진적인 근육이완법을 가르치고, 대처전략의 사용법을 훈련시켜라(예: 행동목표에 계속해서 집중하기, 근육이완, 횡격막 호흡, 긍정적 자기대화).

15. 퇴역군인 또는 현역군인 내담자에게 공황발작 동안 생리적 변화에 대한 내적 초점에 몰두하는 대신 외부 자극과 행동적 책임에 계속 집중하는 법을 교육하라. 달리고 행진하는 동안 호흡과 발 위치에 집중하는 것이 어떻게 주의피로와 고통을 낮추는지에 대한 사례를 이용하라.

7. 심각한 결과 없이 불안 증상을 견디어내는 능력에 대한 확신을 형성하는 긍정적 자기대화를 실천한다. (16, 17)

16. 퇴역군인 또는 현역군인 내담자에게 공황 증상들과 심장발작, 행동에 대한 통제력 상실 또는 심각한 정신질환("미쳐가는 것") 사이에 아무런 관련이 없음을 지속적으로 확신시켜라.

17. 모델링과 행동 리허설을 사용해서 퇴역군인 또는 현역군인 내담자에게 심각한 결과 없이도 불안 증상을 견디어 내는 능력을 확신시키는 긍정적인 자기대화를 훈련하라(또는 종스마가 쓴 성인 심리치료 과제 계획서 제2판에 실린 "긍정적인 자기대화"라는 과제를 부여하라).

8. 왜곡되고 두려움에 찬 자기대화를 확인하고 이의를 제기하며 긍정적인 자기대화로 대치한다. (18, 19, 20)

18. 퇴역군인 또는 현역군인 내담자의 공포반응을 매개하는 도식과 자기대화를 탐색하고, 그 편견에 도전하라. 내담자가 왜곡된 메시지를 재앙적인 결과의 가능성을 과대평가하지 않으면서도 공포 증상을 극복할 능력을 과소평가하지도 않는 자기대화로 대치하도록 지원하라.

19. 공황 증상이 어떻게 전장에서 자신과 타인에게 부상과 죽음을 초래할 것인가에 관한 퇴역군인 또는 현역군인 내담자의 신념을 탐색하라(예: 포화를 맞을 때 공황 때문에 무능해짐). 현역군인 내담자가 얼마나 반복적으로 전장기술을 훈련받았는지와 얼마나 근육기억이 전투 시나리오 중에 유력해지는지를 강조하라.

20. 퇴역군인 또는 현역군인 내담자에게 두려움에 찬 자기대화를 확인하고 현실에 기반한 대안적 자기대화를 만들어내는 과제 연습을 부여하라(또는 종스마가 쓴 성인 심리치료 과제 계획서 제2판에 실린 "자기파괴적인 사고들을 일지에 기록하고 대치하라"라는 과제를 부여하라). 실패에 대한 교정적인 피드백을 제공하면서 성공을 검토하고 강화하라(안토니와 맥카비가 쓴 공황에 대한 10개의 간단한 해결책, 바로우와 크래스키가 쓴 불안과 공황의 정복-워크북을 보라).

9. 두려워하는 신체적 감각에 대해 점진적이고 반복적으로 노출되는 것을 더 이상 두려워하지 않을 때까지 경험한다. (21, 22)

21. 퇴역군인 또는 현역군인 내담자에게 운동을 통해 신체적 감각을 일으키는 감각노출 기법(예: 약간 현기증이 날 때까지 빨리 호흡하기, 약간 어지러울 때까지 의자에 앉아 잠시 동안 돌기)을 가르쳐라. 그런 다음 자신을 진정시키는 대처 기법(예: 행동목표에 초점 유지하기, 근육이완, 횡격막 호흡, 긍정적 자기대화)을 사용하고, 불안감이 약해질 때까지 연습을 반복하라(안토니와 맥카비가 쓴 공황에 대한 10개의 간단한 해결책, 바로우와 크래스키가 쓴 불안과 공황의 정복-치료자 지침서를 보라).

22. 퇴역군인 또는 현역군인 내담자에게 감각노출을 하고 기록하는 과제 연습을 부여하라(안토니와 맥카비가 쓴 공황에 대한 10개의 간단한 해결책, 바로우와 크래스키가 쓴 불안과 공황의 정복-워크북을 보라). 실패에 대한 교정적 피드백을 제공하면서 성공을 검토하고 강화하라.

10. 내담자에게 공황발작을 일으키고 내담자가 두려워하는 부정적인 결과가 일어나는 상황, 즉 내담자가 두려워하거나 회피하는 상황들에 점진적이고 반복적으로 노출되는 것을 경험한다. (23, 24, 25)

23. 퇴역군인 또는 현역군인 내담자가 공황반응과 연관된 불안을 일으키는 상황의 위계를 작성하도록 지시하고 지원하라. 현역군인 내담자에 대한 제안들에는 소총 쥐기, 군대 차량 탑승하기, 적과 접촉할 가능성이 있는 전투 임무에 나아가기가 포함될 수 있다.

24. 퇴역군인 또는 현역군인 내담자에게 가능성이 매우 높은 최초의 노출을 선택하라. 증상을 관리할 계획을 수립하고 상상 속에서 그 계획을 시연하라.

25. 퇴역군인 또는 현역군인 내담자에게 상황노출을 경험하고 반응을 기록하는 과제 연습을 부여하라(예: 종스마가 쓴 성인 심리치료 과제 계

획서 제2판에 실린 "공황적 공포의 점진적 감소", 바로우와 크래스키가 쓴 불안과 공황의 정복-워크북, 안토니와 맥카비가 쓴 공황에 대한 10개의 간단한 해결책). 실패에 대해서는 교정적인 피드백을 제공하면서 성공을 검토하고 강화하라.

11. 잠재적인 장래의 불안 증상을 관리할 재발방지 전략들을 시행한다. (26, 27, 28, 29)

26. 퇴역군인 또는 현역군인 내담자와 실수와 재발의 차이에 관해 논의하라. 실수는 최초의 돌이킬 수 있는 증상들, 두려움, 회피하고자 하는 충동과 연관 짓고, 재발은 두려워하고 회피하는 패턴으로 돌아가고자 하는 결정과 연관 지어라.

27. 퇴역군인 또는 현역군인 내담자와 재발이 일어날 수 있는 미래상황이나 환경을 확인하고 머릿속으로 관리하는 연습을 하라. 실수를 관리할 계획을 검토하라.

28. 퇴역군인 또는 현역군인 내담자에게 치료에서 배운 전략들을 가능한 한 많이 자신의 삶에 포함시키면서 일상적으로 사용하도록 가르쳐라.

29. 퇴역군인 또는 현역군인 내담자가 나중에 사용할 수 있도록 대처전략들과 다른 중요한 정보(예: "천천히 호흡하라", "당면한 과제에 집중하라", "당신은 관리할 수 있다", "그것은 사라질 것이다")를 적은 "대처 카드"를 작성하라.

12. 계속 두려워하고 회피하는 것의 비용과 편익을 말로 표현한다. (30)

30. 퇴역군인 또는 현역군인 내담자의 공황 증상들을 강화하는 이차적 이득의 유무를 조사하라(예: 전투 임무에 나아가지 않아도 되는 것, 장애 혜택이 거부되지 않도록 보장되는 것). 이 행동의 장기적 함의에 관해 논의하라.

13. 비현실적으로 두려워하는 대상이나 상황 그리고 공황 자극이 환기시킨 과거의 정서적으로 고통스러운 경험과 별개의 현실들을 말로 표현한다. (31, 32, 33)

14. 공황 증상들이 삶을 통제하거나 일반적인 책임을 계속해서 회피하는 것을 허용하지 않도록 전념한다. (34)

15. 추적회기로 돌아와서 경과를 추적하고, 성과를 강화하고, 장애물을 해결한다. (35)

16. 현역군인이 파병되기로 예정되어 있다면 돌봄 계획을 수립한다. (36, 37)

31. 퇴역군인 또는 현역군인 내담자의 현재 비합리적인 두려움과 과거의 정서적 고통 또는 외상을 명확하게 하고 분간하라. 최소화하거나 무시하지 않도록 주의하라.

32. 퇴역군인 또는 현역군인 내담자가 과거에 경험한 외상과 관련된 감정을 적극적 경청, 긍정적 관심, 질문하기를 통해 나누도록 권면하라.

33. 정당한 이유가 있다면, 퇴역군인 또는 현역군인 내담자에게 외상 후 스트레스 장애에 대한 치료를 제공하라.

34. 퇴역군인 또는 현역군인이 군대의 의무, 가족 활동, 사회활동을 공황에 집중하기 위해 벗어나거나 회피하기보다는 철저히 해내도록 지지하라.

35. 치료를 종료한 후 퇴역군인 또는 현역군인을 위해 한 달에서 세 달에 걸친 "추수회기"를 계획하라.

36. 현역군인 내담자가 자신이 파견될 지역에 있는 정신건강 자원들을 식별하도록 도와라.

37. 현역군인 내담자에게 파병 과도기에 필요한 충분한 약이 있음을 확인하라.

___. ______________________________

____

___. ______________________________

____

___. ______________________________

____

___. ______________________________

____

___. ______________________________

____

___. ______________________________

____

진단 제안

ICD-9-CM	ICD-10-CM	DSM-5 장애, 상태 또는 문제
300.01	F41.0	공황장애
300.21	F40.00	광장공포증
300.22	F40.00	광장공포증
309.81	F43.10	외상 후 스트레스 장애
300.29	F40.xxx	특정 공포증
______	______	______
______	______	______

23

파병과 관련된 자녀양육 문제

행동정의

1. 배우자가 파병된 동안 홀로 자녀를 양육하는 것이 어렵다고 말한다.
2. 배우자가 파병된 동안 양육책임에 압도된 감정을 말로 표현한다.
3. 파병되지 않은 부모가 가족들에게 적절하게 제공하기에는 수입이 부족하다고 말한다.
4. 부모로서 부적절하다는 느낌을 보고한다.
5. 파병 때문에 자녀를 떠나는 것에 대해 과도한 죄책감을 보고한다.
6. 파병되지 않은 부모는 참을성 부족과 자녀에 대한 적대감을 보인다.
7. 파병된 부모에 대한 원한과 분노의 감정을 말로 표현한다.
8. 파병되지 않은 부모는 자녀양육에 대한 사회, 군대, 공동체의 지지가 부족함을 보고한다.
9. 자녀는 그 현역군인 부모가 파견된 동안 대립적이고 반항적인 행위의 증가를 보인다.
10. 자녀는 파병된 부모의 부재와 관련된 가족적, 학업적, 사회적 기능에서 어려움을 보인다.
11. 자녀는 양쪽 부모 모두에게 적대감을 보인다.

___. ______________________________

____

___. ______________________________

____

___. ______________________________

____

장기목표

1. 더 효과적인 자녀양육을 촉진할 새로운 자녀교육 기술을 발전시킨다.
2. 자녀교육의 적합성과 적격성에 대한 더 큰 의식을 얻는다.
3. 가족을 부양하는 데 필요한 적절한 재원을 확보한다.
4. 자녀를 떠나는 것을 둘러싼 죄책감 문제를 해소한다.
5. 파병과 관련된 자녀양육의 도전들에 도움이 될 가족과 공동체의 자원을 개발한다.
6. 저항하고 반항하는 아이를 위한 교육적이고 심리적인 지원을 추구한다.

___ . ____

____

___ . ____

____

___ . ____

____

단기목표

1. 현역군인 내담자의 파병이 가족에게 미치는 구체적인 영향을 포함해서 현재 자녀양육 상황을 말한다. (1, 2, 3)

2. 자녀양육의 주요 문제를 확인하고 그 해결을 위해 노력한다. (4, 5, 6, 7)

치료개입

1. 현재 문제들의 정도와 파병 이후 가족 안의 사정이 어떻게 달라졌는지를 고려하면서 종합적인 평가를 마쳐라. 가능하면 파병되지 않은 부모와 파병된 현역군인 내담자 양쪽 모두와 말하라.
2. 파병이 얼마나 자신의 자녀양육 능력과 가족에 영향을 주었는지에 관해 다른 "남겨진" 부모들하고 이야기를 나눌 것을 파병되지 않은 부모에게 요청하라.
3. 현역군인 내담자의 파병에 앞서 "한 부모"가 되는 것에 관한 자신의 기대를 말하도록 파병되지 않은 부모에게 요청하라.
4. 파병되지 않은 부모에게 자신이 다루고 있는 자녀양육 문제들의 목록을 작성하는 과제를 부여하라. 가장 고통스러운 문제부터 가장 고통스럽지 않은 문제까지 순서대로 등급을 매겨라.
5. 파병되지 않은 부모가 중도 수준의 문제를 확인할 때 도와라.
6. 파병되지 않은 부모가 가능한 해결책을 브레인스토밍하고, 행동계획에 관해 결정하며, 해결책을 시행하고, 경과를 관찰하며 필요할 경우 수정하는 것을 지원하라.

7. 성공을 강화하고 파병되지 않은 부모에게 자신의 문제 목록에 있는 문제들을 계속 해결하도록 권면하라.

3. 재정문제의 원인을 알아내고 재정적 요구를 만족시킬 계획을 세운다. (8, 9)

8. 파병되지 않은 부모와 현역군인 내담자에게 지출과 자산에 대한 광범위한 목록을 작성하는 과제를 부여하라. 필수품과 사치품을 구별하라.

9. 파병되지 않은 부모에게 자신의 지역 기지나 진지에 있는 군대 재정 상담관과 만나도록 권면하라.

4. 자녀양육과 관련된 부적절감, 무력감, 좌절감을 표현한다. (10, 11)

10. 파병되지 않은 부모가 자신의 감정을 개방적이고 정직하게 표현할 수 있는 치료환경을 조성하라.

11. 다른 내담자의 경험과 유사점을 찾고 자녀양육에서 일반적이고 예상되는 문제에 대해 교육함으로써 파병되지 않은 부모의 감정을 정상적인 것으로 여겨라.

5. 파병된 부모에 대한 분노의 감정을 표현한다. (12, 13, 14)

12. 파병되지 않은 부모가 현역군인인 배우자에 대한 분노를 인정하도록 권면하라. 그 감정을 다루어라.

13. 파병되지 않은 부모가 자신의 분노의 이유를 확인하도록 지원하라(예: 외로움, 부적절함, 무력함의 감정).

14. 파병되지 않은 부모가 자신의 분노를 현역군인인 배우자에게 위협적이지 않고 비난하지 않는 방식으로 전하도록 권면하라. 실제 대화에 앞서 파병되지 않은 부모와 함께 그 대화를 역할놀이로 해보라.

6. 파병이 아이에게 미치는 영향에 대해 이해한 것을 말로 표현한다. (15, 16)

15. 파병된 다른 부모에 관한 자신의 감정을 이야기할 때 자녀를 지지하라는 과제를 파병되지 않은 부모에게 부여하라.

16. 파병되지 않은 부모와 현역군인 부모에게 엘

리스가 쓴 전쟁터로 떠나는: 군 자녀들의 목소리 읽는 과제를 부여하라.

7. 파병 때문에 아이를 떠나는 것과 관련된 개인적인 죄책감을 인정한다. (17, 18)

17. 현역군인 부모와의 소통 채널(예: 이메일, 전화, 웹캠)이 존재한다면, 그 현역군인 부모가 집을 떠나는 것에 대한 자신의 죄책감을 전할 수 있도록 도와라. 그 감정을 다루어라.

18. 현역군인 내담자에게 자신의 감정에 관해 행동 건강 전문가나 파병부대의 군목과 이야기하도록 권면하라.

8. 파병된 부모에게 파병기간 동안 자녀양육에서 더 적극적인 역할을 맡으라고 요청한다. (19)

19. 현역군인 배우자에게 파병기간 중 자녀교육에서 더 적극적인 역할(예: 중요한 자녀양육 문제에 대해 함께 결정하기, 정기적인 전화통화 중에 부모로서의 지도 늘리기)을 맡으라고 이야기하도록 파병되지 않은 부모를 권면하라. 파병되지 않은 부모가 어떤 결정을 내릴 때 현역군인 내담자는 지지해야 한다는 점을 재확인하라.

9. 아동발달, 특히 부모와의 분리가 자녀에게 미치는 영향에 대해 이해한 것을 말로 표현한다. (20)

20. 내담자에게 쉐퍼와 디제로니모가 쓴 연령과 단계: 정상적인 아동발달에 대한 부모 지침서를 읽는 과제를 부여하라.

10. 입증된 자녀교육 기법을 배운다. (21, 22)

21. 파견되지 않은 부모가 긍정적이고 부정적인 강화, 자연스럽고 논리적인 결과, 명백한 경계선 설정, 지속적으로 결과를 관리하고 철저하게 이행하기, 그리고 "타임아웃"과 같은 자녀교육 기법을 배우도록 도우라.

22. 파병가지 않고 남은 부모와 현역군인 부모에게 자녀교육 훈련 지침서를 읽고 활용하도록 요청하라(예: 딩크메이어, 멕케이, 딩크메이어가 쓴 부모의 핸드북: 효과적인 자녀교육을 위한 체계적 훈련).

11. 입증된 기법들을 매일 실행한다. (23)

23. 파병되지 않은 부모에게 자녀양육 기법들을 실행하고 경과를 기록하는 과제를 부여하라 (또는 종스마가 쓴 성인 심리치료 과제 계획서 제2판에 실린 "자녀교육에서 강화원리 활용하기"라는 과제를 부여하라). 회기 중간에 건설적인 피드백을 제공하라.

12. 자녀양육 책임을 도울 수 있는 지역공동체의 지지를 확인하고 활용한다. (24)

24. 파병되지 않은 부모에게 기지나 진지 안팎에 위치한 자녀양육 책임을 돕고, 아이를 돌볼 수 있는 지역공동체 자원(교회, 가족자원센터, 소년소녀 생활지도 자원봉사단체)을 확인하는 과제를 부여하라. 파병되지 않은 부모가 도움을 청할 때 그 부모를 강화하라.

13. 자녀양육 책임을 도울 수 있는 가족과 친구들을 확인하고 활용한다. (25)

25. 파병되지 않은 부모가 아기 돌봄, 쇼핑 등을 도울 수 있는 가족 구성원과 친구들을 확인하도록 지원하라. 파병되지 않은 부모가 도움을 청할 때 그 부모를 강화하라.

14. 자녀를 위한 심리 서비스를 준비한다. (26, 27)

26. 아동기 행동문제를 다루는 훈련이 된 아동 심리학자나 다른 행동 건강 전문가와 만나기로 약속하라.

27. 적절한 경우에는 부모가 가족상담회기에 참여하도록 강화하라.

15. 자녀의 교사를 만나 아이의 현재 상황에 대해 논의한다. (28)

28. 부모에게 자녀의 교사와 약속하고 만나서 자녀의 문제에 대한 배경정보를 제공하고 교사에게 경과와 자녀의 행동에 관한 새로운 정보를 알려달라고 요청하라.

16. 개인의 스트레스 완화 활동 또는 행동을 개발한다. (29)

29. 파병되지 않은 부모가 자신이 즐거워하고 스트레스도 완화시켜주는 활동에 참여하도록 권면하라.

17. 향상된 자녀양육 능력, 효과, 확신에 대한 느낌을 말로 표현한다. (30, 31, 32)

30. 부모에게 새로운 부모전략들을 실행하고 충실히 따르는 것에 대해 지속적인 지지와 격려를

제공하면서 필요하다면 교정적인 피드백을 제공하라.

31. 현역군인 부모가 파병된 기간 동안 파병되지 않은 부모가 참석할 "추적회기"를 계획하라.
32. 현역군인 부모가 파병에서 복귀한 후에는 자녀양육 팀의 필요성과 같은 재파병 자녀양육 문제들을 논의하기 위한 가족상담회기를 계획하라(또는 종스마가 쓴 성인 심리치료 과제 계획서 제2판에 실린 "팀으로서 자녀양육"이라는 과제를 부여하라).

___. ______________________ ___. ______________________
______________________ ______________________
___. ______________________ ___. ______________________
______________________ ______________________
___. ______________________ ___. ______________________
______________________ ______________________

진단 제안

ICD-9-CM	ICD-10-CM	DSM-5 장애, 상태 또는 문제
V61.20	Z62.820	부모-자녀 관계 문제
309.24	F43.22	불안을 동반한 적응장애
309.28	F43.23	혼합된 불안과 우울한 정서를 동반한 적응장애
V61.10	Z63.0	배우자나 친밀한 파트너와의 관계적 고통
______	______	______
______	______	______

24

수행 향상 보조제 사용

행동정의

1. 임상적으로 중요한 손상을 초래하는 수행 향상 보조제 사용의 패턴을 보인다.
2. 건강, 사회, 직업에서 발생하는 부정적 결과에도 불구하고 지속적으로 수행 향상 보조제를 사용한다고 말한다.
3. 수행 향상 보조제를 사용한 후에 불안, 분노, 공격성의 증가를 보인다.
4. 수행 향상 보조제를 사용한 후에 불안, 우울, 정신증 증상이 발현했다고 말한다.
5. 부대가 실시한 무작위 소변검사에 통과하지 못했다고 말한다.

___. ______________________________

___. ______________________________

___. ______________________________

장기목표

1. 모든 비처방약물과 불법으로 얻은 수행 향상 보조제 사용을 삼간다.
2. 이전의 신체 및 정서 건강의 수준으로 돌아간다.
3. 보조제를 사용하지 않고 신체적 활력과 수행력을 향상시킨다.

___. ______________________________

___. ______________________________

___. ______________________________

단기목표

1. 수행 향상 보조제 사용의 병력과 세부사항에 대해 말한다. (1, 2)
2. 의학적 평가와 정신과적 평가에 협조한다. (3)
3. 모든 의학적 권고와 조언을 철저하게 따른다. (4)
4. 수행 향상 보조제가 유발할 수 있는 부정적인 건강상의 결과에 대해 이해한 것을 말로 표현한다. (5, 6)
5. 모든 수행 향상 보조제를 폐기한다. (7)
6. 수행 향상 보조제를 복용하는 이유를 자세히 말한다. (8, 9, 10)

치료개입

1. 수행 향상 보조제 사용의 특성을 사용기간, 빈도, 현재 기능에 미치는 영향, 사용한 수행 향상 보조제의 유형을 포함해서 평가하라(예: 단백동화 스테로이드, 크레아틴, 에페드라).
2. 수행 향상 보조제(예: 보조제는 전혀 건강을 위협하지 않는다. 모든 운동선수가 보조제를 사용한다)에 관한 퇴역군인 또는 현역군인의 관점을 평가하라.
3. 퇴역군인 또는 현역군인 내담자를 군대나 보훈부 의사 또는 정신과 의사에게 의뢰해서 수행 향상 보조제 사용과 관련해서 신체 또는 정서에 어떤 부정적인 결과가 없는지 평가하라.
4. 퇴역군인 또는 현역군인 내담자가 의학적, 정신과적, 식이요법적 권고에 순응하는지 관찰하라.
5. 퇴역군인 또는 현역군인 내담자에게 수행 향상 보조제의 잠재적이고 부정적인 건강상의 결과에 대해 교육하라.
6. 퇴역군인 또는 현역군인 내담자에게 수행 향상 보조제의 효능을 온라인상에서 평판이 좋은 인터넷 소스(예: WebMD, 국립건강연구소(National Institute of Health))를 통해 조사하는 과제를 부여하라.
7. 퇴역군인 또는 현역군인 내담자에게 모든 수행 향상 보조제를 폐기하는 과제를 부여하라. 내담자가 그 보조제를 친구에게 주지 않게 하라.
8. 퇴역군인 또는 현역군인 내담자에게 수행 향상 보조제를 사용하는 이유의 목록을 작성하는 과제를 부여하라. 상담회기에서 그 목록을 다루어라.

9. 퇴역군인 또는 현역군인 내담자가 그 수행 향상 보조제가 일으키는 일시적인 긍정적인 감정을 확인하도록 도와라.

10. 퇴역군인 또는 현역군인 내담자와 함께 수행 향상 보조제에 관해 배울 수 있는 곳(다른 현역군인, 친구, 가족 구성원)을 탐색하라. 관련된 자료를 다루어라.

7. 많은 사람이 지각된 연약함을 극복하기 위해 수행 향상 보조제를 사용한다는 이해를 말로 표현한다. (11, 12, 13)

11. 퇴역군인 또는 현역군인 내담자에게 힘과 권력, 아름다움은 어떤 희생을 치르더라도 얻어야만 한다는 군대 안과 민간사회에 만연한 관점에 관해 교육하라.

12. 퇴역군인 또는 현역군인 내담자에게 자신의 역량에 대한 목록을 작성하는 과제를 부여하라. 상담회기에서 그 목록을 다루어라.

13. 환경실험 과제(예: 사람들이 그 퇴역군인 또는 현역군인 내담자가 특별히 연약하다고 본다면, 그 친구나 상관, 동료 군인에게 이 점에 대해 물어라)를 부여함으로써 퇴역군인 또는 현역군인 내담자가 지각된 연약함에 대항하는 것을 지원하라.

8. 신체적 활력, 힘과 능력에서 지각된 약점을 공개한다. (13, 14, 15)

13. 환경실험 과제(예: 사람들이 그 퇴역군인 또는 현역군인 내담자가 특별히 연약하다고 본다면, 그 친구나 상관, 동료 군인에게 이 점에 대해 물어라)를 부여함으로써 퇴역군인 또는 현역군인 내담자가 지각된 연약함에 대항하는 것을 지원하라.

14. 퇴역군인 또는 현역군인 내담자에게 신체적 활력, 힘, 능력에서 지각된 자신의 연약함에 관한 목록을 작성하는 과제를 부여하라. 상담회기에서 그 목록을 다루어라.

15. 이 지각된 연약함의 원천(예: 가족, 상관의 비

판)과 어떤 요소가 이러한 지각을 유지하는지 탐색하라(예: 부적응적 사고, 비판적인 상관).

9. 지각된 신체적 한계와 관련해서 부적절함과 불안전함에 관한 감정들을 표현한다. (16, 17, 18)

16. 그 퇴역군인 또는 현역군인 내담자의 부적절함과 불완전함에 관한 감정들을 개방적이고 솔직하게 표현하는 데 도움이 되는 치료적 환경을 조성하라. 치료회기에서 그 감정들을 다루어라.

17. 부적응적인 지각을 대체할 적응적인 지각을 형성함으로써 퇴역군인이나 현역군인 내담자의 부적절함과 불완전함에 관한 감정들에 도전하라(또는 종스마가 쓴 성인 심리치료 과제 계획서 제2판에 실린 "자기파괴적인 사고들을 일지에 기록하고 대치하라"라는 과제를 부여하라).

18. 퇴역군인 또는 현역군인 내담자가 부적절함에 대한 자신의 관점을 지지하지 않는 증거(예: 사격장에서 만점을 기록, 체력검사를 상위 10%로 마침)를 찾아보도록 지원하라.

10. 동조압박과 수행 향상 보조제 사용 사이의 연관성을 인정한다. (19, 20, 21)

19. 퇴역군인 또는 현역군인 내담자에게 동조압력이 행동에 끼칠 수 있는 중요한 영향에 대해 교육하라.

20. 퇴역군인 또는 현역군인 내담자에게 그의 인생에서 동조압력이 자신에게 영향을 미친 때를 열거하는 과제를 부여하라.

21. 퇴역군인 또는 현역군인 내담자에게 동조압력과 싸울 도구를 개발하는 과제를 부여하라(예: 새로운 사회망을 형성하라, 동조압력이 발생하기 전에 예상하는 법을 배우라).

11. 자연스럽게 활력과 힘을 향상시키는 방법인 신체 운동을 늘린다. (22)

22. 퇴역군인 또는 현역군인 내담자에게 매주 적어도 5일은 유산소 운동과 무산소 운동에 초점을 맞춘 신체활동에 참여하는 과제를 부여하라.

12. 수행 향상 보조제에 대한 절제를 유지하는 것과 관련된 치료계획과 목표에 대해 논의한다. (23, 24)

13. 무작위 소변검사를 통과한다. (25)

23. 현역군인 내담자가 자신의 지휘체계에 있는 사람과 함께 치료에 대한 자신의 목표에 대해 말하도록 권면하라.

24. 치료경과에 대한 최신 정보를 지휘계통에 갱신해서 보고하도록 현역군인 내담자를 권면하라. 필요하다면 수행 향상 보조제를 끊은 상태를 유지하도록 지원을 요청하라.

25. 퇴역군인 또는 현역군인 내담자가 보조제 사용 여부를 알기 위한 무작위 소변검사에 따르도록 조정하라. 퇴역군인 또는 현역군인 내담자가 무작위 소변검사를 통과한 것을 인정하고 강화하라.

___. ______________________________
____

___. ______________________________
____

___. ______________________________
____

___. ______________________________
____

___. ______________________________
____

___. ______________________________
____

진단 제안

ICD-9-CM	ICD-10-CM	DSM-5 장애, 상태 또는 문제
305.90	F19.10	기타(또는 알려지지 않은) 물질 사용 장애, 경도
292.89	F19.229	기타(또는 알려지지 않은) 물질 중독을 동반한 기타(또는 알려지지 않은) 물질 사용 장애, 중등도 또는 고도
292.1	F19.259	기타(또는 알려지지 않은) 물질 유발 정신병적 장애를 동반한, 기타(또는 알려지지 않은) 물질 사용 장애, 중등도 또는 고도
292.84	F19.24	기타(또는 알려지지 않은) 물질 유발 우울장애를 동반한 기타(또는 알려지지 않은) 물질 사용 장애, 중등도 또는

		고도
292.89	F19.280	기타(또는 알려지지 않은) 물질 유발 불안장애를 동반한 기타(또는 알려지지 않은) 물질 사용 장애, 중등도 또는 고도
292.9	F19.99	상세불명의 기타(또는 알려지지 않은) 물질 관련 장애
300.7	F45.22	신체변형장애
______	______	______
______	______	______

25

공포증

행동정의

1. 흔히 군대에서 발견하거나 만날 수 있는 특정한 대상이나 상황에 대한 지속적이고 불합리한 두려움을 말한다. 공포 자극은 즉각적인 불안 반응을 일으키기 때문에 회피행동을 촉진한다.
2. 공포 자극이나 두려워하는 환경을 회피하거나 고통스럽게 견디어낸다. 이로 인해 군대 임무와 사회적 기능에서 지장을 받는다.
3. 군복무에 한정된 것이거나 요구될 수 있는 특정 공포증을 회피한다(예: 방독면 사용, 비행 공포, 수면 아래로 잠수하는 것에 대한 두려움).
4. 그 공포가 불합리한 것임을 인지하지만 공포가 지속되는 것을 인정한다.
5. 공포를 극복하는 것에 대한 무능함 그리고 상관들과 동료들의 압력 때문에 자신에 대한 부정적 감정을 일으킨다.
6. 공황장애의 어떤 증거도 보이지 않는다.

___. ____

____

___. ____

____

___. ____

____

이번 장 내용은 약간 수정한 부분이 있기는 하지만 대부분 다음의 책에 나오는 것이다. A.E. Jongsma, Jr., L. M, Peterson, T. J. Bruce가 쓴 The Complete Adult Psychotherapy Treatment Planner, 4th ed. (Hoboken, NJ: John Wiley & Sons, 2006).

장기목표

1. 전에 불안 공포를 일으킨 특정 자극 대상이나 상황에 대한 두려움을 감소시킨다.
2. 특정 대상이나 상황에 대한 공포 회피를 감소시키고, 편안하고 자립적으로 그 환경에서 움직일 수 있게 된다.

3. 두려워하는 대상이나 상황을 극복하기 어려워하는 데서 비롯된 자신에 대한 부정적 감정을 없앤다.
4. 군대 임무에서의 방해를 제거하고 두려워하는 대상이나 상황으로 인한 고통을 없앤다.

___ . ____

____

___ . ____

____

___ . ____

____

단기목표

1. 공포증의 병력과 특성, 기능에 미치는 영향과 그 공포증을 극복하기 위한 시도에 대해서 말한다. (1, 2, 3, 4)

치료개입

1. 퇴역군인 또는 현역군인 내담자의 공포증적 두려움을 촉진하는 대상이나 상황을 탐색하고 식별하라. 군대의 임무와 관련되어 군인들에게서 가장 흔하게 볼 수 있는 공포증은 폐쇄된 공간, 비행, 제한된 호흡이나 질식에 대한 두려움임을 명심하라.
2. 두려움의 초점, 회피의 유형(주의산만, 도피, 타인 의존), 증상의 발달, 장애를 포함해서 내담자의 두려움과 회피를 평가하라.
3. 일련의 측정으로 경과 평가가 가능한 표준화된 척도를 사용해서 공포증 증상이 퇴역군인 또는 현역군인 내담자의 직업적 기능과 사회적 기능에 미친 영향을 평가하라(예: 벌링게임, 램버트, 레이싱어가 작성한 결과설문지 OQ-45.2).
4. 공포증 증상이 그 현역군인의 직무수행에 영향을 끼치는 정도를 측정하기 위해 현역군인의 직속상관(예: 분대장, 부소대장, 선임하사)과 이야기하라.

(단기목표)

2. 공포증의 특징을 평가하기 위해 고안된 심리검사를 마친다. (5)

(치료개입)

5. 공포반응의 정도와 범위를 더 측정하기 위해 퇴역군인 또는 현역군인 내담자에게 자기보고식

검사(예: 안토니가 제작한 특정 공포증 척도)를 시행하라.

3. 향정신성 약물 처방을 위한 처방의의 평가에 협조한다. (6, 7, 8)

6. 퇴역군인 또는 현역군인 내담자가 요청할 경우나 내담자가 점진적인 노출에 순응적이지 않을 것 같을 경우 또는 직업적 기능이나 사회적 기능이 심각하게 손상되었을 경우에는 향정신성 약물의 처방을 위한 평가를 예약하라.
7. 처방 순응도, 부작용, 투약의 전반적인 효능을 알아보기 위해 퇴역군인 또는 현역군인 내담자를 관찰하라. 일정한 간격으로 처방의와 협의하라.
8. 현역군인 내담자의 부대 지휘부에 내담자의 상태, 안전에 대한 잠재적인 부정적 영향, 약을 복용하는 동안 직무상 제한사항에 관한 최신 정보를 제공하라.

4. 공포증과 그 치료에 관한 정확한 이해를 말로 표현한다. (9, 10, 11)

9. 퇴역군인 또는 현역군인 내담자와 함께 공포증이 매우 흔하고, 자연스럽지만 비합리적인 표현인 투쟁 또는 도피반응이 약함의 표현이 아니며, 불필요한 고통과 당황, 장애를 유발한다는 데 대해 논의하라.
10. 퇴역군인 또는 현역군인 내담자와 함께 공포증적 두려움이 어떻게 두려워하는 대상이나 상황에 대한 긍정적이고 교정적인 경험을 배제한 불합리한 두려움과 회피의 "공포 순환"에 의해 유지되는지 논의하고, 어떻게 치료가 이런 경험들을 촉진함으로써 이 순환을 깨뜨리는지 논의하라(크래스키, 안토니, 바로우가 쓴 특정 공포증의 정복-치료자 지침서나 브루스와 샌더슨이 쓴 특정 공포증을 보라).
11. 퇴역군인 또는 현역군인 내담자에게 특정 공포증에 관한 도서들이나 치료 지침서에서 심

리교육에 관한 장들을 읽는 과제를 부여하라(예: 크래스키, 안토니, 바로우가 쓴 특정 공포증의 정복-내담자 지침서나 본이 쓴 불안과 공포증 워크북, 마크스가 쓴 두려움과 함께 살기).

5. 불안의 인지적, 생리적, 행동적 요소와 그 치료에 대한 이해를 말로 표현한다. (12, 13, 14)

12. 퇴역군인 또는 현역군인 내담자와 함께 공포증이 어떻게 비현실적인 위협의 인식, 두려움에 대한 신체적 표현, 위협하는 것에 대한 회피를 포함하는지와 이 세 요소가 어떻게 상호작용해서 문제를 유지하는지에 관해 논의하라(크래스키, 안토니, 바로우가 쓴 특정 공포증의 정복-치료자 지침서, 브루스와 샌더슨이 쓴 특정 공포증을 보라). 바늘에 대한 공포증이 있는 사람이 기초 군사훈련 중 최초의 접종과정에서 어떻게 반응할지에 대한 사례를 활용하라.

13. 퇴역군인 또는 현역군인 내담자와 함께 사고패턴을 바꾸고 인지오류를 제거하는 것이 어떻게 공포증 반응을 감소시키고, 불안 증상의 심각도와 재발, 영향을 최소화하는지에 관해 논의하라.

14. 퇴역군인 또는 현역군인 내담자와 함께 어떻게 노출이 학습된 공포를 둔감하게 하고, 자신감을 형성하고, 성공경험의 새로운 이력을 쌓아 올림으로써 더 편하게 느끼게 하는 수단의 역할을 하는지 논의하라(크래스키, 안토니, 바로우가 쓴 특정 공포증의 정복-치료자 지침서, 브루스와 샌더슨이 쓴 특정 공포증을 보라). 실제 진급심사위원회에 참석하기 전에 상관들이 부하들을 어떻게 모의 진급 위원회 앞에서 연습하게 하는지에 관한 사례를 활용하라.

6. 불안 증상들을 감소시키고 관리하기 위한 진정기술과 대처전략들을 배우고 실

15. 퇴역군인 또는 현역군인 내담자에게 공포스러운 대상이나 상황과 만날 때 나타날 수 있는

행한다. (15, 16, 17, 18)

불안 증상들을 다루기 위한 불안 관리 기술들(예: 행동목표에 계속 집중하기, 근육이완, 횡격막 호흡, 긍정적 자기대화)을 교육하라. EB

16. 퇴역군인 또는 현역군인 내담자에게 공포반응 동안 신체적 변화에 대한 내적 집중에 집착하는 대신 외부 자극과 행동 책임에 계속 집중하도록 교육하라. 달리기나 행진 중에 호흡과 발 딛기에 집중하는 것이 어떻게 주의력 피로와 고통을 피하게 하는지에 관한 사례를 활용하라. EB

17. 퇴역군인 또는 현역군인 내담자에게 매일 진정기술을 연습하는 과제를 부여하라. 실패에 대해 교정적인 피드백을 제공하면서 성공을 검토하고 강화하라. EB

18. 진정기술을 배울 때 퇴역군인 또는 현역군인 내담자가 거둔 성공을 촉진하기 위해 바이오피드백 기법을 활용하라. EB

EB 7. 응용 긴장기술들을 배우고 실행한다. (19, 20)

19. 퇴역군인 또는 현역군인 내담자에게 피와 주사, 부상 등을 포함한 두려운 대상이나 상황과 조우할 때 기절하지 않도록 돕기 위해 목과 상체 근육을 진정시키고 뇌에서 흘러나오는 피를 줄이기 위한 응용 긴장을 교육하라(오스트, 헬레니어스, 스터너가 쓴 행동연구와 치료에 실린 "혈액공포증 치료에서 응용 긴장, 실제 노출과 긴장만 하기"를 보라). EB

20. 퇴역군인 또는 현역군인 내담자에게 매일 응용 긴장기술을 연습하는 과제 훈련을 부여하라. 실패에 대한 교정적 피드백을 제공하면서, 성공을 검토하고 강화하라. EB

EB 8. 편향되고 두려움에 찬 자기대화를 확인하고 이의를 제기하며, 긍정적이고 현실적이며 힘을 북돋우는 자기대화로 대치

21. 공포반응을 매개하는 퇴역군인 또는 현역군인 내담자의 도식과 자기대화를 탐색하라. 내담자가 왜곡된 메시지를 현실에 기반한 긍정적 자

한다. (21, 22, 23)

기대화로 대치하도록 지원하라.

22. 퇴역군인 또는 현역군인 내담자에게 두려움에 찬 자기대화를 확인하고 현실에 기반한 대안적인 자기대화를 만드는 과제 연습을 부여하라(또는 종스마가 쓴 성인 심리치료 과제 계획서 제2판에 실린 "자기파멸적 사고의 일지를 쓰고 대체하기"라는 과제를 부여하라). 실패에 대한 교정적 피드백을 제공하면서, 성공을 검토하고 강화하라.

23. 행동기법을 사용해서 퇴역군인 또는 현역군인 내담자에게 심각한 결과 없이 불안 증상을 견디어낼 준비를 하도록 할 긍정적 자기대화를 훈련시켜라(또는 종스마가 쓴 성인 심리치료 과제 계획서 제2판에 실린 "긍정적 자기대화"라는 과제를 부여하라).

9. 두려워하거나 회피하는 공포의 대상이나 상황에 반복해서 노출되는 것을 견딘다. (24, 25, 26)

24. 퇴역군인 또는 현역군인 내담자에게 공포반응과 관련된 불안을 일으키는 상황들의 위계를 작성하도록 지시하고 지원하라. 현역군인을 위한 제안에는 한 번에 몇 분씩만 보호두건 없이 방독면 쓰고 점차 시간 늘려가기, 시동이 켜있지만 이륙하지 않는 헬리콥터 안에 앉아있기 등이 포함될 수 있다.

25. 퇴역군인 또는 현역군인 내담자에게 성공의 경험이 될 가능성이 높은 최초의 노출을 선택하라.

26. 퇴역군인 또는 현역군인 내담자에게 상황노출을 시행하고 반응을 기록하는 과제 연습을 부여하라(종스마가 쓴 성인 심리치료 과제 계획서 제2판에 실린 "공포증적 두려움을 점진적으로 감소시키기", 크래스키, 안토니, 바로우가 쓴 특정 공포증의 정복-내담자 지침서나 본이 쓴 불안과 공포증 워크북, 마크스가 쓴 두려

움과 함께 살기를 보라). 실패에 대한 교정적 피드백을 제공하면서, 성공을 검토하고 강화하라.

10. 장래의 잠재적인 불안 증상들을 관리하기 위한 재발방지 전략들을 시행한다. (27, 28, 29, 30)

27. 퇴역군인 또는 현역군인 내담자와 실수와 재발의 차이에 대해 논의해라. 실수는 일시적이고 돌이킬 수 있는 증상, 두려움, 회피하고자 하는 충동이 복귀한 것과 연관 짓고, 재발은 언제나 분노의 오래된 패턴으로 돌아가려는 선택과 연관 지어라.

28. 퇴역군인 또는 현역군인 내담자와 함께 재발이 일어날 수 있는 미래상황이나 환경을 확인하고 증상의 관리를 머릿속으로 시연하라. 재발관리 계획을 검토하라.

29. 퇴역군인 또는 현역군인 내담자에게 치료에서 배운 전략들을 가능한 한 많이 자신의 삶의 일부로 만들면서 일상에서 사용하도록 교육하라.

30. 퇴역군인 또는 현역군인 내담자가 나중에 사용할 대처 기법들과 다른 중요한 정보들을 적은 "대처 카드"(예: "너는 안전하다", "당면한 임무에 집중하라", "그 상황에 머물러 있어라" "불안이 지나가게 하라")를 만들어라.

11. 계속해서 두려워하고 회피하는 것의 비용과 편익을 말로 표현한다. (31)

31. 퇴역군인 또는 현역군인 내담자의 공포 행동을 탈출이나 회피 기제를 통해 강화하는 이차적 이익의 존재를 탐색하라(예: 전투 임무에 나가지 않아도 됨, 장애 혜택이 부정되지 않음을 보장). 이 행동의 장기적 함의에 대해 논의하라.

12. 비합리적으로 두려워하는 대상이나 현실 그리고 공포 자극에 의해 재현되는 과거의 고통스러운 경험이라는 분리된 현실들을 말로 표현한다. (32, 33)

32. 퇴역군인 또는 현역군인 내담자가 현재 겪는 비합리적인 공포와 과거의 정서적 고통이나 정신적 외상을 명백하게 밝히고 이 둘을 구별하라. 실제로 잠재적인 장래의 위협을 축소하

거나 무시하지 않도록 주의하라.

33. 퇴역군인 또는 현역군인 내담자가 적극적 경청, 긍정적 존중, 질문하기를 통해 과거의 외상과 관련된 감정들을 나누도록 권면하라.

13. 공포증적 두려움이 삶을 통제하도록 해서 결국 일반적인 책임과 활동을 지속적으로 회피하는 지경에 이르지 않겠다고 맹세한다. (34, 35)

34. 퇴역군인 또는 현역군인 내담자가 군대 임무와 가족 활동, 사회활동을 벗어나거나 회피하기보다는 완수하도록 지원하라.

35. 퇴역군인 또는 현역군인 내담자에게 자신의 삶을 보다 만족스럽거나 충만하게 만들 몇 가지 방법을 열거하도록 요청하라.

14. 추적회기로 돌아가서 경과를 추적하고, 성과를 강화하며, 장애물을 해결한다. (36)

36. 치료 종료 후 1개월에서 3개월 동안 "추적회기"를 계획하라.

15. 만일 현역군인 내담자가 파병 가기로 예정되었다면 돌봄 계획을 수립한다. (37, 38)

37. 현역군인 내담자가 자신이 파견될 장소에 있는 정신건강 자원을 확인하도록 지원하라.

38. 현역군인 내담자에게 파병 전환기를 지날 만큼 충분한 약이 있는지 확인하라.

___. ______________________________ ___. ______________________________

______________________________ ______________________________

___. ______________________________ ___. ______________________________

______________________________ ______________________________

___. ______________________________ ___. ______________________________

______________________________ ______________________________

진단 제안

ICD-9-CM	ICD-10-CM	DSM-5 장애, 상태 또는 문제
300.29	F40.xxx	특정 공포증
________	________	______________________
________	________	______________________

26

급성 생리적 스트레스 반응

행동정의

1. 확인된 촉진요인의 존재 유무와 상관없이 과도한 생리적 각성을 호소한다.
2. 과도한 놀람 반응을 호소한다.
3. 불안과 성마름이 증가했다고 말한다.
4. 잠드는 일과 수면상태를 유지하는 것이 어렵다고 불평한다.
5. 위협을 감지하기 위해 의도된 과장된 행동을 수반하는 감각의 민감성을 보고한다.
6. 위협을 감지하기 위해 끊임없이 환경을 감시하고 훑어본다고 보고한다.
7. 집중하는 것이 어렵다고 말한다.
8. 각성 기간 후에는 기진맥진하다고 불평한다.
9. 만성적인 스트레스와 관련된 의학적 문제를 보고한다.

___. ______________________________

____

___. ______________________________

____

___. ______________________________

____

장기목표

1. 과다경계와 과다각성을 관리 가능한 수준까지 감소시킨다.
2. 불안, 성마름, 수면장애를 제거한다.
3. 위협적이지 않은 환경에 대해 과도한 훑어봄과 감시를 제거한다.
4. 외상 후 스트레스 장애의 발생을 방지한다.
5. 신체건강을 향상한다.

___. ______________________________

____

___. ____

____

___. ____

____

단기목표

1. 과다각성 증상의 병력과 특성을 자세히 말한다. (1, 2)
2. 심리검사를 마친다. (3, 4)
3. 향정신성 약물 투약의 필요성을 측정하기 위한 정신과적 평가에 협조한다. (5, 6, 7)

치료개입

1. 퇴역군인 또는 현역군인 내담자의 과다각성 증상의 유형, 강도, 빈도와 그 증상이 사회적, 직업적, 대인관계적 기능에 미치는 영향을 평가하라.
2. 과다각성 증상이 그 현역군인의 직무수행에 영향을 끼치는 정도를 측정하기 위해 현역군인의 직속상관(예: 분대장, 부소대장, 선임하사)과 이야기하라.
3. 변별진단을 돕기 위해 자기보고식 검사를 시행하라(예: MMPI-2, PTSD 점검목록-군대용).
4. 퇴역군인 또는 현역군인 내담자에게 검사결과에 관한 피드백을 제공하라.
5. 퇴역군인 또는 현역군인 내담자가 요청할 경우나 내담자가 심리치료에 순응적이지 않을 것 같을 경우 또는 직업적 기능이나 사회적 기능이 심각하게 손상되었을 경우에는 향정신성 약물의 처방을 위한 평가를 예약하라.
6. 처방 순응도, 부작용, 약물의 전반적인 효능을 알아보기 위해 퇴역군인 또는 현역군인 내담자를 관찰하라. 정기적인 간격으로 처방의와 협의하라.
7. 현역군인 내담자의 부대 지휘부에 내담자의 상태, 안전에 대한 잠재적인 부정적 영향, 약을 복용하는 동안 직무상 제한사항에 관한 최신 정보

를 제공하라.

4. 현재의 신체건강 수준을 평가하기 위한 의학적 평가에 협조한다. (8)

8. 퇴역군인 또는 현역군인 내담자에게 의사를 만나서 스트레스가 퇴역군인 또는 현역군인 내담자의 신체건강에 미치는 모든 부정적 영향을 평가하도록 권면하라(예: 고혈압, 지속적인 심장부정맥).

5. 모든 물질 사용, 특히 생리적 각성을 고조시킨 자기처방과 관련된 병력을 자세히 말한다. (9)

9. 퇴역군인 또는 현역군인 내담자의 물질 사용 패턴을 평가하라. 부적응적인 사용 패턴에 특히 관심을 두라.

6. 지시된 물질남용 또는 의존 치료에 참여한다. (10, 11)

10. 만일 적절하다면 퇴역군인 또는 현역군인을 약물의존증 치료에 의뢰하라.

11. 퇴역군인 또는 현역군인 내담자가 12단계 프로그램(예: 익명의 알코올 중독자들)에 3개월 동안 적어도 일주일에 세 번씩 참여하도록 권면하라.

7. 과다각성의 발병과 관련된 모든 외상사건에 대해 말한다. (12)

12. 처음에는 내담자가 편안하게 느낄 만큼만 자세하게 말하도록 허용하면서, 퇴역군인 또는 현역군인 내담자가 경험한 외상을 민감하게 탐색하라(또는 종스마가 쓴 성인 심리치료 과제 계획서 제2판에 실린 “외상에 대해 말하기”와 “고통스러운 기억을 나누기”라는 과제를 부여하라).

8. 외상적인 스트레스 요인에 노출될 때 전형적인 반응에 대한 이해를 말로 표현한다. (13, 14)

13. 퇴역군인 또는 현역군인 내담자에게 외상사건에 노출된 후 보이는 흔한 반응에 대해 교육하라(예: 놀람 반응의 증가, 불면증, 악몽, 정서변화).

14. 퇴역군인 또는 현역군인의 경험과 증상들을 정상적인 것으로 여기라. 증상이 완화되지 않고, 기능에서 임상적으로 의미 있는 고통을 유발한다면, 퇴역군인 또는 현역군인 내담자가

더 높은 수준의 돌봄을 구하도록 권면하라.

9. 인지가 두려움의 지속, 과다경계와 과다각성의 원인이 된다는 이해를 말로 표현한다. (15)

15. 퇴역군인 또는 현역군인 내담자에게 어떻게 사고가 우리의 감정과 행동에 영향을 미치는지, 특히 우리의 공포와 위험을 평가할 때 그런지에 대한 개념을 설명해 주어라. 퇴역군인 또는 현역군인 내담자의 일상생활에서 나온 사례를 활용하라.

10. 고조된 각성 수준의 원인이 되는 부정적이고 자멸적인 두려운 생각을 확인하고, 이의를 제기하며, 대체한다. (16, 17, 18)

16. 퇴역군인 또는 현역군인 내담자가 세계는 적대적이고 위험한 곳이라는 관점을 유지하는 것과 일치하는 자신의 자동사고를 인식하도록 도와라.

17. 퇴역군인 또는 현역군인 내담자에게 위협과 취약성이라는 주제들과 연관된 자동사고의 일지를 기록하는 과제를 부여하라(또는 종스마가 쓴 성인 심리치료계획서 2판에 실린 "부정적인 사고가 부정적인 감정을 촉발한다"라는 과제를 부여하라). 그 일지 자료를 다루면서 현실에 근거한 사고로 왜곡된 사고 패턴에 도전하라.

18. 퇴역군인 또는 현역군인 내담자의 안전감과 안정감을 증진하고 과잉각성과 과잉경계를 감소시켜줄 긍정적인 인식을 강화하라(예: 종스마가 쓴 성인 심리치료계획서 2판에 실린 "긍정적 자기대화"를 보라).

11. 심호흡 기법을 실행한다. (19)

19. 퇴역군인 또는 현역군인 내담자에게 횡경막 호흡법을 교육하라. 퇴역군인 또는 현역군인 내담자에게 최소한 일주일 동안 하루에 두 번 각각 10분 동안 이 호흡법을 연습하도록 하라.

12. 점진적인 근육이완법을 시행한다. (20)

20. 퇴역군인 또는 현역군인 내담자에게 점진적인 근육이완법을 교육하라. 퇴역군인 또는 현역군인 내담자에게 최소한 일주일 동안 하루에

두 번 각각 10분 동안 이 이완법을 연습하도록 하라.

13. 생리적 각성을 감소시키는 방법인 심상노출 치료에 참여한다. (21, 22, 23)

21. 현역군인 내담자가 시각화될 때 의미 있는 수준의 생리적 각성을 일으키는 기억과 사건의 위계목록을 작성하도록 도와라. 약한 각성부터 강렬한 각성까지 범위를 정하라.

22. 퇴역군인 또는 현역군인 내담자에게 가능성이 매우 높은 최초의 노출을 선택하라(예: 완만하게 각성되는). 퇴역군인 또는 현역군인 내담자에게 전에 배운 호흡법과 이완 훈련을 활용해서 불안과 각성 수준에 대항하는 법을 가르쳐라.

23. 퇴역군인 또는 현역군인 내담자에게 상담회기 사이에 심상노출을 실습하는 과제 연습을 부여하라. 매주 경과를 검토하라(또는 종스마가 쓴 성인 심리치료계획서 2판에 실린 "공포증적 두려움을 점진적으로 감소시키기"라는 과제를 부여하라).

14. 수면 위생기법들을 시행하고 실천한다. (24, 25, 26)

24. 퇴역군인 또는 현역군인 내담자에게 어떻게 고조된 수준의 자극이 불면증을 촉진하는지에 대해 가르쳐라.

25. 퇴역군인 또는 현역군인 내담자에게 숙면에 도움이 되는 행동훈련에 관해 가르쳐라. 이 훈련에는 잠자리에 들기 4시간 전에는 카페인을 섭취하지 않기, "시계 보기"를 촉진할 수 있는 시간에 대한 단서들을 제거하기가 포함된다(이 치료계획서에 실린 불면증에 관한 장을 보라).

26. 퇴역군인 또는 현역군인 내담자에게 종스마가 쓴 성인 심리치료계획서 2판에 실린 "수면 패턴 기록" 연습을 과제로 부여하라.

15. 공존하는 장애나 상태(예: 공황, 통증)가 과잉각성의 원인이 될 수 있는지 이해를

27. 퇴역군인 또는 현역군인 내담자에게 어떻게 다른 상태들이 한 개인을 자극 수준에 더 민

말로 표현한다. (27)

감하고 더 잘 인식하게 할 수 있는지에 관해 교육하라.

16. 공황 증상들에 대한 치료에 참여한다. (28)

28. 만일 적절하다면 공황 증상에 대한 치료를 제공하라(이 치료계획서에 실린 공황장애/광장공포증에 관한 장을 보라).

17. 통증에 대한 치료에 참여한다. (29)

29. 만일 적절하다면 통증 증상들에 대한 치료를 제공하라(이 치료계획서에 실린 공황장애/광장공포증에 관한 장을 보라).

___. ______________________

___. ______________________

___. ______________________

___. ______________________

___. ______________________

___. ______________________

진단 제안

ICD-9-CM	ICD-10-CM	DSM-5 장애, 상태 또는 문제
300.00	F41.9	상세불명의 불안장애
309.81	F43.10	외상 후 스트레스 장애
308.3	F43.0	급성 스트레스 장애
300.6	F48.1	이인증/비현실감 장애
300.15	F44.89	달리 명시된 해리장애
300.15	F44.9	상세불명의 해리장애
305.00	F10.10	알코올 사용 장애, 경도
303.90	F10.20	알코올 사용 장애, 중등도
______	______	______________________
______	______	______________________

27

파병 후 사회복귀의 문제들

행동정의

1. 파병 이후 집에 적응하는 데 어려움을 호소한다.
2. 가족, 사회, 직업적 책임에 압도당하는 것처럼 느낀다고 말한다.
3. 배우자와 다투는 일이 많아졌다.
4. 가족이나 친구들과 단절된 느낌을 호소한다.
5. 가족, 친구, 낯선 사람에 대해 증가한 분노, 성마름, 공격성을 보인다.
6. 집에 있는 것과 파병지로 돌아가고 싶은 욕구 사이의 모순된 감정을 보고한다.
7. 재정적 부담이 증가했다는 느낌을 표현한다.
8. 심각한 수면 및 정서장애를 호소한다.

___. ______________________________

____

___. ______________________________

____

___. ______________________________

____

장기목표

1. 고향, 친구, 가족, 지역사회로의 복귀에 적응한다.
2. 배우자나 자녀와의 관계를 다시 형성하고 강화한다.
3. 파병 이전의 사회적 직업적 기능수준으로 복귀한다.
4. 파병 이후의 수면 및 정서변화의 영향을 제거하거나 최소화한다.
5. 다음 파병, 근무부대의 변화, 이직을 위한 준비를 시작한다.

___. ______________________________

____

___. ______________________________

___. ____

____

____

단기목표

1. 파병 이후 문제의 특성을 자세히 말한다. (1, 2)

2. 추천되고 필수적인 파병 이후 재통합 브리핑과 활동에 참석한다. (3, 4, 5)

3. 완만하고 사려깊은 방식으로 이전 생활로 천천히 돌아간다. (6, 7)

치료개입

1. 현역군인 내담자들이 파병에서 복귀한 후 다루어야 하는 도전들을 이해하고 인식하는 태도를 전달하면서 현역군인 내담자와 치료적 관계를 형성하라.

2. 퇴역군인이나 현역군인의 파병 후 문제들의 유형, 강도, 빈도와 그것이 환자의 사회적, 직업적, 대인관계적 기능에 미치는 영향을 탐색하고 측정하라.

3. 현역군인 내담자가 부대의 필수적인 파병 이후 브리핑과 평가(군종장교의 브리핑, 전투 스트레스 통제/정신건강 브리핑, 파병 후 건강 평가)에 참여하도록 권면하라.

4. 브리핑과 평가가 제공되는 것은 사회적 문제와 정서적 문제를 막고 삶의 만족도를 높여서 파병 이후의 재통합을 지원하기 위함임을 설명함으로써 현역군인 내담자가 필수적인 브리핑과 평가에 긍정적인 태도를 유지하도록 지원하라.

5. 현역군인 내담자에게 파병 후 평가 중에 사려깊고 정직하게 대답하는 것의 중요성을 설명하라(예: 현재 문제와 잠재적인 문제를 식별하도록 돕는다, 복무와 관련된 문제나 장애를 문서화한다).

6. 현역군인 내담자에게 파병 이전의 생활에 천천히 다시 익숙해지도록 권면하라. 지나치게 빨리

이동하는 것의 결과에 대해 논의하라(예: 지나치게 몰두해서 과로하기, 다른 사람을 멀리하기).

7. 현역군인이 중요도와 난이도에 근거해서 욕구들의 우선순위를 매긴 "해야 할 일의 목록"을 작성하도록 지원하라. 현역군인 권면하라. 현역군인 내담자가 성공할 가능성이 더 높고 쉬운 문제들을 다루어서 자신감을 형성하도록 권면하라.

4. 타인의 욕구를 존중하고 이해하면서 천천히 가사 책임을 맡는다. (8, 9, 10)

8. 현역군인 내담자에게 공과금을 내거나 아이들의 주요 훈육자가 되는 것 같은 가사 책임을 다시 맡을 때 지나치게 빨리 이동하지 않는 것과 배우자의 감정을 의식하는 일의 중요성을 설명하라.

9. 현역군인 내담자와 함께 갑작스러운 붕괴와 변화가 기존의 스트레스 수준이 높은 가족 안에서 사태를 더 악화시킬 수 있는지 논의하라.

10. 부부상담회기에 현역군인 내담자의 배우자를 초대하라. 부부 사이에 개인의 임무와 공동의 임무를 기술한 가정 책임 합의서를 작성하라.

5. 친구나 가족과 함께 시간과 접근의 한계를 정한다. (11)

11. 현역군인 내담자가 자신의 직계가족에 집중하기 위한 방법으로 확대가족 및 친구들과 한계(예: 시간과 접근의 한계)를 정하도록 지도하라.

6. 파병 후 첫 6개월 동안에는 음주를 금하거나 제한한다. (12, 13)

12. 현역군인 내담자에게 어떻게 알코올이 문제를 확대시키고 대처능력을 축소시킴으로써 개인과 가족의 스트레스를 악화시킬 수 있는지 교육하라.

13. 만일 필요하다면, 현역군인 내담자를 물질남용 평가를 받도록 의뢰하라. 검사결과를 검토하고 물질남용 치료 전문가의 권고사항들을 강화하라.

7. 현역군인 내담자가 파견 간 이후로 내담자의 배우자가 변했다는 이해를 말로 표현한다. (10, 14, 15)

10. 부부상담회기에 현역군인 내담자의 배우자를 초대하라. 부부 사이에 개인의 임무와 공동의 임무를 기술한 가정 책임 합의서를 작성하라.

14. 현역군인 내담자에게 그가 파병된 동안 배우자는 더 많은 책임을 지고 새로운 역할을 맡은 결과로 더 큰 독립심을 키웠을 수 있음을 설명하라. 이 깨달음과 연관된 모든 두려움과 불안을 다루어라.

15. 현역군인 내담자에게 그가 부재한 동안 변하거나 성장한 배우자와 다른 방식으로 이야기하도록 지시하라(또는 종스마가 쓴 성인 심리치료계획서 2판에 실린 "어떻게 우리는 서로의 요구와 욕구를 채울 수 있을까?"나 "관계에 대한 긍정적이고 부정적인 기여: 나의 기여와 당신의 기여"라는 과제를 부여하라).

8. 자녀들은 변하거나 성장했다는 이해를 말로 표현한다. (16, 17, 18)

16. 현역군인 내담자가 자신이 파병을 떠날 때 아이들의 발달단계와 현재의 발달단계를 비교하는 목록을 작성하도록 지원하라.

17. 현역군인 내담자에게 아동발달에 관한 자료를 읽는 과제를 부여하라(예: 쉐퍼와 디제로니모가 쓴 나이와 발달단계: 정상적인 아동기 발달에 대한 부모 지침서나 힐 리가 쓴 자녀의 자라는 마음: 출생부터 청소년기까지의 두뇌발달). 독서 자료를 다루면서 현역군인 내담자가 제기하는 모든 문제에 답변하라.

18. 현역군인 내담자가 자녀에 대한 행동문제를 관리하는 데 어려움을 겪고 있다면, 효과적인 자녀양육 기법들에 관한 자료를 읽는 과제를 부여하라(예: 딩크메이어, 맥케이와 딩크메이어가 쓴 부모의 핸드북: 효과적인 자녀양육을 위한 체계적인 훈련, 클라인과 페이가 쓴 사랑으로 자녀양육하기).

9. 배우자의 자녀양육방식이 현역군인 내담자가 파견된 동안 변했을 수 있다는 이해를 말로 표현한다. (19, 20)

19. 현역군인 내담자가 파병된 동안 유일한 부모이기 때문에 또는 자녀의 발달적 요구를 충족시키기 위해 남아있는 부모가 자녀양육방식을 바꿀 수 있음(예: 허용적 양육방식에서 권위적인 양육방식으로)을 현역군인 내담자에게 설명하라.

20. 현역군인 내담자에게 자녀양육방식에 유연해지고 가족 안에서 양육의 역할과 책임을 협상하도록 권면하라(또는 종스마가 쓴 성인 심리치료계획서 2판에 실린 "팀으로서 부모를 배우기"라는 과제를 부여하라). 필요하다면 부부치료를 시행하라.

10. 파병에서 집으로 돌아오는 것과 관련된 재정적 고충을 확인한다. (21, 22, 23)

21. 현역군인 내담자에게 파병 당시의 순수입과 현재의 순수입을 비교하게 하라. 현재 수입과 균형을 맞추기 위해 삭감해야 할 지출항목을 열거하라.

22. 현역군인 내담자에게 파병기간에는 들지 않았지만 현재는 들어가야 하는 지출항목을 열거하게 하라(예: 식료품, 피복비, 유흥비, 집세). 내담자가 어떻게 이 지출비용을 지불해야 할지에 대한 계획을 세우도록 지원하라(또는 종스마가 쓴 성인 심리치료계획서 2판에 실린 "예산을 세워라"라는 과제를 부여하라).

23. 현역군인 내담자를 소속 부대나 기지에서 열리는 재정지원 프로그램에 의뢰해서 대출이나 식료품, 의복, 가정용품을 얻게 하라.

11. 전직에 관한 논의를 파병으로부터 복귀에 적응할 때까지 미루어놓는다. (24)

24. 퇴역군인 내담자에게 가족과 일상 안에서의 스트레스 수준이 감소하고 일상이 정상으로 돌아올 때까지 전직에 관해 이야기하는 것(예: 군대를 전역하는 것, 다른 기지나 진지로 이동하는 것)을 미루도록 권면하라.

12. 점차적으로 일상에서 운전하는 책임을 인계받는다. (25)
13. 파병으로부터 귀가하는 것의 긍정적 측면에 초점을 맞춘다. (26)
14. 필요하다면 민간에 있는 지지 자원을 활용한다. (27)

25. 현역군인 내담자에게 노상 분노와 비적대적인 환경에서 운전하는 것에 적응하는 문제에 관해 교육하라. 내담자에게 가능하다면 처음에는 배우자에게 운전하도록 허용하라고 당부하라.
26. 현역군인 내담자가 파병으로부터 귀가하는 것의 긍정적 측면의 목록을 작성하도록 지원하라(예: 더 많은 시간을 가족과 보낼 수 있음, 안전한 곳에 있음, 여행의 제한을 덜 받음).
27. 현역군인 내담자와 그의 가족들을 밀리터리 온 소스(Military On Source) 프로그램에 의뢰해서 민간상담사에 의한 개인 및 가족상담, 법률 및 교육 상담, 재정계획을 받게 하라 (1-800-342-9647).

___. ______________________
____
___. ______________________
____
___. ______________________
____

___. ______________________
____
___. ______________________
____
___. ______________________
____

진단 제안

ICD-9-CM	ICD-10-CM	DSM-5 장애, 상태 또는 문제
V62.2	Z56.9	직무와 관련된 다른 문제
309.0	F43.21	우울한 정서를 동반한 적응장애
V61.10	Z63.0	배우자나 친밀한 파트너와의 관계 문제
V61.20	Z62.820	부모-자녀 관계 문제
307.42	F51.01	불면증
307.44	F51.11	과다수면장애
______	______	______________________
______	______	______________________

28

외상 후 스트레스 장애(PTSD)

행동정의

1. 죽음이나 심각한 부상에 대한 실제적인 또는 인지된 위협을 포함한 외상사건에 노출됐다.
2. 외상사건에 대한 강렬한 두려움, 무력감 또는 공포반응을 보고한다.
3. 외상사건에 대한 불안하고 지속적인 사고와 이미지, 지각을 경험한다.
4. 악몽을 자주 꾼다.
5. 특히 해리적인 플래시백을 통해 외상사건을 다시 체험한다고 말한다.
6. 외상사건을 떠오르게 하는 내적 또는 외적 단서에서 비롯되는 중요한 심리적 또는 생리적 고통을 경험한다.
7. 외상사건과 관련된 사고, 감정, 논의를 의도적으로 회피한다.
8. 그 사건에 대한 기억을 환기시키는 활동, 장소, 사람, 대상(예: 증가장갑을 올린 차량)을 의도적으로 회피한다.
9. 외상샤건의 여러 가지 중요한 측면들을 기억할 수 없다.
10. 활동에 대한 흥미와 참여에서 중요한 감소를 보인다.
11. 다른 사람들로부터 분리된 느낌이나 거리감을 느낀다.
12. 사랑하는 감정을 느낄 수 없음을 경험한다.
13. 단축된 미래감각을 보인다.
14. 수면 중 장애를 경험한다.
15. 강렬한 분노와 성마름을 경험한다.
16. 슬픔과 죄책감과 함께 집중에 어려움을 경험한다.
17. 과잉경계와 지나치게 놀라는 반응을 보고한다.
18. 전투와 훈련 임무에 참여하기를 거부한다.
19. 물질남용 패턴에 참여한다.
20. 군대를 떠나고 싶은 바람을 인정한다.
21. 전우, 부대, 조국의 기대를 저버리는 것 같이 느낀다고 말한다.
22. 부부갈등이나 가족갈등이 증가한 것을 인정한다.
23. 대인관계 갈등이 증가한 것을 인정한다.
24. 자살이나 살인을 생각한다고 말한다.
25. 자극이 약하거나 없는 상태에서 발발한 언어적이거나 신체적인 폭력이나 폭력의 위협에 참여한다.

___. ____

____

___. ____

____

___. ____

____

장기목표

1. 외상 관련 증상들이 사회적, 직업적, 가족적 기능에 미치는 부정적 영향을 제거하거나 감소시킨다.
2. 외상사건에 노출되기 이전의 심리적 기능수준으로 돌아간다.
3. 외상사건을 떠오르게 하는 사람이나 장소, 활동 그리고 대상을 회피하는 일을 없앤다.
4. 심각한 심리적 또는 생리적 고통을 경험하지 않고도 외상사건에 관해 생각하거나 다른 사람과 공개적으로 토론한다.
5. 유능한 육군, 해군, 공군, 해병, 해안경비대원으로서 능력에 대한 확신을 되찾는다.
6. “전사” 정신을 되찾는다.

___. ____

____

___. ____

____

___. ____

____

단기목표

1. PTSD증상의 병력과 특성을 자세히 설명한다. (1, 2)

치료개입

1. 따뜻한 수용, 고지된 능동적 경청 그리고 무조건적 긍정적 존중의 분위기 안에서 퇴역군인 또는 현역군인 내담자의 PTSD증상의 유형, 강도, 빈도, 그리고 그 증상이 내담자의 사회적, 직업적, 대인관계적 기능에 미친 영향을 탐색하고 평가하라(또는 종스마가 쓴 성인 심리치료 과제

계획서 2판에 실린 "외상이 내게 어떤 영향을 미쳤는가"라는 과제를 부여한다).

2. PTSD증상이 그 현역군인의 직무수행에 영향을 끼치는 정도를 측정하기 위해 현역군인의 직속 상관(예: 분대장, 부소대장, 선임하사)과 이야기하라.

2. 심리검사에 협조한다. (3, 4)

3. 변별진단을 돕고 PTSD증상의 심각도와 기능에 미친 영향을 측정하기 위해 자기보고식 검사(예: MMPI－2, 성격평가도구, PTSD 점검목록－군대용)를 시행하라.

4. 퇴역군인 또는 현역군인 내담자에게 검사결과에 대한 피드백을 제공하라.

3. PTSD증상을 스스로 치료할 목적으로 물질을 사용한 것을 인정한다. (5, 6)

5. 퇴역군인 또는 현역군인 내담자가 PTSD증상을 다루기 위한 물질 사용의 존재와 정도를 측정하라.

6. 필요할 경우, 퇴역군인 또는 현역군인 내담자가 종합적인 물질 사용 평가와 치료를 받을 수 있도록 의뢰하라.

4. 향정신성 약물 투약의 필요성을 측정하기 위한 정신과적 평가에 협력한다. (7, 8, 9)

7. 퇴역군인 또는 현역군인 내담자가 요청하거나, 내담자가 심리치료에 순응적이지 않을 것 같거나 직업적 기능이나 사회적 기능이 현저하게 손상된 경우 향정신성 약물의 처방(예: SSRI 약물)을 위한 평가를 예약하라.

8. 처방 순응도, 부작용, 약물의 전반적인 효능을 알아보기 위해 퇴역군인 또는 현역군인 내담자를 관찰하라. 규칙적인 간격으로 처방의와 협의하라.

9. 현역군인 내담자의 부대 지휘부에 내담자의 상태, 안전에 대한 잠재적인 부정적 영향, 약을 복용하는 동안 직무상 제한사항에 관한 최신 정보를 제공하라.

5. 촉진하는 외상사건에 대해 자세히 설명한다. (10)

10. 퇴역군인 또는 현역군인 내담자가 외상사건(두 개 이상이라면 가장 중요한 사건)의 세부사항을 기술하도록 지원하라. 그 외상사건이 일어나기 전, 일어나는 순간, 그 사건이 종료된 후에 퇴역군인 또는 현역군인 내담자가 느낀 감정(예: 불안, 공포, 수치심, 죄책감, 혐오감)에 집중해서, 내담자가 그 기억의 가장 생생한 부분이나 기억나는 냄새와 같은 그 외상사건의 세부사항을 가능한 한 많이 의식하도록 격려하라. 이 외상 이야기를 다시 말하는 것과 관련된 정서를 다루어라(다시 말하기는 노출치료의 한 형식이다).

6. PTSD에 대한 이해와 PTSD와 전투 스트레스 반응의 차이를 말로 표현한다. (11, 12)

11. 퇴역군인 또는 현역군인 내담자에게 증상, 원인, 예후, 가능한 치료법을 포함해서 PTSD에 대해 교육하라(www.ncptsd.va.gov를 보라).

12. 퇴역군인 또는 현역군인 내담자에게 PTSD(예: 사회적 기능과 직업적 기능에 현저한 영향을 끼치고 치료를 요구하는 특정한 증상들, 흔히 만성적인 증상들의 모음)와 전투 스트레스 반응(예: 저절로 또는 최소한의 개입으로 해결될 것으로 예상되는 전투 스트레스 요인에 대한 간단한 정서적, 행동적, 신체적 반응) 차이에 관해 교육하라.

7. PTSD의 치료근거에 대해 이해한 바를 말로 표현한다. (13, 14)

13. 퇴역군인 또는 현역군인 내담자에게 PTSD에 대한 효과적인 치료에서 개인의 두려움을 둔감하게 하기 위해 가상현실, 심상, 실제 노출기법을 어떻게 활용하고, 개인이 세계를 훨씬 덜 위험한 방식으로 보도록 돕기 위해 인지 재구성 기법을 어떻게 활용하는지 교육하라.

14. 퇴역군인 또는 현역군인 내담자에게 로스바움, 포아, 헴브리가 쓴 외상적 경험으로부터 삶을

되찾기: 장기 노출치료 프로그램 워크북에 실린 인지 재구성, 노출치료, 이완 훈련에 관한 정보를 검토하는 과제를 부여하라.

8. 이완 기법과 진정기법을 배우고 활용한다. (15, 16)

15. 퇴역군인 또는 현역군인 내담자에게 횡경막 호흡을 가르치고, 매일 두 번씩 각각 10분간 연습하는 과제를 부여하라. 불안이나 스트레스가 발생할 때, 이 기법을 실행하도록 권면하라.

16. 퇴역군인 또는 현역군인 내담자에게 점진적 근육이완을 가르치고, 매일 두 번씩 각각 15분씩 연습하는 과제를 부여하라. PTSD증상들이 발현할 때에는 이 기법의 사용을 촉구하라.

9. 인지가 공포와 회피를 유지하는 데 기여한다는 이해를 말로 표현한다. (17)

17. 퇴역군인 또는 현역군인 내담자에게 어떻게 사고가 감정과 행동, 특히 불안을 유지하고 인지된 위협에 대한 회피를 강화하는 데 영향을 미치는지에 대한 개념을 설명하라. 내담자의 상황과 관련된 사례를 사용하라(예: 사람이 타고 있던 증가장갑을 올린 차량이 폭파장치에 피격 당했고, 그 사람은 매번 증가장갑을 올린 차량을 볼 때마다 과거의 외상사건을 기억하고, 자신이 다시 피격당할 것이라고 생각하고, 증가장갑을 올린 모든 차량을 피한다).

10. 회피의 원인이 되는 부정적이고 자멸적인 두려운 생각을 확인하고, 이의를 제기하며, 대체한다. (18, 19, 20)

18. 퇴역군인 또는 현역군인 내담자가 세계는 적대적이고 위험한 곳이며 부상과 죽음은 불가피하다는 관점을 유지하는 것과 일관된 자신의 자동사고를 인식하도록 지원하라.

19. 퇴역군인 또는 현역군인 내담자에게 위협과 취약성이라는 주제들과 연관된 자동사고의 일지를 기록하는 과제를 부여하라(또는 종스마가 쓴 성인 심리치료계획서 2판에 실린 "부정적인 사고가 부정적인 감정을 촉발한다"라는 과

제를 부여하라). 그 일지 자료를 다루면서 현실에 근거한 사고로 왜곡된 사고 패턴에 도전하라.

20. 퇴역군인 또는 현역군인 내담자의 안전감과 안정감을 증진하고 두려워하며 회피하는 행동을 감소시켜줄 긍정적인 인식을 강화하라(예: 종스마가 쓴 성인 심리치료계획서 2판에 실린 “긍정적 자기대화”를 보라).

11. 장기 노출치료에 참여한다. (21, 22, 23, 24)

21. 퇴역군인 또는 현역군인 내담자에게 외상사건에 대한 흔한 반응과 외상 후 증상들의 원인에 대해 교육하라.

22. 연장된 기간 동안 정서적 경험을 이야기하거나 다시 체험할 한 방법으로 심상 노출기법이나 가상현실 노출기법을 활용하라(예: 60분~90분: 로스바움, 포아, 헴브리가 쓴 외상적 경험으로부터 삶을 되찾기: 장기 노출치료 프로그램 워크북을 보라).

23. 퇴역군인 또는 현역군인 내담자에게 상당한 불안을 일으키는 대상, 상황, 장소에 내담자를 점진적으로 노출시킬 한 방법으로 실제 노출기법을 활용하라(로스바움, 포아, 헴브리가 쓴 외상적 경험으로부터 삶을 되찾기: 장기 노출치료 프로그램 워크북을 보라).

24. 심리교육, 노출, 그리고 인지치료를 일주일에 두 번 90분 회기로 대략 세 달 정도나 받아들일 수 있는 증상 완화의 수준에 도달할 때까지 제공하라. 필요하다면 추적회기를 제공하라.

12. 원치 않는 생각이 침투하는 것을 다루기 위해 생각 멈추기를 학습하고 적용한다. (25)

25. 퇴역군인이나 현역군인에게 속으로 “멈춰”라는 단어를 말하거나, 원치 않는 외상이나 다른 부정적이고 원치 않는 사고를 알아차릴 때 즉각 적용할 멈춤의 개념을 대표하는 것(예: 정

13. 외상과 연관된 부정적 정서의 영향을 감소시킬 안구운동 민감소실 재처리요법(EMDR)에 협조한다. (26)

14. 잠재적인 미래 외상 관련 증상들을 관리하기 위한 재발방지 전략을 시행한다. (27, 28, 29, 30)

15. 글쓰기를 외상에 대한 회상이나 기억에 노출될 수단으로 활용한다. (31)

지신호나 정지등)을 상상하는 사고중단 기법을 가르쳐라(또는 종스마가 쓴 성인 심리치료 과제 계획서 2판에 실린 "사고중단 기법 이용하기"라는 과제를 부여하라).

26. 퇴역군인 또는 현역군인 내담자에게 단기 EMDR 치료를 제공하거나 EMDR훈련을 받은 의료인에게 의뢰해서 외상에 대한 정서적 반응과 PTSD증상을 감소시키게 하라.

27. 퇴역군인 또는 현역군인 내담자와 함께 실수와 재발의 차이에 관해 논의하라. 실수는 최초의 돌이킬 수 있는 증상들, 두려움, 충동과 연관 짓고, 재발은 언제나 두려움과 회피 패턴으로 돌아가려는 선택과 연관 지어라.

28. 퇴역군인 또는 현역군인 내담자와 재발이 일어날 수 있는 미래상황이나 환경을 확인하고 관리하는 연습을 하라.

29. 퇴역군인 또는 현역군인 내담자에게 치료에서 학습한 전략들(예: 인지 재구성, 사회기술, 노출기법 사용하기)을 일상생활에서 사용하면서 사회적 상호작용과 관계를 형성하도록 지시하라.

30. 퇴역군인 또는 현역군인 내담자가 나중에 사용할 대처 기법들과 다른 중요한 정보들을 적은 "대처 카드"(예: "천천히 호흡해라", "당면한 임무에 집중하라", "그 상황에 머물러 있어라", "불안이 지나가게 하라")를 만들어라.

31. 만일 다른 노출 접근법이 너무 어렵다면, 퇴역군인 또는 현역군인 내담자에게 외상에 대한 글쓰기를 노출의 도구로 활용하도록 지시하라(또는 종스마가 쓴 성인 심리치료 과제 계획서 2판에 실린 "고통스러운 기억을 나누어라"라

는 과제를 부여하라).

16. 지속적인 악몽을 목표로 삼는 부가적인 치료인 심상시연치료에 협조한다. (32)

32. 심상시연치료를 PTSD에 대한 노출 근거 치료와 함께 악몽에 대한 부가적인 치료에 활용하라(이 치료계획서의 악몽에 관한 장을 보라).

17. 숙면 위생행동을 실천한다. (33)

33. 퇴역군인 또는 현역군인 내담자에게 잠자리에 들기 4시간 전에는 커피를 마시지 않기, 아침 운동하기, 잠자기 전에 매운 음식이나 간식 먹지 않기, "시계를 보는 행동"을 촉진하는 시간에 대한 단서 제거하기를 포함한 숙면에 도움이 되는 행동 습관에 관해 가르쳐라(이 치료계획서의 불면증에 관한 장을 보라).

18. PTSD를 위한 집단치료에 협조한다. (34)

34. 퇴역군인 또는 현역군인 내담자에게 PTSD를 겪는 다른 퇴역군인 또는 현역군인 내담자가 참여하고 PTSD를 관리하고 PTSD와 함께 사는 것에 초점을 맞춘 집단치료를 시행하거나 의뢰하라.

19. 합동치료나 가족치료에 협조한다. (35)

35. 퇴역군인 또는 현역군인 내담자에게 합동치료나 가족치료를 시행하든지 의뢰해서 가족들에게 PTSD에 대해 교육하고 가족지지와 가족기능을 향상시켜라.

20. 스트레스와 불안을 감소시킬 방법으로써 규칙적인 운동 프로그램을 실천한다. (36)

36. 퇴역군인 또는 현역군인 내담자가 규칙적인 운동 프로그램을 실천할 수 있도록 발전시키고 강화하라.

21. 의가사 전역이 추천된다면 군의관을 만난다. (37, 38)

37. 현역군인 내담자가 모든 의가사 전역 관련 약속에 참여하도록 권면하라.

38. 현역군인 내담자가 의가사 전역 결과에 동의하지 않을 경우 호소할 기회(예: 2차 의견을 요구하기, 군사재판법무부대(JAG)나 민간변호사와 상담하기)를 알아보라.

22. 전역 조치되었다면 장애 보상에 관해 보훈부 대표를 만난다. (39, 40)	39. 퇴역군인 내담자에게 적절한 지역 보훈부를 확인하고 그 지역 보훈부 대표와의 접촉을 촉진하라.
	40. 퇴역군인 내담자에게 그가 받을 수 있는 퇴역군인 혜택에 관한 정보를 제공하라(www.vba.va.gov/VBA/).
23. 예정된 보훈부 진료예약에 참여한다. (41)	41. 퇴역군인 내담자에게 지역 보훈부 시설에서 예정된 보상평가와 정규적인 건강관리 예약 등 모든 진료에 참석하는 것의 중요성을 강조하라.

___. ___________________________ ___. ___________________________

___________________________ ___________________________

___. ___________________________ ___. ___________________________

___________________________ ___________________________

___. ___________________________ ___. ___________________________

___________________________ ___________________________

진단 제안

ICD-9-CM	ICD-10-CM	DSM-5 장애, 상태 또는 문제
309.81	F43.10	외상 후 스트레스 장애
308.3	F43.0	급성 스트레스 장애
300.6	F48.1	이인증/비현실감 장애
300.15	F44.9	상세불명의 해리장애
300.15	F44.89	달리 명시된 해리장애
305.00	F10.10	알코올 사용 장애, 경도
303.90	F10.20	알코올 사용 장애, 중등도 또는 고도
300.02	F41.1	범불안장애
296.2x	F32.x	주요 우울장애, 단일 삽화

296.3x	F33.x	주요 우울장애, 반복성 삽화
V65.2	Z76.5	꾀병
301.83	F60.3	경계선적 성격장애
______	______	______
______	______	______

29

파병 전 스트레스

행동정의

1. 파병 전에 수반되는 준비할 일들의 양에 압도되는 느낌을 호소한다.
2. 사랑하는 사람들로부터의 특징 없는 정서적 철회를 보고한다.
3. 사랑하는 사람들과의 의사소통의 감소를 보인다.
4. 사랑하는 사람들에 대한 친밀감이 줄었다고 불평한다.
5. 파병기간 중 부상당하는 것과 관련된 불안과 두려움을 호소한다.
6. 파병의 "알 수 없음"에 관한 불안을 보고한다.
7. 파견기간 중 재정과 관련된 심각한 걱정에 대해 불평한다.
8. 사랑하는 사람을 남겨두고 떠나야 하는 것에 관한 죄책감을 보고한다.

___. ______________________________

____

___. ______________________________

____

___. ______________________________

____

장기목표

1. 도달한 파병 전 준비 수준에 안도감을 느낀다.
2. 파병 중 부상과 죽음을 둘러싼 불안이 감소한다.
3. 사랑하는 사람과 이전 수준의 친밀감을 보고한다.
4. 파병에 앞서 재정계획이 적절하다고 확신한다.

___. ______________________________

____

___. ______________________________

____

___. ________________________________

____

단기목표

1. 파병 전 스트레스의 특징을 자세히 말한다. (1, 2, 3)

2. 실제 파병과 관련된 불안의 특성을 확인하고 논의한다. (4)

3. 두려움과 불안은 정상적인 것이며 파병 전에 있을 법한 반응임을 인정한다. (5, 6, 7)

치료개입

1. 현역군인 내담자가 현재 받고 있는 파병 전 스트레스의 정도와 스트레스 수준을 높이거나 낮추는 요소를 평가하라.

2. 현역군인 내담자에게 자신이 다루고 있는 모든 파병 전 스트레스의 목록을 작성하도록 하는 과제를 부여하라(예: 재정문제, 친밀관계 상실에 대한 불안감, 부상이나 죽음에 대한 두려움 등). 가장 스트레스가 심한 것에서부터 가장 스트레스가 약한 것까지 등급을 매겨라.

3. 퇴역군인 또는 현역군인 내담자에게 중등도의 스트레스 수준인 파병 전 문제나 스트레스 요인을 선택하고, 현재 자신의 문제에 군대문제해결 과정을 적용하도록 권면하라(예: 문제를 인식하고 정의하라, 사실을 수집하고 가정을 세워라, 최종상태나 목표를 정의하라, 성공에 대한 평가기준을 수립하라, 가능한 해결책을 마련하라, 가능한 해결책들을 분석하고 비교하라, 해결책을 선택하고 시행하라, 효과를 위해 해결책을 분석하라).

4. 부상당하는 것에 대한 두려움과 불안, 장기간 사랑하는 사람들로부터 떨어져 있을 수 있을까 하는 의구심, 사생활의 상실을 포함하는 파병과 관련된 파병 전 불안의 정도를 측정하라.

5. 현역군인 내담자에게 군인들은 대부분 파병 전의 어떤 시점에는 이런 식으로 느낀다고 말해서 안심시킴으로써 현역군인 내담자의 두려움을

정상화하라. 만일 필요하다면, 일반화된 불안의 완화에 치료를 집중하라(이 치료계획서에 실린 불안에 관한 장을 보라).

6. 현역군인 내담자에게 파병을 준비하는 다른 현역군인과 이야기하는 과제를 부여하라. 또한 파병에서 복귀한 군인과도 이런 감정들에 대해 이야기하도록 하라.

7. 현역군인 내담자에게 소속 부대의 군목을 만나서 파병에 대해 있을 수 있는 영적 문제들을 이야기하도록 권면하라.

4. 파병기간 동안 파병군인의 가족을 지지할 수 있는 지역사회와 가족의 지지를 확인한다. (8, 9)

8. 현역군인 내담자가 어려운 시기 동안 가족을 지원할 수 있는 지역사회와 가족의 지지를 확인하고 접촉할 수 있도록 지원하라. 도움을 청하는 현역군인 내담자의 용기를 강화하라.

9. 현역군인 내담자에게 밀리터리 온 소스의 전화번호(1-800-342-9647)를 제공하고, 내담자가 그 번호를 사랑하는 사람들에게 주도록 권면하라.

5. 양쪽 모두 편안하게 느낄 수 있는 분명하고 현실적인 재정계획을 세운다. (10, 11, 12, 13)

10. 현역군인 내담자를 소속 부대나 기지에 근무하는 군 재정 상담관에게 의뢰해서 예산을 세우도록 지원하도록 하라(또는 종스마가 쓴 성인 심리치료 과제 계획서 2판에 실린 "예산을 세워라"라는 과제를 부여하라).

11. 현역군인 내담자에게 재정계획을 세우는 일에 배우자를 포함시키도록 격려하고, 내담자가 최종 예산안에 협조적인지 확인하라. 예상치 못한 재정적 어려움에 대한 긴급대책을 수립하라.

12. 현역군인 내담자가 예산안을 일과의 한 부분으로 삼음으로써 예산안을 따르도록 권면하라. 내담자에게 파병 첫 몇 개월 동안은 매주 배우

자와 그 예산안을 검토하는 과제를 부여하라.

13. 현역군인 내담자에게 군인 민사 구제법(Service-members Civil Relief Act, SCRA)과 이자율 인하와 지불연기 해택을 받을 수 있는 방법에 관해 교육하라.

6. 업무로부터의 여분의 자유 시간을 가족과 함께 보낸다. (14, 15, 16)

14. 현역군인 내담자가 자유 시간을 친구들이나 자신만 즐길 수 있는 활동에 사용하고 싶은 유혹을 피하도록 권면하라.

15. 현역군인 내담자에게 해변에 가기나 공원에서 시간 보내기처럼 온 가족을 포함하는 활동에 참여하는 과제를 부여하라(또는 베빌라쿠아와 다틸리오가 쓴 단기가족치료 과제 계획서에 실린 "언제 우리가 함께 할 수 있죠?"라는 과제를 부여하라).

16. 현역군인 내담자가 확대가족이나 친구와 파병 전 몇 주 동안 방문과 사회적 의무에 관해 명확한 경계를 설정하도록 지원하라.

7. 파병 전에 모든 미해결의 부부 또는 관계의 문제를 다룬다. (17, 18)

17. 파병기간 동안 다시 부상할 수 있는 모든 미해결의 부부 또는 가족관계의 문제를 탐색하라(또는 종스마가 쓴 성인 심리치료계획서 2판에 실린 "어떻게 우리는 서로의 요구와 욕구를 채울 수 있을까?"라는 과제를 부여하라).

18. 만남의 횟수가 제한될 수 있다는 것을 명심하면서, 확인된 문제들을 해결할 목적의 커플 및 부부상담을 실시하라.

8. 친밀감을 늘이기 위한 수단으로 사랑하는 사람과의 의사소통을 늘린다. (19, 20)

19. 현역군인 내담자가 파병 전 몇 주 동안 언어적 및 신체적 애정의 수준을 높이도록 권면하라.

20. 현역군인 내담자가 배우자에 대한 자신의 헌신과 사랑을 배우자에게 확신시키게 하라.

9. 알코올 섭취를 줄인다. (21)

21. 현역군인 내담자에게 어떻게 알코올 사용이 불안과 스트레스를 고조하고, 수면을 방해하며, 성적 수행력을 감소시키며, 가족 안에 분노와 원한을 발생시키는지 교육하라. 알코올을 남용해서 섭취하는지 감독하라.

10. 파병기간 동안의 의사소통에 관한 기대와 현실에 관해 논의한다. (22, 23, 24)

22. 현역군인 내담자에게 의사소통의 이용가능성과 파병지에서 사용되는 의사소통의 주요한 방식(예: 인터넷과 전화 접근성 수준)을 조사하는 과제를 부여하라. 발견한 내용을 가족들에게 알려라.

23. 현역군인 내담자에게 가족들과 협력해서 며칠 몇 시에 내담자가 전화하거나 이메일을 보내고, 편지를 쓸지를 자세히 기록한 "의사소통 달력"을 만들도록 지시하라. 가족들에게 그 시간은 예측할 수 없는 상황에 따라 달라질 수 있음을 알려주어라.

24. 현역군인 내담자에게 한동안 자신에게서 소식이 없다면 이것은 부상당하거나 죽어서가 아니라, 아마도 소통 "관제" 때문이거나 네트워크가 다운되어서 그럴 가능성이 가장 높다는 것을 가족에게 설명하도록 지시하라.

11. 가족들의 생일, 기념일, 졸업식을 기억하기 위한 계획을 세운다. (25)

25. 현역군인 내담자에게 자녀의 생일이나 결혼기념일과 같이 특별한 때를 위한 선물이나 꽃을 선주문하고 파병기간 중에 가족에게 배달할 수 있게 하라고 권면하라.

12. 파병 가는 부모가 얼마나 오래 떠나있을지를 어린 자녀가 이해하도록 도울 방법을 마련한다. (26, 27)

26. 현역군인 내담자에게 어린 자녀들은 부모가 파병된 육 개월이나 일 년의 기간이 얼마나 긴지를 모를 수 있다는 사실에 관해 교육하라.

27. 내담자의 자녀가 파병 간 부모가 언제 집에 돌아올지 추적할 수 있는 시각적 보조자료를 만들어라(예: 항아리에 아이가 좋아하는 365개

의 사탕을 넣어두고 일 년간의 파병기간 동안 매일 하나씩만 꺼내먹을 수 있도록 하기).

13. 현역군인 내담자의 유서, 위임장, 그리고 다른 중요한 문서가 최신화되어 있고 이용 가능한지 확인한다. (28, 29, 30)

28. 현역군인 내담자에게 소속 기지나 진지에 있는 군법무부(즉, 법무관실)를 방문해서 자신의 유언장, 위임장을 검토하고 최신화하도록 지시하라. 이 과정에 배우자나 법적 후견인을 포함시켜라.

29. 현역군인 내담자가 별거, 이혼, 다른 극단적인 상황에서 자신을 거의 보호할 수 없는 일반적인 위임장과 반대되는 제한된 위임장(예: 차량 판매, 특별한 청구서를 지불하기)을 작성하는 것을 고려하도록 권면하라.

30. 현역군인 내담자가 파병기간 동안 만료될 예정이거나 지속되어야 할 약정과 임대계약을 갱신하거나 취소하도록 권면하라(예: 아파트, 휴대폰).

14. 파병기간 동안 그 현역군인 내담자나 가족 구성원들에게 필요할 수 있는 모든 중요한 문서들을 확인하고 소재를 파악한다. (31)

31. 현역군인 내담자에게 모든 중요한 문서(예: 출생증명서, 예방접종 증명서, 의료기록, 여권 등)를 수집하고, 복사하며, 사본을 배우자나 법률 대리인에게 제공하고, 그 사본 한 부를 파병갈 때 내담자가 가져가도록 지시하라.

15. 약 처방을 갱신하고 적어도 90일을 지낼 수 있는 충분한 보충분의 약을 구입한다. (32)

32. 현역군인 내담자에게 1차 돌봄 제공자와 예약을 잡아서 내담자가 미국 내의 부대를 떠나서 파견지에 정착할 때까지의 이전 단계 동안 약이 다 떨어지는 것을 방지할 수 있도록 복용할 보충분의 약을 얻도록 지시하라.

16. 응급 연락처 정보를 파악해서 전파한다. (33)

33. 현역군인 내담자에게 적절한 미국 적십자 위기 연락 전화번호를 제공해서 가족들이 응급 상황에서 현역군인 내담자와 접촉할 방법을 알게 하라.

___: ______________________ ___: ______________________

______________________ ______________________

___: ______________________ ___: ______________________

______________________ ______________________

___: ______________________ ___: ______________________

______________________ ______________________

진단 제안

ICD-9-CM	ICD-10-CM	DSM-5 장애, 상태 또는 문제
V62.2	Z56.9	직무와 관련된 다른 문제
309.0	F43.21	우울한 정서를 동반한 적응장애
300.02	F41.1	범불안장애
300.00	F41.9	상세불명의 불안장애
______	______	______________________
______	______	______________________

30

별거와 이혼

행동정의

1. 부부관계(또는 결혼한 관계가 아니라면 교제관계)를 끝낼 생각이라고 말한다.
2. 부부관계에 대한 불만 때문에 집을 나와서 별도의 거주지를 마련했다.
3. 별거, 이혼 또는 자녀양육권을 위한 법적 절차를 시작했다.
4. 자녀들의 감정과 행복을 다룰 최상의 방법이 무엇인지 혼란스럽다고 말한다.
5. 동반자관계를 깨고 독신자로서의 삶을 직면해야만 하는 분노, 상처, 두려움을 인정한다.
6. 결혼맹세를 깨어야 하는 것에 대해 영적 갈등을 느낀다고 말한다.
7. 우울증을 호소하며 동반자관계의 상실과 관련된 애도 과정의 일부로서 철회를 보인다.
8. 근무지 변경의 결과로 자녀와 배우자와 떨어져야 할 위험 때문에 계속 군복무를 할지가 불확실하다고 말한다.

___. ____
____
___. ____
____
___. ____
____

이번 장 내용은 약간 수정한 부분이 있기는 하지만 대부분 다음의 책에 나오는 것이다. A.E. Jongsma, Jr., L. M, Peterson, T. J. Bruce가 쓴 The Complete Adult Psychotherapy Treatment Planner, 4th ed. (Hoboken, NJ: John Wiley & Sons, 2006).

장기목표

1. 불일치를 해결할 가능성을 평가하고 결혼상태를 유지하는 것의 장단점을 검토한다.
2. 부부관계의 최종적 운명과 상관없이 지속적으로 "자녀들의 최선의 이익"을 최고의 원칙으로 지키며, 이에 따라 행동한다.
3. 별거에서 발생하는 초기 혼동과 혼란을 해소한다.

4. 별거가 일으키는 다양한 상실들을 극복하는 법을 배운다.
5. 공평한 이혼합의에 도달하는 것에 대한 협력을 촉진하기 위해 부부관계의 종료를 충분히 애도한다.
6. 배우자 사이의 갈등, 상처, 분노 감정들을 감소시킨다.
7. 건강한 공동양육 실천을 확립하고 유지한다.
8. 애정 어린 감정을 재발견하고 갈등의 해결을 위해 일할 수 있도록 서로에 대한 헌신을 새롭게 한다.

___. ______________________________

____

___. ______________________________

____

___. ______________________________

____

단기목표

1. 각각의 배우자는 자신의 정서적 안정성, 신체적 건강, 직업적 만족, 이혼에 관한 모든 종교적 갈등에 대한 사실과 감정을 말로 표현한다. (1)

2. 의미 있는 정서적, 의학적 또는 직업적 문제들이 심각한 관계적 갈등보다 앞서 발생했다면, 다른 문제들이 해결될 때까지 이혼이나 별거 결정을 미루는 데 동의한다. (2)

3. 부부관계를 향상시키기 위한 합동상담이나 개인 상담에는 아무 관심이 없고, 이혼 전 상담에만 관심 있다는 것을 말로 인정한다. (3)

4. 이혼에 대한 결정을 수용한 정도를 평가하기 위한 심리검사에 협조한다. (4)

치료개입

1. 각각의 배우자의 정서적 건강과 신체적 건강, 직업적 안정성, 이혼에 관한 종교적 갈등을 평가하라.

2. 중요한 혼외문제가 존재한다면, 각각의 파트너가 그 문제들이 해결될 때까지 별거에 대한 결정을 미루도록 권면하라.

3. (a) 합동 부부상담, (b) 개별 부부상담, (c) 이혼 전 상담에 대해 설명하고 파트너에게 동의하게 함으로써 수행될 치료의 유형을 확립하라.

4. 웨이스와 세레토가 고안한 결혼상태검사(Marital Status Inventory)를 시행함으로써 이혼에 대해 각각의 배우자가 취한 조치들을 평가하고 각각의 배우자에게 그 자신이 지닌 희망감과 미래 비전에 대해 질문하라.

5. 부부관계의 시작, 발전, 그리고 현재 상태를 말한다. (5, 6, 7)

5. 결혼의 발달단계를 평가하라(예: 결혼 초기, 어린 자녀가 있는 부부, 장기 결혼).

6. 두 사람의 결혼의 이력을 평가하라(예: 각각의 파트너가 관계에서 느끼는 행복의 최근 변화, 두 사람이 결혼에 거는 기대와 이혼에 관한 생각).

7. 면접과 자기보고식 검사들(예: 번스의 관계만족 척도(Relationship Satisfaction Scalee), 락과 월리스의 결혼 적응 검사(Marital Adjustment Test), 스페니어의 부부 적응 척도(Dyadic Adjustment Scale))을 사용해서 결혼관계에 대한 배우자들의 현재 만족도를 평가하라.

6. 불륜관계를 맺었던 다른 배우자에 관한 모든 의혹을 말한다. (8)

8. 부부관계에서 외도의 존재나 의혹을 평가하라.

7. 신체적, 성적, 정서적 학대나 다른 배우자에 의한 위협 사건들을 말로 표현한다. (9)

9. 부부관계에서의 폭력이나 위협 사건을 평가하라.

8. 각각의 내담자의 확대가족 중 이혼한 구성원들을 열거한다. 이 이력이 이혼결정에 미친 영향에 대해 논의한다. (10)

10. 이혼에 관한 확대가족의 가족사를 검토하고 어떻게 이 가족사가 이혼결정에 영향을 미칠 수 있는지 각각의 배우자가 말로 표현하게 하라.

9. 이혼결정에 영향을 미칠 수 있는 모든 문화적, 인종적, 종교적 신념을 확인한다. 그런 갈등들에 대한 해결책을 말로 표현한다. (11)

11. 각각의 배우자에게 자신의 하위문화적 동일시와 그러한 동일시(예: 민족성, 종교적 동일시)가 이혼에 관한 태도에 미치는 영향을 확인하도록 요청하라. 행동과 신념 사이의 갈등에 대한 해결책을 촉진하라.

10. 군복무 중인 배우자 한 사람 또는 양쪽 모두와 연관된 모든 부부문제를 말로 표현한다. (12)

12. 각각의 내담자에게 군대가 얼마나 부부관계에 영향을 미쳤는지를 말하도록 요청하라. 말한 내용을 다루고 가능하면 문제를 해결하라.

11. 각각의 배우자가 얼마나 자신이 관계를 향상하는 방식으로 행동해왔고 얼마나 관계를 해치는 방식으로 행동해왔는지 확인하게 한다. (13)

13. 각각의 내담자에게 다른 배우자에게 어떤 식으로 자신이 (a) 부부관계 몰락의 원인이 되었으며, (b) 관계가 기능하도록 만들려고 노력했는지를 말하고 표현하도록 요청하라.

12. 가용한 선택들의 장단점을 열거한다—관계 유지, 별거 그리고 이혼. (14)

13. 각각의 내담자가 이혼이 개인적 생활과 사회적 생활, 직계가족과 확대가족의 관계, 영성에 어떻게 영향을 미칠지에 관해 말하는 동시에 다른 배우자에 대한 공감을 말로 표현한다. (15)

14. 각각의 배우자가 이 불안정한 시간 동안 자녀들의 생각, 요구, 감정들에 민감하기 위해 노력할 것을 말로 표현한다. (16, 17, 18)

15. 자녀들에게 임박한 이혼에 관해 어떻게 무엇을 말할지에 대해 동의한다. 자녀에게 사실을 공개한다. (19)

14. 양쪽 배우자들에게 (a) 부부관계를 유지하는 것의 장단점 그리고 (b) 별거나 이혼의 장단점에 관한 자신들의 관점을 말로 표현하도록 요청하라.

15. 각각의 배우자에게 다음의 영역에서 이혼의 함의를 말로 표현하도록 요청하라: (a) 개인적 영역 (b) 가족적 영역 (c) 종교적 영역 (d) 사회적 영역. 각각의 영역에 대해 한 배우자가 한 말을 다른 배우자가 바꾸어 말하게 해서 두 사람 사이에 이해와 공감을 늘리게 하라.

16. 자녀들에게 예상되는 효과를 부부가 논의하게 함으로써 자녀가 직면하는 혼란에 민감하게 하라.

17. 부모에게 베네덱과 브라운이 쓴 어떻게 자녀가 당신의 이혼을 이겨내도록 도울 것인가?(How to Help Your Child Overcome Your Divorce)와 가드너가 쓴 이혼에 관한 부모 지침서(The Parent's Book About Divorce), 리치가 쓴 아빠네 집, 엄마네 집(Mom's House, Dad's House)을 읽는 과제를 부여하라.

18. 배우자들이 두 사람끼리 그리고 심리치료사와 이혼과 별거과정에서 모든 결정은 "자녀들의 최선의 이익"을 최고의 관심사로 삼아 내린다는 계약을 맺도록 하라.

19. 역할놀이 기법을 이용해서 배우자들이 이혼에 관해 자녀에게 말할 내용을 함께 시연하게 하라. 배우자들이 다음과 같은 내용을 설명하게 하라. (a) 엄마와 아빠는 모두 너희를 매우 사랑한다. (b) 엄마와 아빠는 이혼할 생각이다. (c) 이혼은 너희들의 잘못이 아니다. (d) 엄마와 아빠를 되찾기 위해서 너희가 할 수 있는

것은 아무것도 없다. 그리고 (e) 엄마와 아빠는 모두 계속해서 너희를 사랑하고 볼 것이다.

16. 자녀에게 이혼에 대해 말한 경험을 보고하고, 어떤 추가적인 설명이나 지원이 필요할지에 관해 동의한다. (19, 20)

19. 역할놀이 기법을 이용해서 배우자들이 이혼에 관해 자녀에게 말할 내용을 함께 시연하게 하라. 배우자들이 다음과 같은 내용을 설명하게 하라. (a) 엄마와 아빠는 모두 너희를 매우 사랑한다. (b) 엄마와 아빠는 이혼할 생각이다. (c) 이혼은 너희들의 잘못이 아니다. (d) 엄마와 아빠를 되찾기 위해서 너희가 할 수 있는 것은 아무것도 없다. 그리고 (e) 엄마와 아빠는 모두 계속해서 너희를 사랑하고 볼 것이다.
20. 아이들에게 이혼과 별거에 대해 말한 부모의 경험을 검토하고, 더 설명하거나 지지할 필요가 있는지 살펴보라. 이 문제에 대해 합의를 독촉하라.

17. 각각의 내담자는 얼마나 자신이 다른 사람에게 불필요한 고통을 주면서까지 스스로 분노를 걷잡을 수 없게 놔두는지 확인한다. 더 잘 통제할 필요가 있다는 것에 합의한다. (21, 22, 23, 24, 25)

21. 각각의 배우자에게 자신의 분노가 다른 배우자에게 파괴적이었던 때가 언제인지 말하도록 요청하라.
22. 다음과 같은 목적을 위해 부부 내담자에게 치료자의 역할을 명확하게 하라. (a) 가족이 별거와 이혼으로 전환하는 것을 돕기 위해 그리고 (b) 양쪽 배우자가 이 과정에서 경험하는 불안한 정서들을 다루는 것을 돕기 위해 치료자의 역할은 모든 가족 구성원의 최선의 이익을 위해 일하는 것임을 강조하라. 하지만, 치료자는 조정자나 판사가 되지 않을 것이다.
23. 배우자들에게 분노의 점진적 변화를 인식하고 자제력이 약해지기 전에 진정시키는 조치를 취하는 법(예: 이완 기법과 심호흡 연습, 15분간 타임아웃 시간 갖기, 산책하기)을 교육하라.
24. 각각의 내담자에게 화제를 식별하고 상담회기

중에 이러한 화제를 적절하게 극복하는 법을 인지적으로 시연하도록 요청하라.

25. 상담회기에서 정서적인 주제에 관해 논의할 때 양쪽 배우자들이 타임아웃을 연습하게 하라(분노가 상승하기 시작할 때 대화를 멈추기로 합의하라).

18. 각각의 내담자가 부부관계의 미래와 소리 지르기나 협박, 공포를 유발하지 않고도 자녀양육하기를 협의하기 위해 분노조절 기술(예: 분노 상승 수준 확인하기, 타임아웃 기법 활용하기, 당면한 문제 재조명하기)을 연습한다. (23, 24, 25)

23. 배우자들에게 분노의 점진적 변화를 인식하고 자제력이 약해지기 전에 진정시키는 조치를 취하는 법(예: 이완 기법과 심호흡 연습, 15분간 타임아웃 시간 갖기, 산책하기)을 교육하라.

24. 각각의 내담자에게 화제를 식별하고 상담회기 중에 이러한 화제를 적절하게 극복하는 법을 인지적으로 시연하도록 요청하라.

25. 상담회기에서 정서적인 주제에 관해 논의할 때 양쪽 배우자들이 타임아웃을 연습하게 하라(분노가 상승하기 시작할 때 대화를 멈추기로 합의하라).

19. 한 배우자가 이사 나가는 것의 여부와 시기에 대해 합의한다. 별거의 기간과 조건에 대해 합의한다. (26)

26. 한 배우자가 집에서 이사 나가는 것의 여부와 시기에 대한 법적인 조언을 미루어두고 논의와 의사결정을 촉진하라. 만일 재정문제 때문에 한 집안에서 각방을 쓰는 별거가 필요하다면, 별거의 기간과 조건에 대해 합의하라.

20. 변화된 관계의 새로운 목표, 새로운 처방과 금지를 도입하고 새로운 경계를 명백히 한다. (27)

27. 두 배우자가 새로운 부부관계의 목표(예: 자녀들에게 안전하고 건강한 가족 환경을 제공하기, 자녀의 부모로서 서로 지지하기)뿐만 아니라, 어떤 형식의 접촉을 수용할 수 있고(예: 자녀들의 행동을 중심으로 계획 세우기), 어떤 형식의 접촉을 금지하는지(예: 성적 친밀성)를 규정하는 문서화된 합의서를 작성하도록 촉진하라.

21. 각각의 배우자가 부부관계의 몰락에 대해 자신이 느끼는 정서적 고통을 건설적으로

28. 필요하다면 개인 상담회기를 이용해서, 각각의 배우자가 일어난 일에 대한 자신의 분노, 실

표현하고 개인적 삶에 대한 새로운 단기목표와 장기목표를 말로 표현한다. (28)

망, 불만을 표현하도록 하고, 이러한 상처의 표현들과 다른 배우자 그리고 자녀와 단기 상황과 장기 상황을 극복하기 위한 목표의 도출 사이에 균형을 잡아라.

22. 혼인관계를 해소하는 방법인 소송, 중재, 조정의 차이에 대해 이해한 것을 말로 표현한다. 한 가지 선택에 합의한다. (29)

29. 부부에게 가용한 혼인관계를 해소하기 위한 세 가지 선택사항에 관해 교육하라. (a) 적대적인 법적 과정인 소송, (b) 파트너들이 각자 선택하도록 도울 제3자가 재산과 영육권에 대한 결정을 내리는 중재, (c) 훈련된 조정자의 도움을 받아 배우자들이 스스로 합의에 이르는 조정.

23. 자녀의 최선의 이익을 부합한 공동양육 합의문을 작성하고 아이들의 거주지, 정서적 지지, 재정지원, 친권과 방문권을 다룬다. (30)

30. 배우자들이 다음과 같이 서약한 공동양육 합의문의 작성을 촉진하라. (a) 자녀의 주 거주지는 자녀의 최선의 이익에 부합하도록 결정할 것이다. (b) 어느 쪽 부모도 자녀 앞에서 다른 쪽 부모와 그 가족들을 얕잡아보지 않을 것이다. (c) 부모들은 자녀들을 충성갈등에 빠지게 하는 것을 피할 것이다. (d) 부모들은 아이를 재정적으로 지원하는 조건에 관해 합의한다.

24. 각각의 배우자가 자신의 사회생활을 확장하고 사회적 지지체계와 영적 지지체계를 강화할 계획의 개요를 작성하게 한다. (31)

31. 개인 상담으로 각각의 배우자가 다양한 사회망을 형성하도록 지원하라(예: 다른 사람들에게 교제하자고 요청하기, 클럽, 공동체, 자원봉사와 교회활동, 데이트 참여를 시작하거나 늘리기).

25. 자녀들이 자신의 정서적 반응과 요구를 표현할 수 있도록 상담회기에 데려오는 것에 협조한다. (32)

32. 자녀의 정서적 요구가 충족되고 있다는 것을 보증하기 위해 필요하다면 부모－자녀 상담회기를 시행하라.

26. 이혼과 한 부모 지지그룹에 의뢰하는 것을 수용하고 빠짐없이 참석한다. (33)

33. 부모들에게 지역의 이혼 치료집단이나 자조집단에 참여하도록 권면하라(예: 배우자가 없는 부모들).

27. 이혼이 종교적 신념과 관습에 미친 영향을 말로 표현한다. (34)

28. 군대에 남는 것과 떠나는 것 중에 어느 쪽이 자녀와 부부관계의 최선의 이익에 부합하는지 결정한다. (35)

34. 이혼이 배우자의 종교적이거나 영적 관계에 영향을 미쳤는지 평가하고, 그 배우자가 관계를 회복하는 데 어려움을 겪는다면 문제를 해결하도록 지원하라(예: 교구 변경, 이혼한 신자를 환영하는 교회들을 찾기).

35. 양쪽 부부에게 군대에 남는 것(부부군인이라면 부부 중 한 사람 또는 둘 다)이 부부관계에 부담을 줄만한 가치가 있는지 결정하도록 권면하라.

___: ______________________________
____

___: ______________________________
____

___: ______________________________
____

___: ______________________________
____

___: ______________________________
____

___: ______________________________
____

진단 제안

ICD-9-CM	ICD-10-CM	DSM-5 장애, 상태 또는 문제
309.0	F43.21	우울한 정서를 동반한 적응장애
305.00	F10.10	알코올 사용 장애, 경도
303.90	F10.20	알코올 사용 장애, 중등도
296.xx	F32.x	주요 우울장애, 단일 삽화
296.xx	F33.x	주요 우울장애, 재발성 삽화
300.4	F34.1	지속적 우울장애
300.02	F41.1	범불안장애
V61.10	Z63.0	배우자나 친밀한 파트너와의 관계적 고통
995.81	T74.11XA	배우자나 파트너 폭력, 신체적, 확인된, 첫 만남
995.81	T74.11XD	배우자나 파트너 폭력, 신체적, 확인된, 후속 만남
301.6	F60.7	의존적 성격장애

301.83 F60.3 경계선적 성격장애

__________ __________ ____________________

__________ __________ ____________________

31

다른 현역군인에 의한 성폭력

행동정의

1. 성폭력에 지배된 생각에 대해 불평한다.
2. 성폭력을 생각하거나 말할 때 극단적인 정서적 반응을 보고한다.
3. 동료 현역군인들에게 배신당했다는 느낌을 보고한다.
4. 모든 현역군인들에 대한 전반적인 불신감을 보고한다.
5. 자신의 부대와 상관, 군대에 대한 분노와 원한을 보고한다.
6. 다른 사람들과 친근해지지 못한다.
7. 선택된 파트너와의 성접촉을 즐기지 못한다고 불평한다.

___. ____
____

___. ____
____

___. ____
____

장기목표

1. 성적으로 폭행당한 문제를 정서적이고 인지적으로 해결한다.
2. 극단적인 정서적 반응 없이 성폭력에 대해 논의하고 생각한다.
3. 동료 현역군인, 부대, 군대에 대한 신뢰감을 회복한다.
4. 관계에서 친밀감과 성적 접촉능력을 향상시킨다.

___. ____
____

___. ____
____

___. ____
____

단기목표

1. 성폭력 사건을 자세히 말한다. (1, 2)
2. 향정신성 약물의 투약이 정당하다면 정신의학적 평가를 마친다. (3, 4)
3. 성폭행으로부터의 회복에 도움이 될 수 있는 지지체계를 확인한다. (5, 6, 7, 8, 9)

치료개입

1. 현역군인 내담자에게 편하게 느끼는 만큼 자세하게 성폭력 사건에 대해 공유하도록 요청하라. 얼마나 오래전에 그 성폭력 사건이 일어났는지, 내담자가 가해자를 아는지, 범죄 수사의 상태, 회피행동의 강도, 내담자의 전반적인 심리적 건강을 포함해서 그 현역군인 내담자를 대상으로 이루어진 성폭력의 특성을 측정하라(또는 종스마가 쓴 성인 심리치료 과제 계획서 2판에 실린 "성폭행 장소를 그려보기"라는 과제를 부여하라).
2. 성폭행이 그 현역군인 내담자의 사회적, 직업적, 대인관계적 기능에 미치는 영향을 평가하라.
3. 처방의에게 의뢰해서 현역군인 내담자가 수면 시작과 유지, 우울 증상과 불안 증상을 지원하는데 향정신성 약물 투약이 필요한지 평가하라.
4. 현역군인 내담자의 복약 순응도, 부작용, 효능, 경과를 관찰하라.
5. 현역군인 내담자가 성폭력으로부터의 회복과정에서 자신을 지원할 수 있는 공동체와 가족의 지지를 확인하고 접촉하도록 지원하라. 도움을 요청하는 현역군인의 용기를 강화하라.
6. 현역군인 내담자가 군대 내 성폭력 피해자를 위한 변호사와 접촉하도록 지원하라.
7. 현역군인 내담자가 영적 지도와 위로를 얻기 위해 자기 부대 군목과 이야기하도록 격려하라.
8. 현역군인 내담자가 성폭행을 당한 다른 현역군인 내담자들로 구성된 대면 또는 온라인 지지집단에 참여하도록 지지하라.
9. 현역군인 내담자에게 밀리터리 온 소스(Military On Source) 프로그램의 전화번호를 제공해서

민간의 행동주의 건강관리 제공자로부터 무료 비밀상담을 받게 하라(1-800-342-9647).

4. 성폭행을 둘러싼 감정의 특성과 정도를 확인하고 논의한다. (10, 11)

10. 지지하며 온정이 있는 치료환경을 조성하고 현역군인 내담자가 성폭행에 대한 자신의 감정을 공개적이고 정직하게 나누게 하라. 정죄하는 것으로 해석될 수 있는 모든 개인적 감정과 언급을 인식하라.

11. 가해자가 동료 군인이라는 사실이 성폭행에 대한 내담자의 반응에 어떻게 영향을 미치는지를 말하도록 현역군인 내담자를 격려하라. 관련 자료를 다루어라.

5. 성폭행과 관련된 죄책감과 수치심을 감소시킨다. (12, 13, 14)

12. 현역군인 내담자에게 죄책감과 수치심을 다룬 책들을 읽는 과제를 부여하라(예: 브래드쇼가 쓴 당신을 속박하는 수치심 치유하기, 밀러가 쓴 죄책감의 선물: 영원히 죄책감에서 자유로 가는 10단계). 중요한 자료를 다루어라.

13. 현역군인 내담자가 성폭행으로 인한 자기비난과 관련된 자신의 모든 신념을 확인하도록 도와라. 내담자를 공감하고 존중하면서 그러한 신념들에 도전하라.

14. 군대문화가 어떻게 모르는 사이에 성폭행에 대해 여성 피해자를 비난할 수 있는지를 확인하고 논의하라(예: "여성은 군대에 어울리지 않는다", "항상 남자들 주변에 있기를 원한 것은 그 여자의 잘못이다").

6. 장래의 용서 가능성을 포함한 가해자에 관한 감정을 표현한다. (15, 16, 17)

15. 성폭력 가해자가 피해자인 그 현역군인의 인생에 얼마나 영향을 미쳤는지를 자세하게 적은 편지를 쓰도록 내담자에게 과제를 부여하라(또는 종스마가 쓴 성인 심리치료 과제 계획서 2판에 실린 "가해자에게 보내는 비난 편지와 용 서편지"라는 과제를 부여하라). 그 현역

군인 내담자가 편지를 찢어버릴지 말지를 결정하도록, 다시 말해서 미래에 참고할 수 있도록 보관할지 아니면 가해자에게 보낼지를 결정하도록 지원하라.

16. 현역군인 내담자가 원한다면, 가해자를 대면하는 만남을 계획하도록 지원하라. 현역군인 내담자가 가해자를 대면해서 만나기로 결정한다면 지휘체계에게 알려라.

17. 현역군인 내담자가 그 과정을 편하게 느낄 때까지 빈 의자 기법을 활용해서 대면 시나리오를 역할놀이하라.

7. 증가한 사회적 참여와 개인적 정보의 공유가 입증하는 타인에 대한 신뢰의 수준을 높인다. (18)

18. 현역군인 내담자가 타인과의 접촉을 점차적으로 늘리도록 격려하라. 현역군인 내담자가 일단 누군가와 편안해지면, 자신에 관한 은밀한 세부사항을 그 사람과 나누도록 격려하라. 그 사람이 믿을만한 사람으로 판명된다면 이 나눔을 점차적으로 늘려라.

8. 모든 현역군인이 성폭행을 할 수 있는 것은 아니라는 이해를 말로 표현한다. (19, 20, 21)

19. 현역군인 내담자에게 자신이 기억할 수 있는 다른 현역군인들과의 모든 긍정적인 상호작용의 목록을 작성하는 과제를 부여하라.

20. 현역군인 내담자에게 반대되는 성의 현역군인들과의 사회적 상호작용에 점진적으로 참여하는 과제를 부여하라.

21. 현역군인 내담자에게 사회적 상호작용 전이나 그 사이에 사용할 수 있는 이완기법들(심상요법, 점진적 근육이완법)을 교육하라.

9. 가족들과의 친밀감의 수준을 높인다. (22, 23)

22. 현역군인 내담자가 자신과 함께 하는 한 개인에 대한 긍정적인 감정들을 나누도록 격려하라.

23. 현역군인 내담자가 자신이 신뢰하는 누군가와 성폭행에 관한 은밀한 세부사항들을 나누도록 격려하라. 상담회기 안에서 그 결과를 다루어라.

10. 파트너와의 성접촉의 즐거움을 증진한다. (24, 25)

24. 현역군인 내담자가 파트너와의 성적 친밀성에 관한 자신의 관심을 말하도록 격려하라.

25. 현역군인 내담자가 편하게 느낄 때까지 점진적으로 파트너와의 성적 접촉의 수준을 증진하도록 내담자를 격려하라(예: 포옹하기로 시작하기, 키스하기로 넘어가기 등).

11. 군사경찰의 수사에 협조한다. (26)

26. 범죄수사 과정에 대해 현역군인 내담자를 교육하라. 현역군인 내담자에게 수사에 철저하게 협조하도록 격려하라.

12. 사건의 상황에 대해 지휘체계와 의사소통한다. (27)

27. 자신의 지휘체계에 범죄수사의 상황을 계속해서 알리도록 현역군인 내담자를 격려하라.

13. 군대에 남을지 아니면 떠날지를 결정한다. (28)

28. 현역군인 내담자에게 군복무를 계속하는 것의 장단점의 목록을 작성하는 과제를 부여하라.

14. 삶에 대한 권력감과 통제력을 회복한다. (29)

29. 자기효능이론과 일치하는 현역군인 내담자의 관점, 진술, 행동을 강화하라(예: 목표를 성취하는 데 도움이 되는 방식으로 업무를 수행할 수 있다).

15. 자신을 희생자가 아니라 생존자와 동일시한다. (30)

30. 현역군인 내담자에게 자신을 생존자로 보는 것이 자신을 희생자로 보는 것보다 어떻게 더 큰 통제감을 일으키는지 강조하라.

___. ______________________________
____

___. ______________________________
____

___. ______________________________
____

___. ______________________________
____

___. ______________________________
____

___. ______________________________
____

진단 제안

ICD-9-CM	ICD-10-CM	DSM-5 장애, 상태 또는 문제
995.83	T74.21XA	배우자 또는 파트너 폭력, 성적인, 확인된, 첫 만남
995.83	T74.21XD	배우자 또는 파트너 폭력, 성적인, 확인된, 후속 만남
995.83	T74.21XA	배우자나 파트너가 아닌 사람에 의한 성인 성적 학대, 확인된, 첫 만남
995.83	T74.21XD	배우자나 파트너가 아닌 사람에 의한 성인 성적 학대, 확인된, 후속 만남
308.3	F43.0	급성 스트레스 장애
309.81	F43.10	외상 후 스트레스 장애
296.xx	F32.x	주요 우울장애, 단일 삽화
296.xx	F33.x	주요 우울장애, 반복 삽화
300.02	F41.1	범불안장애
300.00	F41.9	상세불명의 불안장애
301.82	F60.6	회피성 성격장애
301.6	F60.7	의존성 성격장애
______	______	______
______	______	______

32

교대근무 수면장애

행동정의

1. 빈번한 교대근무 또는 야간근무로 인해 지속적인 수면일정에 적응하기 어렵다고 보고한다.
2. 수면부족을 야기하면서도 근무하지 않는 낮 시간에는 잘 수 없다고 불평한다.
3. 근무일정과 관련된 과도한 낮 시간 졸림을 호소한다.
4. 과도한 졸림과 피로 때문에 집중에 어려움을 보인다.
5. 수면부족의 결과인 활력과 동기의 부족의 호소한다.
6. 직장에서 증가한 징계행동, 실수, 사고를 보고한다.
7. "병가"를 활용하는 일이 증가했다고 보고한다.

___. ____

____

___. ____

____

___. ____

____

장기목표

1. 적적한 양과 질의 수면을 촉진하는 수면일정을 세우고 적응한다.
2. 잠을 자고난 후에 원기를 회복하고 상쾌해진 느낌을 보고한다.
3. 수면부족과 연관된 인지적, 정서적, 신체적 증상들을 제거한다.
4. 수면부족이 직업과 사회에 미치는 부정적인 영향이 없다고 보고한다.
5. 일과 수면일정에 전반적으로 만족한다고 보고한다.

___. ____

____

___. ____

____

___. ____

____

단기목표

1. 현재 수면 문제의 병력과 세부사항에 관해 말한다. (1, 2, 3, 4)

2. 현재 수면장애에 대항하기 위해 알코올과 불법 약물과 처방 없이 살 수 있는 약을 사용하고 있다고 보고한다. (5, 6, 7)

3. 수면장애와 연관된 모든 정서장애를 보고한다. (8)

치료개입

1. 수면도입시간, 수면파괴, 피로와 졸림에 대한 주관적 평가, 기능에 미치는 영향을 포함한 퇴역군인 또는 현역군인 내담자의 수면장애의 특성을 측정하라.
2. 취침시간 일상, 수면 위생행동, 영양 및 건강 습관을 포함한 퇴역군인 또는 현역군인 내담자의 수면 패턴을 측정하라.
3. 퇴역군인 또는 현역군인 내담자에게 수면 패턴, 수면과 관련된 생각, 감정, 행동을 문서화하는 수면일기를 계속해서 쓰는 과제를 부여하라.
4. 교대근무와 관련된 수면장애가 직업적 기능과 사회적 기능에 끼치는 부정적인 영향을 확인할 수 있는 부수적인 정보원들(예: 상관, 동료, 가족 구성원)을 면접하라.
5. 알코올이나 약물의 사용이 퇴역군인 또는 현역군인의 현재 수면 문제에 미치는 영향을 평가하라.
6. 퇴역군인 또는 현역군인 내담자에게 물질이 수면 패턴과 수면구조에 미치는 부정적 영향에 관해 교육하라.
7. 퇴역군인 또는 현역군인 내담자에게 의사의 평가를 받을 때까지 모든 비처방 물질 사용을 중단하도록 격려하라.
8. 우울 증상, 불안, 정신증적 증상을 포함해서 수면부족이 퇴역군인 또는 현역군인 내담자의 정신건강에 미치는 영향을 평가하라.

4. 연속으로 일하는 야간근무의 수를 줄인다. (9, 10)

9. 퇴역군인 또는 현역군인 내담자에게 연속으로 일하는 야간근무의 수를 줄이는 것이 수면파괴를 최소화하는 데 도움이 될 수 있음을 설명하라.

10. 퇴역군인 또는 현역군인 내담자에게 상관에게 교대근무일정 배열에 관해 이야기하도록 격려하라.

5. 정신과적 약물치료가 필요한지 여부를 결정하기 위한 약제평가에 협조한다. (11)

11. 퇴역군인 또는 현역군인 내담자를 처방의에게 의뢰해서 내담자가 약을 복용할 경우 수면의 질이 향상되고, 수면의 양이 증가하며, 우울 증상과 불안 증상이 감소하고, 근무시간 중 각성이 증가하는 혜택을 볼 수 있을지 평가하도록 하라.

6. 처방된 대로 향정신성 약물을 복용한다. (12)

12. 퇴역군인 또는 현역군인의 복약 순응도, 부작용, 효능을 관찰하라.

7. 건강한 수면 위생행동을 실천한다. (13, 14)

13. 퇴역군인 또는 현역군인 내담자에게 숙면에 도움이 되는 행동 습관에 관해 가르쳐라. 여기에는 잠자리에 들기 4시간 전에는 카페인을 섭취하지 않기, 아침에 운동하기, 15분 안에 잠들 수 없으면 침대를 벗어나기, 자기 전에 매운 음식이나 간식 먹지 않기, "시계 보기" 행동을 촉진할 수 있는 시간에 대한 단서 제거하기가 포함된다.

14. 퇴역군인과 현역군인 내담자에게 종스마가 쓴 성인 심리치료 과제 계획서 제2판에 실린 "수면 패턴 기록" 과제를 부여하라.

8. 적절한 자극통제기법을 시행한다. (15, 16)

15. 퇴역군인 또는 현역군인 내담자에게 자극통제기법을 가르쳐라(예: 침대에서 보내는 시간 제한하기, 일관된 수면 및 기상시간 정하기, 졸릴 때에만 침대로 가기, 15분이 지나도 잠 들 수 없으면 침대에서 벗어나기, 낮잠을 피하기, 잠과 섹스를 위해서만 침대 사용하기).

16. 퇴역군인 또는 현역군인 내담자가 줄어든 수면시간, 혼잡하고 시끄러운 막사나 집과 같은 장애물들을 명심하면서 자극조절기법을 실행하는 계획을 수립하도록 도와라. 순응도와 경과를 관찰하고 필요하다면 계획을 변경하도록 하라. EB

EB 9. 침실에서 사용하기 위한 진정기술을 배우고 시행한다. (17, 18)

17. 퇴역군인 또는 현역군인 내담자에게 이완 기술들(예: 점진적인 근육이완 기법, 심상요법, 횡격막 호흡법)과 이완과 긴장을 훨씬 잘 구분하는 방법을 교육하라. 이완과 취침시간에 수면을 촉진하기 위해 이 기술들을 적용하는 것을 교육하라. EB

18. 퇴역군인 또는 현역군인 내담자가 바이오피드백 훈련을 받아서 성공적인 이완 반응을 강화할 수 있도록 의뢰하라. EB

EB 10. 수면장애와 관련된 자기대화를 확인하고, 이의를 제기하고, 대치한다. (19, 20)

19. 퇴역군인 또는 현역군인 내담자의 부정적인 편견에 도전하면서, 수면을 방해하는 정서적 반응(예: 두려움, 잠을 못 자는 것에 대한 걱정)을 매개하는 도식과 자기대화를 탐색하라. 내담자가 왜곡된 메시지를 건전한 수면 패턴을 형성할 가능성이 높은 현실에 기반한 긍정적 자기대화로 대치하도록 지원하라. EB

20. 퇴역군인 또는 현역군인 내담자에게 표적으로 삼은 자기대화를 식별하고 현실에 근거한 대안적 대화를 만들어내는 과제 연습을 부여하라(또는 종스마가 쓴 성인심리치료 과제 계획서 제2판에 실린 "부정적인 사고가 부정적인 감정을 촉발한다"라는 과제를 부여하라). EB

EB 11. 수면을 방해하는 사고를 물리치기 위해 사고중단 기법을 실행한다. (21)

21. 퇴역군인 또는 현역군인 내담자에게 수면을 방해하는 사고를 물리치기 위해 매일 그리고 밤에 사고중단 기법을 실행하는 과제를 부여하

라(또는 종스마가 쓴 성인심리치료 과제 계획서 제2판에 실린 "사고중단 기법 사용하기"라는 과제를 부여하라).

12. 다가올 근무교대를 준비한다. (22)

22. 퇴역군인 또는 현역군인 내담자에게 근무시간 변경 전에 며칠에서 일주일 동안 한 시간에서 두 시간씩 점진적으로 취침시간과 기상시간을 되돌림으로써 다가올 근무교대를 준비하도록 교육하라.

13. 낮 시간에 직장에서 집으로 차를 타고 귀가할 때에 햇빛이 일일 주기 리듬에 미치는 영향을 최소화한다. (23)

23. 퇴역군인 또는 현역군인 내담자에게 낮 시간에 퇴근해서 집으로 차를 타고 올 때에는 어둡게 얼굴을 감싸는 선글라스를 쓰는 과제를 부여하라.

14. 낮 시간 동안 개인 용무(예: 쇼핑, 은행 가기)를 보기 위해 일정한 시간을 정한다. (24)

24. 퇴역군인 또는 현역군인 내담자에게 낮 시간 동안 명시된 특정한 시간에 개인적 볼일과 의무를 돌보도록 격려하라. 볼일은 최소한으로 유지하고 휴무일에 하도록 남겨두라.

15. 근무일과 휴무일에 적용할 수 있는 일관된 수면일정을 정한다. (25)

25. 퇴역군인이나 현역군인 내담자에게 주말이나 야간 휴무 때 야간 수면일정으로 되돌아가지 않도록 격려하라. 이렇게 하면 더 많은 어려움을 야기할 수 있기 때문이다.

16. 빛이 없는 수면환경을 조성한다. (26)

26. 퇴역군인 또는 현역군인 내담자가 창문을 어둡게 하고, 문틈을 밀봉하며, 수면 안대를 착용해서 빛이 없는 수면환경을 조성하도록 지도하라.

17. 소음이나 방해물이 없는 수면환경을 조성한다. (27)

27. 퇴역군인 또는 현역군인 내담자에게 전화 벨소리를 끄고, 가족들에게 조용히 하라고 부탁하며, 인접지역에서 애완동물을 내보냄으로써 소음과 주의산만을 최소화하도록 지도하라.

18. 근무시간에 각성을 향상시키기 위한 조치를 취한다. (28, 29, 30, 31)

28. 퇴역군인 또는 현역군인 내담자에게 각성을 촉진하기 위해 적절한 양의 카페인을 섭취하

도록 지시하라.

29. 퇴역군인 또는 현역군인 내담자에게 만일 허용된다면 휴식시간이나 점심시간에 잠깐 낮잠을 자도록 지시하라.
30. 퇴역군인 또는 현역군인 내담자에게 신진대사를 안정되게 유지하는 한 방법인 일관된 칼로리 섭취를 유지하라고 지시하라.
31. 퇴역군인 또는 현역군인 내담자가 밤새도록 잠깐 걷거나 어떤 유형의 신체적 활동에 참여하도록 격려하라.

___. ______________________ ___. ______________________
______________________ ______________________
___. ______________________ ___. ______________________
______________________ ______________________
___. ______________________ ___. ______________________
______________________ ______________________

진단 제안

ICD-9-CM	ICD-10-CM	DSM-5 장애, 상태 또는 문제
307.45	G47.xx	일일 주기 리듬 수면-각성 장애
309.0	F43.21	우울한 정서를 동반한 적응장애
V62.2	Z56.9	직무와 관련된 다른 문제
______	______	______________________
______	______	______________________

33

사회적 불편감

행동정의

1. 대부분의 사회 환경에서 사회적 불안, 수줍음, 소심함의 전반적인 패턴을 보고한다.
2. 타인의 비판이나 비난에 과민한 반응을 보인다.
3. 일차가족 외에는 가까운 친구나 절친한 친구가 없다고 보고한다.
4. 어느 정도의 대인관계가 요구되는 상황을 회피한다.
5. 바보 같이 말하거나 행동하는 것이나 다른 사람 앞에서 감정에 치우치는 것을 두려워해서 사회적 상황에 참여하는 것을 꺼린다는 것을 말로 표현한다.
6. 무력하게 만드는 수행 불안과 필수적인 사회적 수행 요구에 대한 회피를 보인다.
7. 변화된 심박, 발한, 입마름, 근육긴장, 사회적 상황에서의 떨림을 보고한다.
8. 진급심사 면접에서 보인 높은 불안도와 관련된 열등한 행동 때문에 진급에서 "누락된 것"을 불평한다.

___. ______________________________

____

___. ______________________________

____

___. ______________________________

____

(약간 수정했지만) 이 장의 내용들은 대부분 A. E. Jongsma, Jr., L. M. Peterson and T. J. Bruce가 쓴 The Complete Adult Psychotherapy Treatment Planner, 4th ed. (Hoboken, NJ: John Wiley & Sons, 2006)에 나오는 것이다.

장기목표

1. 과도한 두려움이나 불안을 느끼지 않고 사회적으로 상호작용한다.
2. 과도한 두려움이나 불안을 느끼지 않고 사회적 수행 요구에 참여한다.
3. 관계 생활의 질을 향상시키는 필수적인 사회기술들을 개발한다.

4. 회복지지체계를 향상할 관계를 형성하는 능력을 개발한다.
5. 혼자 있는 시간과 타인들과의 대인관계 상호작용 사이의 개인적인 균형에 도달한다.
6. 군 경력 발전에 영향을 미치는 군대 활동에 대한 수행력(예: 진급심사위원회)을 향상한다.

___. ____

____

___. ____

____

___. ____

____

단기목표

1. 사회적 두려움과 회피의 병력과 특성을 말한다. (1, 2, 3)

2. 사회적 불안과 회피의 본질과 심각성을 측정하기 위한 고안된 심리검사를 마친다. (4)

3. 처방의에 의한 향정신성 약물 약제평가에 협조한다. (5, 6) (EBT)

치료개입

1. 퇴역군인 또는 현역군인 내담자와 치료적 동맹을 형성하기 위해 라포를 형성하라.
2. 퇴역군인 또는 현역군인의 공황 증상, 두려움, 회피의 빈도, 강도, 지속기간과 병력을 평가하라.
3. 퇴역군인 또는 현역군인 내담자의 사회적 두려움과 회피를 촉진하는 모든 자극, 사고, 상황의 본질을 평가하라.
4. 사회적 두려움과 회피의 깊이와 범위를 더 평가하기 위해 퇴역군인 또는 현역군인에게 사회적 불안 검사를 시행하라(예: 매틱과 클라크가 고안한 사회적 상호작용 불안척도와 사회적 공포척도(The Social Interaction Anxiety Scale and/or Social Phobia Scale)).
5. 퇴역군인 또는 현역군인 내담자에게 향정신성 약물을 처방하는 것에 대한 평가를 예약하라. (EBT)
6. 처방 순응도, 부작용, 복약의 전반적인 효능을 알아보기 위해 퇴역군인 또는 현역군인 내담자를 관찰하라. 정기적인 간격으로 처방의와 협의하라. (EBT)

4. 사회적 불안을 위한 소그룹 치료에 참여한다. (7)

7. 퇴역군인 또는 현역군인 내담자를 사회적 불안을 위한 소그룹(등록이 마감된)에 등록시켜라(팰렉과 종스마가 쓴 집단치료 치료계획서 2판에 실린 "수치심" 또는 바로우의 심리장애의 임상 핸드북에 실린 터크, 하임버그, 호프가 쓴 "사회불안장애"를 보라).

5. 사회적 불안과 회피의 악순환에 대한 정확한 이해를 말로 표현한다. (8, 9)

8. 사회적 불안이 어떻게 타인의 부정적 평가를 과대평가하고, 자기와 고통을 과소평가하며, 흔히 불필요한 회피로 이어지는 인지적 편향에서 기인하는지에 대해 퇴역군인 또는 현역군인 내담자와 논의하라.

9. 퇴역군인 또는 현역군인 내담자에게 사회적 불안과 회피의 순환과 치료근거를 설명하는 사회적 불안에 관한 책이나 치료 지침서에서 심리교육에 관한 장을 읽는 과제를 부여하라(예: 라피가 쓴 수치심과 사회공포 극복하기, 버틀러가 쓴 사회적 불안과 수치심 또는 안토니와 스윈슨이 쓴 수치심과 사회적 불안 워크북).

6. 공포 치료의 근거에 대한 이해를 말로 표현한다. (10)

10. 어떻게 인지 재구성과 노출기법이 학습된 공포를 둔감하게 하고, 사회적 기술과 확신을 형성하며, 편향된 사고를 현실검증하기 위한 역할을 하는지를 퇴역군인 또는 현역군인 내담자와 논의하라.

7. 사회적 불안을 느낄 때 불안 증상을 관리하기 위한 진정전략과 극복전략을 배우고 실행한다. (11)

11. 퇴역군인 또는 현역군인 내담자에게 사회적 불안 증상을 다루기 위한 이완 기술과 주의집중 기술을 가르쳐라(예: 외부와 행동적 목표에 집중을 유지하기, 근육이완, 일정한 속도의 횡경막 호흡, 불안의 파도타기).

8. 편향되고, 두려움에 찬 자기대화를 확인하고, 이의를 제기하며, 긍정적이고, 현실적이고 힘을 실어주는 자기대화로 대

12. 퇴역군인 또는 현역군인 내담자의 사회적 두려움 반응을 매개하는 도식과 자기대화를 탐색하고 편향에 도전하라(또는 종스마가 쓴 성

치한다. (12, 13)

인 심리치료 과제 계획서 제2판에 실린 "자기 파괴적인 사고들을 일지에 기록하고 대치하라"를 과제로 부여하라). 내담자가 편견을 바로잡을 평가를 생성하고 자신감을 형성할 수 있도록 지원하라. EB

13. 퇴역군인 또는 현역군인 내담자에게 두려움에 찬 자기대화를 식별하고 현실에 근거한 대안적 대화를 만드는 과제 연습을 부여하라. 성공을 검토하고 강화하며, 실패에 대해서는 교정적인 피드백을 제공하라(종스마가 쓴 성인 심리치료 과제 계획서 제2판에 실린 "사회화의 위로 회복하기"나 안토니와 스윈슨이 쓴 수치심과 사회적 불안 워크북 또는 라피가 쓴 수치심과 사회공포 극복하기를 보라). EB

EB 9. 치료회기 안에서 두려워하는 사회적 상황에 점진적으로 반복해서 노출되는 것을 경험한다. (14, 15)

14. 퇴역군인 또는 현역군인 내담자가 공포반응과 연관된 불안을 유발하는 상황의 위계목록을 작성하도록 지시하고 지원하라(예: 진급심사위원회 앞에 서기). EB

15. 퇴역군인 또는 현역군인 내담자에게 성공경험이 될 가능성이 가장 높은 최초의 실제 노출치료(in vivo)나 역할놀이를 통한 자극 노출을 선택하라. 노출이 끝난 후에 대처와 인지 재구성을 촉진하라. 행동전략(예: 모델링, 리허설, 사회적 강화)을 사용해서 노출을 촉진하라(바로우[편저]의 심리장애의 임상 핸드북에 실린 터크, 하임버그, 호프가 쓴 "사회불안장애"를 보라). EB

EB 10. 일상생활에서 두려워하는 사회적 상황에 점진적으로 반복해서 노출되는 것을 경험한다. (16)

16. 퇴역군인 또는 현역군인 내담자에게 실제 노출 연습을 하고 그 반응을 기록하는 과제 연습을 부여하라(또는 종스마가 쓴 성인 심리치료 과제 계획서 제2판에 실린 "공포스러운 두려움을 점진적으로 감소시키기"라는 과제를

부여하라. 또는 안토니와 스윈슨이 쓴 수치심과 사회적 불안 워크북이나 라피가 쓴 수치심과 사회공포 극복하기, 버틀러가 쓴 사회적 불안과 수치심을 보라). 실패에 대한 교정적인 피드백을 제공하면서 성공을 검토하고 강화하라.

11. 사회적 관계에서 불안을 감소하고 자신감을 형성할 사회적 기술을 배우고 실행한다. (17, 18)

17. 지시, 모델링, 역할놀이를 활용해서 퇴역군인 또는 현역군인 내담자의 일반적인 사회적 기술 및 의사소통 기술을 형성하라(터너, 바이델, 쿨리가 쓴 사회적 효율성 치료를 보라).

18. 퇴역군인 또는 현역군인 내담자에게 사회적 기술 형성에 관한 책과 지침서에서 사회적 기술과 의사소통 기술에 관해 읽는 과제를 부여하라(예: 알버티와 에몬스가 쓴 당신의 완전한 권리, 가너가 쓴 소통이 되게 말하기).

12. 잠재적인 장래의 불안 증상을 관리할 재발방지 전략들을 시행한다. (19, 20, 21, 22)

19. 퇴역군인 또는 현역군인 내담자와 함께 실수와 재발의 차이에 관해 논의하라. 실수는 최초의 돌이킬 수 있는 증상의 복귀와 회피하려는 충동과 연관 짓고, 재발은 언제나 두렵고 회피적인 패턴으로 돌아가려는 선택과 연관 지어라.

20. 퇴역군인 또는 현역군인 내담자와 함께 재발이 일어날 수 있는 미래상황이나 환경을 확인하고 증상의 관리를 머릿속으로 시연하라.

21. 퇴역군인 또는 현역군인 내담자에게 사회적 상호작용과 관계를 형성하면서 치료에서 배운 전략들을 일상적으로 사용하도록 가르쳐라(예: 인지 재구성, 사회적 기술, 노출 사용하기).

22. 퇴역군인 또는 현역군인 내담자가 나중에 사용할 수 있도록 대처전략들과 다른 중요한 정보(예: "천천히 호흡하라", "당면한 과제에 집

중하라", "당신은 관리할 수 있다", "그것은 사라질 것이다")를 적은 "대처 카드"를 작성하라. EBT

13. 현재 겪는 낮은 자존감과 사회적 불안의 원인이 될 수 있는 과거 경험들을 탐색한다. (23, 24)

23. 퇴역군인 또는 현역군인 내담자가 아동기에 겪었고 낮은 자존감과 수치심을 촉진했었을 비판, 유기, 학대 경험을 조사하라. 이런 경험들을 다루어라.

24. 현역군인 내담자에게 죄책감과 수치심을 다룬 책들을 읽는 과제를 부여하라(예: 브래드쇼가 쓴 당신을 속박하는 수치심 치유하기, 포섭과 메이슨이 쓴 수치심 직면하기). 주요 개념을 다루어라.

14. 친밀관계를 회피하기 위해 사용된 방어기제를 말로 설명한다. (25)

25. 퇴역군인 또는 현역군인 내담자가 다른 사람들에게 거리를 두게 하고 신뢰관계를 발전시키지 못하도록 막는 방어기제들을 확인하도록 지원하라. 방어를 최소화할 방법들을 확인하라.

15. 경과를 확인하고, 성과를 강화하며, 장애물을 해결하기 위해 추적회기로 돌아간다. (26)

26. 퇴역군인 또는 현역군인 내담자를 위해 치료 종료 후 한 달에서 세 달 동안 추수회기나 "강화회기"를 계획하라.

___. ______________________________
____

___. ______________________________
____

___. ______________________________
____

___. ______________________________
____

___. ______________________________
____

___. ______________________________
____

진단 제안

ICD-9-CM	ICD-10-CM	DSM-5 장애, 상태 또는 문제
300.23	F40.10	사회불안장애(사회공포증)

300.4	F34.1	지속성 우울장애
296.xx	F32.x	주요 우울장애, 단일 삽화
296.xx	F33.x	주요 우울장애, 반복 삽화
300.7	F45.22	신체변형장애
301.82	F60.6	회피성 성격장애
301.0	F60.0	편집성 성격장애
310.22	F21	조현형 성격장애

34

영적 또는 종교적 문제들

행동정의

1. 종교적 신념과 군복무 사이의 갈등을 보고한다.
2. 영적 공허감을 말로 표현한다.
3. 위대한 힘과 더 가까워지고 싶은 열망과 욕구를 보고한다.
4. 다른 종교에 관한 교육과 이해의 부족으로 인해 특정 종교와 연결될 수 없다고 보고한다.
5. 과거의 상처, 거부 그리고 아동기의 외상으로 인해 신은 없다는 신념을 표현한다.
6. 영적이거나 종교적인 신념 때문에 군으로부터 차별 당했다고 보고한다.

___. ______________________________

____

___. ______________________________

____

___. ______________________________

____

장기목표

1. 군복무와 영적 또는 종교적 신념과의 갈등을 해소한다.
2. 만족감과 성취감을 제공하는 위대한 힘과의 관계를 발전시킨다.
3. 선택한 종교에 정통해지고 기대되는 수행을 실천한다.
4. 같은 영적 또는 종교적 신념을 공유하는 다른 사람들과 관계와 지지를 발전시킨다.

___. ______________________________

____

___. ______________________________

____

___. ______________________________

____

단기목표

1. 영적 또는 종교적 문제의 특성을 자세히 설명한다. (1, 2)
2. 현재의 영적 신념체계를 설명한다. (3, 4, 5)
3. 영적 또는 종교적 신념 그리고 그 신념체계와 군대와의 충돌에 대해 부대 군목과 대화한다. (6, 7, 8)
4. 원가족의 종교적 분위기와 관습들에 대해 자세히 말한다. (9, 10)

치료개입

1. 퇴역군인 또는 현역군인 내담자와 함께 수용적이고 무비판적인 태도를 나타내는 치료적 관계를 형성하라.
2. 퇴역군인 또는 현역군인 내담자의 영적 또는 종교적 문제의 유형, 강도, 빈도와 그 문제가 사회적, 직업적, 대인관계적 기능에 미치는 영향을 평가하라.
3. 퇴역군인 또는 현역군인 내담자에게 자신의 영적 신념체계와 그것이 어떻게 전통적인 종교에 들어맞는지 설명하도록 요청하라.
4. 퇴역군인 또는 현역군인 내담자가 무엇이 현재 자신의 영적 또는 종교적 신념에 영향을 미쳤는지 식별하도록 도와라(예: 가족, 친구, 텔레비전, 학교).
5. 퇴역군인 또는 현역군인 내담자가 이 토론에서 제기된 모든 중요한 정서적 소재들을 다루도록 지원하라.
6. 현역군인 내담자의 신념체계와 군대에서 계속 복무하는 것 사이의 갈등 뒤에 있는 근거를 확인하도록 돕기 위해 내담자가 부대 군목과 대화하도록 격려하라.
7. 만일 내담자가 자신의 질문이 제대로 답변되지 않았거나 문제를 이해받지 못했다고 느낀다면 다른 군목과 함께 자신의 신념에 대해 논의하도록 격려하라.
8. 그 현역군인 내담자와 함께 전시에 군대에서 종교가 담당하는 중요성에 대해 논의하라.
9. 퇴역군인 또는 현역군인 내담자가 가족 내에서 인생 초기의 경험이 어떻게 현재 내담자가 지닌 신념을 형성하는 데 도움이 됐는지를 이해하도

록 도와라(또는 종스마가 쓴 성인 심리치료 과제 계획서 제2판에 실린 "나의 영성 이력"이라는 과제를 부여하라).

10. 퇴역군인 또는 현역군인 내담자에게 더 이상 현재의 신념과 일치하지 않는 신념의 목록을 작성하도록 지도하라.

5. 종교에 관한 과거의 부정적인 아동기 경험들과 현재를 분리시켜야 할 필요성에 대해 이해한 것을 말로 표현한다. (11, 12)

11. 퇴역군인 또는 현역군인 내담자가 과거에 가정, 학교, 친구들 속에서 겪은 부정적인 경험이 지지하는 종교에 대한 현재 자신의 관점의 타당성과 유용성에 이의를 제기할 수 있도록 도와라.

12. 퇴역군인 또는 현역군인 내담자가 자신에게 종교에 대한 두려움을 심어주고 종교를 비판적이고, 심판적이며, 징벌적인 것으로 보도록 길들인 사람들을 용서하도록 격려하라.

6. 종교, 영성, 위대한 힘의 차이를 식별한다. (13)

13. 퇴역군인 또는 현역군인 내담자에게 종교, 영성, 위대한 힘의 차이에 관해 교육하라. 필요하다면 목사 또는 군목에게 의뢰하라.

7. 선택된 신념체계의 교리들에 대한 이해를 말로 표현한다. (14, 15)

14. 퇴역군인 또는 현역군인 내담자가 자신이 선택한 신념체계의 주요 원리와 그 원리들이 어떻게 자신의 일상생활에 적용되는지를 확인하도록 지원하라.

15. 퇴역군인 또는 현역군인 내담자가 자신의 인생관이나 군복무와 상충되는 신념체계의 교리적 측면들의 목록을 작성하도록 격려하라. 퇴역군인 또는 현역군인 내담자가 영적 또는 종교적 지도자나 자신의 영적 또는 종교적 가치를 존중하는 사람과 이런 갈등들에 대해 논의하도록 격려하라.

8. 어떻게 영성과 종교가 인식된 공허감과 상실감을 채워줄 수 있는지를 말로 표현한다. (16, 17)

16. 퇴역군인 또는 현역군인 내담자에게 자신이 얼마나 인생을 공허하며 의미와 목적이 없다고 느끼는지에 관해 이야기체 진술문을 작성

하는 과제를 부여하라.

17. 퇴역군인 또는 현역군인 내담자에게 이전의 이야기체 진술문에 대한 반응으로 어떻게 영성과 종교를 자신의 삶에 포함시킨 것이 이 공허감을 채워줄지 말하는 이야기체 진술문을 작성하는 과제를 부여하라. 퇴역군인 또는 현역군인 내담자가 구체적으로 진술하도록 격려하라.

9. 신앙의 개념과 어떻게 그 개념이 종교에 적용되는지 말한다. (18, 19)

18. 퇴역군인 또는 현역군인 내담자와 함께 믿음이 무엇을 의미하는가와 어떻게 그것이 모든 종교의 기본적인 교리인지를 탐색하라.

19. 퇴역군인 또는 현역군인 내담자가 자신이 믿음을 사용한 삶의 다른 영역을 식별하도록 지원하라. 관련 내용을 다루어라.

10. 매일 기도, 성찰, 명상에 참여한다. (20, 21)

20. 퇴역군인 또는 현역군인 내담자에게 매일 기도하고 명상하도록 권하라. 그 경험에 대한 내담자의 감정을 다루어라.

21. 개신교 퇴역군인 또는 현역군인 내담자에게 릭 워렌이 쓴 목적이 이끄는 삶(The Purpose-Driven Life)을 읽도록 권하라.

11. 정기적으로 종교적 집회에 참석한다. (22, 23, 24)

22. 퇴역군인 또는 현역군인 내담자가 자신의 신앙과 잘 어울린다고 생각하는 교회 또는 회당 또는 모스크 종교집회에 매주 참석하도록 내담자를 격려하라. 종교집회 참석을 강화하라.

23. 퇴역군인 또는 현역군인 내담자가 자신의 생각을 적고, 설교시간에 배운 교훈을 기록할 수 있도록 "교회 일지"를 유지하도록 격려하라. 퇴역군인 또는 현역군인 내담자가 주중에 그 일지를 검토하도록 격려하라.

24. 퇴역군인 또는 현역군인 내담자가 편안하게 느끼는 만큼 예배와 기도회에 보다 자주 참석하도록 격려하라.

12. 종교기반 지역공동체 지지 집단 또는 활동에 참여한다. (25)

25. 퇴역군인 또는 현역군인 내담자가 종교기반 지역공동체 집단과 활동을 알아보도록 지원하고 참석을 격려하라(예: 성경공부반, 교회친목회, 신앙 훈련반).

13. 강한 영적이거나 종교적 신앙을 가진 다른 현역군인과 함께 자신이 겪는 갈등에 관해 이야기한다. (26)

26. 현역군인 내담자가 자신들의 영적이거나 종교적 신념을 존중하는 동료들을 찾도록 지원하라. 그 동료 군인과 신앙에 대한, 특히 조롱과 차별과 관련된 경험에 대한 자신들의 분투에 대해 이야기하도록 내담자를 격려하라. 이 경험을 다루어라.

___. ______________________________

____

___. ______________________________

____

___. ______________________________

____

___. ______________________________

____

___. ______________________________

____

___. ______________________________

____

진단 제안

ICD-9-CM	ICD-10-CM	DSM-5 장애, 상태 또는 문제
V62.89	Z65.8	종교적 또는 영적 문제
309.0	F43.21	우울한 정서를 동반한 적응장애
311	F32.9	상세불명의 우울장애
311	F32.8	달리 명시된 우울장애
300.00	F41.9	상세불명의 불안장애
296.xx	F32.x	주요 우울장애, 단일 삽화
296.xx	F33.x	주요 우울장애, 반복 삽화
________	________	______________________
________	________	______________________

35

물질남용 및 의존

행동정의

1. 증가된 내성과 금단증상으로 나타나는 물질 사용에 대한 부적응적인 패턴을 보인다.
2. 말로는 그렇게 하고 싶다고 말하고 약물의 사용이 부정적인 결과를 가져오지만, 한번 시작한 기분조절약물의 사용을 중단하거나 줄이지 못한다.
3. 물질 과복용 패턴의 결과를 반영하는 혈액검사(예: 간 수치 증가, 전해질 불균형)나 신체적 지표(예: 위통, 고혈압, 영양불량)를 보인다.
4. 내담자의 물질 사용이 자신과 다른 사람들에게 부정적인 영향을 미치고 있다는 가족, 친구, 부대지휘관, 부하들의 피드백에도 불구하고 약물의존이 문제임을 부인한다.
5. 약물을 사용할 때는 자주 일시적 의식 상실을 경험한다.
6. 약물 사용이 직접적인 원인이 되는 지속적인 신체적, 법적, 재정적, 직업적, 사회적, 관계적 문제들을 경험하고 있음을 알고도 계속해서 약물을 사용한다.
7. 약물에 취하거나 기대하는 효과를 보기 위해서는 더 많은 약물을 사용할 필요가 있는 것과 같이 약물에 대한 증가된 내성을 보인다.
8. 일정 기간 동안 약물 없이 지낼 때 신체적 금단증상(예: 떨림, 발작, 구토, 두통, 발한, 불안, 불면증, 우울증)을 보인다.
9. 물질남용 관련 범죄로 군사경찰이나 민간경찰과 언쟁한 이력이 있다(예: 약물중독 운전(DUI), 미성년자 알코올 소지, 가정폭력, 폭행, 규제물질의 소유나 배달, 상점 털이, 무단침입).
10. 물질 사용의 결과로 아침 점호나 체력단련 시간에 지각하는 일을 반복한다고 보고한다.

___. ______________________________

____

___. ______________________________

____

___. ______________________________

____

이번 장 내용은 약간 개정한 부분이 있기는 하지만 대부분 다음의 책에서 온 것이다. A.E. Jongsma, Jr., L. M, Peterson, T. J. Bruce가 쓴 The Complete Adult Psychotherapy Treatment Planner, 4th ed. (Hoboken, NJ: John Wiley & Sons, 2006)에서 나오는 것이다.

Jongsma, Jr., L. M, Peterson, T. J. Bruce. Reprinted with permission.

장기목표

1. 기분조절 물질을 통제하지 못함을 인정하고 회복기반 프로그램에 참여한다.
2. 모든 기분조절 물질의 사용으로부터 자유로운 지속적인 회복을 달성한다.
3. 물질남용 장애와 회복과정에 관한 지식을 늘리면서 완벽한 절제를 달성하고 유지한다.
4. 모든 기분조절 물질로부터 장기간 단약을 유지하고 물질남용으로부터 자유로운 삶을 살아가는 데 필수적인 12단계 기술을 획득한다.
5. 모든 기분조절약물로부터 지속적인 절제를 유지함으로써 삶의 질을 향상한다.

___. ____

____

___. ____

____

___. ____

____

단기목표

EB 1. 의학적 평가에 협조하고, 약리적 개입의 필요성에 대한 평가에 협조한다. (1, 2)

EB 2. 처방된 약을 군의관이 지시한 대로 복용한다. (3, 4)

치료개입

1. 퇴역군인 또는 현역군인 내담자를 군의관에게 의뢰해서 신체검사를 실시하고, 모든 정신적 또는 정서적 공존질병에 대한 향정신약물의 투약 필요성을 평가한 후, 적절하다면 아캄프로세이트(캄프랄), 날트렉손(비비트롤), 디설피람(안타부스)의 사용에 대해 논의하라. EB
2. 적용 가능하다면, 퇴역군인 또는 현역군인 내담자를 약리학 기반 치료나 회복 프로그램(예: 아캄프로세이트, 날트렉손)에 의뢰하라. EB
3. 필요하다면 의료진이 약물의 양을 측정하면서, 약물의 효과와 부작용을 관찰하라. EB
4. 의료진이 처방된 약물을 투여하고 효과와 부작

용을 관찰하라. EB

3. 급성 금단증상을 의료진에게 보고한다. (5)

5. 필요하다면 표준화된 절차를 활용해서 금단기간 동안 퇴역군인 또는 현역군인 내담자의 상태를 평가하고 관찰하라(예: 마약 금단척도).

4. 물질 의존을 평가하기 위한 심리검사나 객관적 설문지를 완료한다. (6)

6. 퇴역군인 또는 현역군인 내담자에게 물질 의존을 객관적으로 평가하기 위해 고안된 심리검사를 시행하라(예: 물질 사용 장애 진단 목록－IV(SUDDS－IV), 물질남용 미세선별 척도(SASS－3)). 퇴역군인 또는 현역군인 내담자에게 평가결과에 관한 피드백을 제공하라. 결과를 평가할 필요가 있다면 검사를 재시행하라.

EB 5. 약물중독의 생리심리사회적 이력에 관한 정직하고 완벽한 정보를 제공한다. (7)

7. 중독에 초점을 맞춘 철저한 가족과 개인적 생리심리사회적 이력을 작성하라(예: 중독과 치료의 가족사, 다른 물질 사용, 물질남용의 경과, 남용의 결과). EB

EB 6. 중독과 회복과정에 관한 지식을 늘리기 위해 교육적인 상담회기에 참석하고 부여된 과제물을 읽는다. (8, 9, 10, 11)

8. 퇴역군인 또는 현역군인 내담자에게 약물중독 교육 시리즈에 참석해서 약물의존의 패턴과 효과에 대한 지식을 늘리는 과제를 부여하라. 내담자에게 각각의 교육회기에서 배운 몇 가지 요점들을 확인하도록 요청하라. 이 요점들을 치료자와 함께 다루어라. EB

9. 퇴역군인 또는 현역군인 내담자에게 중독 회복에 대한 증거기반 치료접근법을 설명하는 워크북을 읽는 과제를 부여하라(예: 데일리와 마랏이 쓴 알코올 또는 약물문제의 극복). 독서한 내용을 활용해서 핵심개념을 강화하고 치료 내내 연습하라. EB

10. 퇴역군인 또는 현역군인 내담자에게 중독에 관한 자료를 읽는 과제를 부여하라(예: 와쉬톤이 쓴 의지력으로는 충분하지 않다, 패닝이 쓴 중독 워크북, 익명의 알코올 중독자들). 독서에

서 알게 된 요점들을 다루어라. EBT

11. 퇴역군인 또는 현역군인 내담자에게 익명의 약물중독자들이라는 책을 읽고 그 책에서 치료자와 다룰 다섯 가지 핵심사항들을 수집하는 과제를 부여하라. EBT

EBT 7. 집단치료 회기에 참석해서 중독과 관련된 생각과 감정, 원인, 결과, 중독에 대한 대안을 나눈다. (12, 13)

12. 퇴역군인 또는 현역군인 내담자에게 집단치료에 참석하는 과제를 부여하라. EBT

13. 퇴역군인 또는 현역군인 내담자에게 중독의 원인, 결과, 중독에 관한 감정과 대안을 나누도록 촉진하는 집단치료에 참여하도록 지시하라. EBT

EBT 8. 물질 의존에서 비롯되거나 물질 의존에 의해 악화되는 부정적 결과들을 열거하고 논의한다. (14, 15, 16)

14. 퇴역군인 또는 현역군인 내담자에게 약물 사용이 내담자의 삶에 부정적인 영향을 미친 방식들에 대한 목록을 작성하도록 요청하라(또는 종스마가 쓴 성인 심리치료 과제 계획서 제2판에 실린 "물질남용 부정적 영향 대(對) 단약의 긍정적 영향"이라는 과제를 부여하라). 개인치료 회기나 집단치료 회기 안에서 그 목록을 다루어라. EBT

15. 퇴역군인 또는 현역군인 내담자가 물질남용의 심각성과 부정적인 결과를 최소화하기 위해 부인이라는 방어기제를 사용하는 것을 직면시켜라. EBT

16. 생리심리사회적 이력과 물질남용의 부정적인 결과에 대한 퇴역군인 또는 현역군인 내담자의 목록을 활용해서 내담자가 계속 치료받아야 할 필요성을 이해하도록 도와라. EBT

EBT 9. 기분조절약물이 스트레스나 고통으로부터 탈출하기 위한 주된 대처기제로 사용되었고 부정적인 결과를 낳았다는 인식을 말로 표현한다. (17)

17. 스트레스와 신체적 고통과 정서적 고통, 지루함으로부터 벗어나는 일에 중독이 어떻게 사용되었는지 조사하라. 이 패턴의 부정적인 결과를 직면하라. EBT

10. 물질 의존에 의해 유발되었거나 악화된 부정적인 정서를 열거하고 논의한다. (18)

18. 중독과 그 결과에서 비롯된 퇴역군인 또는 현역군인 내담자의 수치감, 죄책감, 낮은 자기가치감을 조사하라.

11. 중독으로부터 회복을 위한 계획에 따라 일해야 하는 이유를 열거하고 논의한다. (19)

19. 퇴역군인 또는 현역군인 내담자에게 중독으로부터 절제해야 하는 이유의 목록을 작성하는 과제를 부여하라(또는 핀리와 렌즈가 쓴 중독치료 과제 계획서 제4판에 실린 “변화가 일어나게 하기”나 “효과 있는 회복 계획”이라는 과제를 부여하라).

12. 물질 의존을 감추기 위해 사용한 거짓말들을 열거한다. (20, 21)

20. 퇴역군인 또는 현역군인 내담자가 중독에 따르는 부정직함을 보도록 도와라. 내담자에게 물질 의존을 감추기 위해 사용한 거짓말을 열거하도록 요청하라.

21. 퇴역군인 또는 현역군인 내담자에게 왜 정직이 회복에 필수적인지 가르쳐라.

13. 위대한 힘이 회복과정에서 도울 수 있는 방법들을 말로 표현한다. (22)

22. 퇴역군인 또는 현역군인 내담자에게 익명의 위대한 힘이라는 알코올 중독자(AA) 개념과 이 위대한 힘이 어떻게 회복에서 도울 수 있는지에 관해 가르쳐라(예: 위대한 힘은 만성통이나 갈망을 이기도록 도울 수 있다. 규칙적인 기도와 명상은 스트레스를 감소시킬 수 있다).

14. 물질남용 치료의 필요성을 확인하고 수용한다. (23)

23. 변화를 위한 퇴역군인 또는 현역군인의 준비단계를 측정하기 위해 동기면담을 시행하라. 결과에 따라 개입하고, 동기를 형성하는 것에서부터 변화에 헌신을 강화하는 것을 거쳐 치료에 참여하는 것으로 옮겨가라(밀러와 롤닉이 쓴 동기상담: 사람들에게 변화를 준비시키기를 보라).

15. 물질남용 회복을 위한 현실적인 목표를 확인한다. (24, 25, 26)

24. 퇴역군인 또는 현역군인 내담자에게 12단계 프로그램에 수년 동안 참여하고 그 프로그램

이 단약상태를 유지하는 데 얼마나 도움이 되는지 특별히 깨달은 익명의 알코올 중독자 참여자나 익명의 약물중독자 참여자와 만나는 과제를 부여하라. 그 후에 그 모임을 다루어라.

25. 퇴역군인 또는 현역군인 내담자에게 실수나 재발에도 불구하고 단약에 거는 기본적인 치료기대(예: 신체적 변화, 사회적 변화, 정서적 요구)가 무엇인지 물어라. 이 치료기대를 임상가와 함께 다루어라.

26. 물질남용 회복의 목표와 실수와 재발에도 불구하고 단약의 필요성을 강조하라.

16. 기분조절약물의 사용을 중단하겠다는 약속을 말로 표현한다. (27)

27. 퇴역군인 또는 현역군인 내담자와 약물 사용의 종결에 대한 절제계약을 작성하라. 약속과 관련된 퇴역군인 또는 현역군인 내담자의 감정을 다루어라.

17. 회복을 지지하는 사회적 관계를 확인하고 변경한다. (28)

28. 퇴역군인 또는 현역군인 내담자가 알코올과 관련된 인간관계("약물친구")를 유지하는 것의 부정적 영향을 검토하고 내담자가 "단약친구"를 포함한 절제하는 인간관계를 새롭게 발전시키기 위한 계획을 세우도록 지원하라. 정기적으로 재검토하고 새로운 사회적 지지체계를 발전시키도록 촉진하라.

18. 단약이 부부관계와 가족관계에 미칠 긍정적인 영향을 확인한다. (29)

29. 퇴역군인 또는 현역군인 내담자가 회복기간 동안 가족관계 안에서 이루어질 긍정적인 변화를 확인하도록 도와라.

19. 약물 남용에 지배당한 삶에 의해 상처받은 중요한 타인들에게 보상하는 데 동의한다. (30, 31)

30. 퇴역군인 또는 현역군인 내담자의 물질남용이 가족, 친구, 직장 관계에 미친 부정적 효과를 논의하고 그런 상처를 보상하기 위한 계획을 수립하도록 격려하라.

31. 퇴역군인 또는 현역군인 내담자로부터 지금

중요한 개인들에게 최초의 보상을 하고 나중에 또는 익명의 알코올 중독자들 프로그램의 8단계나 9단계를 다룰 때 더 보상하겠다는 구두 약속을 이끌어내라(퍼킨슨이 쓴 알코올 중독과 약물 남용 환자 워크북을 보라).

20. 행동주의 부부치료 또는 가족치료에 참여한다. (32)

32. 관계를 향상하고, 갈등을 해소하며, 문제를 해결하고, 효과적으로 소통할 방법들을 배우고 적용하도록 행동주의 부부치료나 가족치료를 의뢰하거나 제공하라.

21. 다시 약물 사용 상태에 빠지려는 충동을 관리하기 위한 개인적 대처전략들을 배우고 시행한다. (33)

33. 화학적 물질을 사용하고자 하는 촉발된 충동을 관리하기 위해 퇴역군인 또는 현역군인 내담자에게 진정전략들(예: 이완 기법, 심호흡 기법), 사고중단 기법, 긍정적 자기대화, 주의집중 기술(예: 충동에서 벗어나기, 절제하는 행동목표에 집중 유지하기)을 포함한 맞춤형 대처전략을 가르쳐라.

22. 확인하고, 이의를 제기하며, 파괴적인 자기대화를 긍정적이고 강점을 강화하는 자기대화로 대치한다. (34, 35)

34. 절제를 유지하고자 하는 퇴역군인 또는 현역군인의 결심을 약화시키는 도식과 자기대화를 탐색하기 위해 인지치료적 접근법을 활용하라. 내담자가 편견을 바로잡고 회복력을 강화할 현실적인 자기대화를 생성하도록 지원하라.

35. 퇴역군인 또는 현역군인 내담자가 자신의 부정적 자기대화를 확인하고 권력을 강화할 대안적 자기대화를 생성하는 상황을 시연하라(또는 종스마가 쓴 성인 심리치료 과제 계획서 제2판에 실린 "자멸적 과제"를 부여하라). 결과를 검토하고 성공을 강화하라.

23. 다시 화학적 물질 사용에 빠지려는 충동의 촉진요인들에 대한 점진적인 반복 노출에 참여한다. (36, 37)

36. 퇴역군인 또는 현역군인 내담자가 물질을 사용하고자 하는 충동을 일으키는 자극들의 위계를 작성하도록 지도하고 지원하라(또는 핀리와 렌즈가 쓴 중독치료 과제 계획서 제4판에 실린

"재발 촉진요인과 자극 식별하기"나 "재발방지 계획세우기"라는 과제를 부여하라).

37. 최초의 실제 노출치료(in vivo)나 역할놀이를 통해 퇴역군인 또는 현역군인 내담자에게 성공경험이 될 가능성이 가장 높은 자극 노출을 선택하라. 노출 중이나 노출이 끝난 후에 대처와 인지 재구성을 촉진하라. 행동전략(예: 모델링, 리허설, 사회적 강화)을 사용해서 노출을 촉진하라. 퇴역군인 또는 현역군인 내담자 그리고 집단 안에서 할 경우에는 집단 참여자들과 결과를 검토하라.

24. 물질을 사용하지 않고도 흔한 일상의 문제들을 관리하기 위한 개인 기술을 배우고 실행한다. (38, 39)

38. 퇴역군인 또는 현역군인 내담자가 흔한 일상의 스트레스 요인들을 관리하는 기술들을 평가하라(예: 직장, 사회, 가족 역할 요구). 행동기법(지시, 모델링, 역할놀이)을 활용해서 물질을 사용하지 않고도 이 문제들을 다루기 위한 사회적 기술과 의사소통 기술을 형성하라.

39. 퇴역군인 또는 현역군인 내담자에게 사회적 기술 형성에 관한 책이나 치료 지침서에 실린 일반적인 사회적 기술이나 의사소통 기술들에 관해 읽는 과제를 부여하라(예: 앨버티와 에몬스가 쓴 당신의 완벽한 권리(Your Perfect Right), 가너가 쓴 대화형으로 말하기(Conversationally Speaking)).

25. 물질 사용을 통한 대처의 대안인 고통 관리 기법을 배우고 시행한다. (40)

40. 퇴역군인 또는 현역군인 내담자가 고통을 관리하기 위해 약물을 사용하는 것의 대안을 배우도록 가르치거나 고통 관리 프로그램에 의뢰하라(이 치료계획서에 실린 부상 후 만성통증에 관한 장을 보라).

26. 재발위험이 높은 잠재적인 미래상황을 관리하기 위한 재발방지 전략을 시행한

41. 퇴역군인 또는 현역군인 내담자와 함께 실수와 재발의 차이에 관해 논의하라. 실수는 최초

다. (41, 42, 43, 44, 45)

의 돌이킬 수 있는 증상들, 두려움, 충동과 연관 짓고, 재발은 언제나 두려움과 회피 패턴으로 돌아가려는 선택과 연관 지어라. EB

42. 12단계 회복 프로그램의 재발방지 연습을 활용해서, 퇴역군인 또는 현역군인 내담자가 재발에 대한 자신의 촉발요인을 발견하도록 도와라(퍼킨슨이 쓴 알코올 중독과 약물 남용 환자 워크북을 보라). EB
43. 퇴역군인 또는 현역군인 내담자와 재발이 일어날 수 있는 미래상황이나 환경을 확인하고 관리하는 연습을 하라. EB
44. 퇴역군인 또는 현역군인 내담자에게 자신의 물질남용의 위험성을 높이는 감정, 행동, 상황을 식별하도록 요구하라(또는 종스마가 쓴 성인 심리치료 과제 계획서 제2판에 실린 "재발 촉진요인"을 과제로 부여하라). EB
45. 퇴역군인 또는 현역군인 내담자에게 사회적 상호작용과 관계를 형성하면서 치료에서 배운 전략들(예: 인지 재구성, 사회적 기술, 노출 사용하기)을 일상적으로 사용하도록 가르쳐라(또는 종스마가 쓴 성인심리치료 과제 계획서 제2판에 실린 "후속돌봄 구성요소들"). EB

EB 27. 스트레스를 처리하고 삶에서 즐거움이나 쾌락을 발견하기 위해 물질을 사용하는 것 외에 다른 선택지가 있음을 말로 표현한다. (46, 47, 48, 49)

46. 퇴역군인 또는 현역군인 내담자에게 기분조절 약물을 사용하지 않고도 삶에서 즐거움을 얻는 것의 중요성을 가르쳐라. EB
47. 퇴역군인 또는 현역군인 내담자에게 즐거운 활동의 목록을 작성하도록 하라(버츨러와 웨이스가 쓴 보상적인 활동의 목록을 보라). 선택한 활동에 매일 참여하는 과제를 부여하라. EB
48. 퇴역군인 또는 현역군인 내담자에게 매일 정기적으로 신체적 운동을 해서 체력, 자존감을

28. 매일 신에게 문제들을 넘긴 결과를 말로 표현한다. (50)

강화하고 우울증을 감소시키도록 권면하라(레이스가 쓴 더 나은 정신건강을 위한 운동을 보라). 또는 이미 시행 중인 체력 훈련 계획의 유효성을 다시 검토하라.

49. 퇴역군인 또는 현역군인 내담자에게 자신의 분대장이나 선임상사와 내담자의 현재 체력수준에 대해 논의하도록 지시하라. 필요하다면 전문적인 운동 프로그램을 발전시켜라.

50. 3단계 연습을 활용해서, 퇴역군인 또는 현역군인 내담자에게 "건네주기"라는 회복개념에 관해 교육하라. 그런 다음 문제들을 매일 더 위대한 힘에게 건네주는 과제를 부여하라. 퇴역군인 또는 현역군인 내담자에게 그 추이를 기록하도록 요청하고 그 결과에 대해 논의하라.

___. ______________________

___. ______________________

___. ______________________

___. ______________________

___. ______________________

___. ______________________

진단 제안

ICD-9-CM	ICD-10-CM	DSM-5 장애, 상태 또는 문제
305.60	F14.10	코카인 사용 장애, 경도
305.90	F19.10	기타(또는 알려져 있지 않은) 물질 사용 장애, 경도
305.90	F19.20	기타(또는 알려져 있지 않은) 물질 사용 장애, 중등도 또는 고도
305.40	F13.10	진정제, 수면제, 항불안제 사용 장애, 경도
303.90	F10.20	알코올 사용 장애, 중등도
305.20	F12.10	대마초 사용 장애, 경도

305.70	F15.10	암페타민형 물질 사용 장애, 경도
305.00	F10.10	알코올 사용 장애, 경도
304.40	F15.20	암페타민형 물질 사용 장애, 중등도 또는 고도
304.30	F12.20	대마초 사용 장애, 중등도 또는 고도
304.20	F14.20	코카인 사용 장애, 중등도 또는 고도
304.50	F16.20	기타 환각제 사용 장애, 중등도 또는 고도
304.30	F16.10	기타 환각제 사용 장애, 경도
304.00	F11.20	아편 사용 장애, 중등도 또는 고도
304.90	F16.20	펜시클리딘 사용 장애, 중등도 또는 고도
304.10	F13.20	진정제, 수면제, 항불안제 사용 장애, 중등도 또는 고도

36

자살 생각

행동정의

1. 자살에 대한 반복적인 생각이나 죽음이나 죽는 것에 관한 몰두를 보고한다.
2. 자살할 의도가 있다.
3. 자살에 대한 상세한 계획을 인정한다.
4. 절망감과 만성적인 공허감을 보고한다.
5. 과거에 있었던 자살시도나 자살시위를 보고한다.
6. 전투 임무 중에 무모하고 위험한 행동에 참여한다(예: 공격지원 없이 집안에 들어가기).
7. 과거에 완결된 가족 구성원이나 가까운 친구의 자살을 보고한다.
8. 주요 우울증의 양성 병력을 인정한다.
9. 처방약물(예: 항우울제)이나 불법 약물 사용(코카인)에서 비롯된 정좌불능증을 보인다.
10. 미래지향성의 결여를 보인다.
11. 최근에 개인적이고 의미 있는 소유(예: 스테레오, 옷, 비디오 게임)를 친구나 가족, 낯선 사람에게 거저 주었다.
12. 최근 상급자에 대한 특징이 없는 무례하고 적대적인 행동의 발병을 보인다.

___. ______________________________

____

___. ______________________________

____

___. ______________________________

____

장기목표

1. 자살 생각과 의도를 없앤다.
2. 절망감을 감소시키고 자존감을 증대시킨다.
3. 건강한 대처기술을 증대시킨다.
4. 목적의식과 미래지향성을 재형성한다.

5. 이전에 가장 높은 수준의 직업기능으로 돌아간다.

___. ______________________________

____

___. ______________________________

____

___. ______________________________

____

단기목표

1. 자살 생각의 빈도와 자살계획의 세부사항을 포함한 자살 생각의 수준을 말로 표현한다. (1, 2, 3, 4, 5)

2. 심리치료사와 구두나 문서화된 위해방지 계약에 동의한다. (6, 7)

치료개입

1. 계획, 의도, 전반적인 위험수준을 포함한 퇴역군인 또는 현역군인 내담자의 자살 생각을 평가하라.
2. 자살 위험을 평가하기 위해 퇴역군인 또는 현역군인 내담자에게 벡 우울척도 제2판(BDI-II), 벡 절망척도(BHS), 그리고 자살 위험성예측 척도(SPS) 검사를 시행하라. 퇴역군인 또는 현역군인 내담자에게 피드백을 제공하라.
3. 위험도가 높다면 퇴역군인 또는 현역군인 내담자의 가족 구성원과 지휘체계에게 알려라.
4. 퇴역군인 또는 현역군인 내담자에게 다음 예약 전에 자살 충동을 느낄 경우 도움을 청하기 위한 명확한 계획을 제공하라(예: 퇴역군인 또는 현역군인 내담자의 일등상사, 친척, 친구에게 전화하라).
5. 회기가 끝날 때에 퇴역군인 또는 현역군인 내담자를 위한 추적회기를 예약하라.
6. 퇴역군인 또는 현역군인 내담자가 서명할 문서화된 위해방지 계약서를 만들어라. 또는 퇴역군인 또는 현역군인 내담자가 구두로 위해방지 계약에 동의하게 하라.

7. 필요하다면 매시간 위해방지 계약을 검토하라.

3. 치료계약에 대한 약속에 동의한다. (8)

8. 퇴역군인 또는 현역군인 내담자가 서명할 치료계약에 대한 문서화된 서약서를 작성하라. 또는 퇴역군인 또는 현역군인 내담자가 치료계약에 구두로 동의하게 하라.

4. 환경을 안전하게 만드는 것에 대한 권고에 협조한다(예: 집에 있는 화기를 제거). (9, 10)

9. 퇴역군인 또는 현역군인 내담자의 가족 구성원이나 중요한 타인들에게 내담자의 자살 생각에 관해 알려라. 내담자의 집에서 모든 무기를 치우고 모든 처방약물을 처리함으로써 내담자의 집을 더 안전하게 만드는 것으로 내담자를 지원하라.

10. 현역군인 내담자의 지휘체계에 내담자의 자살 생각에 관해 보고하라. 무기에의 접근을 제한하고 현역군인 내담자를 낮은 위험의 훈련만 참여하도록 제한함으로써 근무환경이 더 안전해지도록 지원하라.

5. 자살 의도가 생기면 입원에 협조한다. (11, 12)

11. 퇴역군인 또는 현역군인이 임박한 위험에 처했다고 생각된다면 입원조치를 촉진하라.

12. 입원이 필요하다면 가족 구성원과 지휘체계에 알려라.

6. 지휘체계와 "전우조"를 포함한 안전계획을 수립한다. (13)

13. 현역군인 내담자가 하루 24시간 동료가 볼 수 있는 곳에 있게 하는 안전계획을 현역군인의 지휘체계와 함께 수립하라.

7. 사회적 지지를 늘리기 위해 가족이나 친구와 자살하고 싶은 감정에 대해 논의한다. (14, 15)

14. 퇴역군인 또는 현역군인 내담자의 중요한 타인들과 만나서 어떻게 그들이 도울 수 있는지, 어떤 행동이 역효과를 낳는지와 같은 내담자의 자살 생각에 대해 물을 수 있는 질문들에 답하라.

15. 모든 당사자의 정서들을 다루기 위한 가족치료 회기를 준비하라.

8. 자살 생각의 원인이 되는 심리사회적 요소들을 확인한다. (16)

16. 자살 생각의 원인이 되는 대인관계적, 사회적, 그리고 직업적 스트레스 요인을 논의하라. 그 스트레스 요인들을 관리하기 위한 대처전략을 개발하라.

9. 과거에 있었던 자살 생각과 어떻게 그런 감정들을 극복했는지를 확인한다. (17, 18)

17. 특히 촉발요인에 초점을 맞추어 퇴역군인 또는 현역군인 내담자의 과거 자살 생각의 삽화들에 대해 논의하라.

18. 퇴역군인 또는 현역군인 내담자가 과거에 자살 생각을 극복하면서 거둔 성공을 강조하라.

10. 항우울제 투약의 필요성을 평가하기 위한 정신과적 평가를 마친다. (19, 20)

19. 항우울제 투약이 필요한지 결정하기 위해 정신과적 평가를 받도록 준비하라.

20. 퇴역군인 또는 현역군인 내담자가 계획된 진료예약에 참석하지 않는다면 가족 구성원과 지휘체계에 알려라.

11. 처방대로 약을 복용한다. (21)

21. 복약 순응도, 부작용, 약의 효능, 경과를 관찰하라.

12. 내담자의 현재와 미래 삶에서 긍정적인 측면을 말한다. (22)

22. 퇴역군인과 현역군인의 현재와 미래의 긍정적인 삶의 영역을 확인하라. 퇴역군인과 현역군인이 가질 수 있는 모든 긍정적인 언급과 생각을 강화하라.

13. 자신과 타인, 그리고 세계에 관한 역기능적이고 부적응적인 신념들을 확인하고 변경한다. (23, 24, 25)

23. 퇴역군인 또는 현역군인 내담자가 자살 생각을 영속시키는 부적응적 사고 패턴(예: 나는 가치 없어. 나는 사랑받을 가치가 없어)을 확인하도록 지원하라(또는 종스마가 쓴 성인심리치료 과제 계획서 제2판에 실린 "부정적인 사고가 부정적인 감정을 촉발한다"라는 과제를 부여하라).

24. 퇴역군인 또는 현역군인에게 매일 자동사고 일지를 기록하게 함으로써 자동사고를 더 의식하는 법을 가르쳐라(또는 종스마가 쓴 성인

심리치료 과제 계획서 제2판에 실린 "왜곡되고, 부정적인 사고의 일지"라는 과제를 부여하라).

25. 인지 재구성을 활용해서 퇴역군인 또는 현역군인 내담자에게 부적응적으로 왜곡된 사고(예: 흑백사고, 과잉일반화, 극대화)를 긍정적이고 현실에 기반한 사고로 대치하는 것을 가르쳐라.

14. 자살 생각이 없다고 보고한다. (26)

26. 퇴역군인 또는 현역군인 내담자에게 자살 생각이 있는지에 관해 지속적으로 질문하라. 자살 생각이 없음을 확인하고 강화하라.

15. 삶과 죽음, 자살에 관한 영적 신념을 말로 표현한다. (27)

27. 퇴역군인 또는 현역군인 내담자가 자살하는 것에 대한 자신의 신념을 더 명확하게 이해하도록 지원하라. 자살의 사회적, 가족적, 영적 결과에 관한 내담자의 신념과 연관된 정서와 생각을 다루어라(또는 종스마가 쓴 성인 심리치료 과제 계획서 제2판에 실린 "자살의 후유증"이라는 과제를 부여하라).

16. 부대 군목과 만난다. (28)

28. 퇴역군인 또는 현역군인 내담자가 소속 부대 군목이나 지역 보훈병원의 원목을 만나도록 격려하라.

17. 현역군인 내담자가 파병되기로 예정되어 있다면 돌봄 계획을 수립한다. (29, 30)

29. 현역군인 내담자가 파병될 지역에 있는 정신건강 자원들을 확인하도록 지원하라.

30. 현역군인 내담자에게 파병 과도기에 필요한 충분한 약이 있음을 확인하라.

___. ______________________________ ___. ______________________________
______________________________ ______________________________

___. ______________________________ ___. ______________________________
______________________________ ______________________________

___. ______________________________ ___. ______________________________
______________________________ ______________________________

진단 제안

ICD-9-CM	ICD-10-CM	DSM-5 장애, 상태 또는 문제
296.xx	F32.x	주요 우울장애, 단일 삽화
296.xx	F33.x	주요 우울장애, 반복 삽화
300.4	F34.1	지속적 우울장애
296.xx	F31.xx	양극성장애 I형
296.89	F31.81	양극성장애 II형
301.83	F60.3	경계선적 성격장애
301.81	F60.81	자기애적 성격장애
______	______	______
______	______	______

37

생존자의 죄책감

행동정의

1. 전우가 죽거나 심각하게 부상당했을 때 자신만 생존하거나 부상당한 것에 대해 죄책감을 느낀다고 보고한다.
2. 전우의 죽음에 대해 자신을 비난한다.
3. 전우의 죽음이나 부상을 방지하거나 최소화하기 위해 아무 일도 안 했거나 아주 적은 일만 한 것을 지속적으로 생각한다고 보고한다.
4. 무가치감과 자기혐오감을 느낀다고 호소한다.
5. 죽거나 전우와 같은 운명을 겪고 싶은 바람을 표현한다.
6. 늘어난 싸움, 약물과 알코올 사용, 그리고 기타 자기파괴적 행동들에 참여한다.

___. ____

____

___. ____

____

___. ____

____

장기목표

1. 전우의 죽음과 관련된 죄책감을 없앤다.
2. 자기 확신감과 자존감을 회복한다.
3. 죽음이 삶의 일부분임을 수용한다.
4. 자신을 운이 좋은 생존자로 본다.

___. ____

____

___. ____

____

단기목표

1. 죄책감의 특성과 영향에 대해 상세히 설명한다. (1, 2, 3)

2. 향정신성 약물치료가 필요한지를 결정하기 위한 정신과적 평가에 협조한다. (4, 5)

3. 전우의 죽음에 대한 반응을 숨김없이 솔직하게 나눈다. (6, 7, 8)

치료개입

1. 퇴역군인 또는 현역군인 내담자와 함께 수용과 이해의 태도를 전달하는 치료적 관계를 형성하라.
2. 퇴역군인 또는 현역군인 내담자에게 죄책감을 느끼게 하는 사건을 탐색하라. 내담자에게 죄책감에 관해 가능한 한 많이 말하도록 허용하라.
3. 퇴역군인이나 현역군인이 느끼는 죄책감의 유형, 강도, 빈도와 그것이 환자의 사회적, 직업적, 대인관계적 기능에 미치는 영향을 탐색하고 측정하라.
4. 더 중요한 정서나 불안 증상들 그리고 수면장애를 완화시키기 위해 현역군인 내담자에게 항우울제, 항불안제, 수면제 투약이 필요한지를 판단하기 위해 정신과 평가를 받도록 예약하라.
5. 현역군인 내담자의 복약 순응도, 부작용, 효능을 관찰하라. 처방의와 소통을 유지하라.
6. 전우의 죽음 후 자신의 감정과 경험의 이력을 나누도록 퇴역군인 또는 현역군인 내담자를 격려하라. 가장 관련 있는 자료들을 다루어라.
7. 기본적인 상담 기법들(예: 반영, 공감적 반응)을 돌봄과 공감, 존중을 전달할 도구로 활용하라.
8. 퇴역군인 또는 현역군인 내담자에게 강한 정서들을 인정하고 연결되는 것의 중요성에 관해 교육하라. 전우의 죽음과 관련된 정서적 정화를 장려하라.

4. 이런 유형의 사건이 있은 후 애도와 죄책감, 자기비난이라는 단기간의 감정은 정상적이라는 이해를 말로 표현한다. (9, 10)

9. 이런 유형의 사건이 있은 뒤에 수치심, 자기비난, 자기혐오를 경험하는 것이 얼마나 흔한 일인지 교육함으로써 퇴역군인 또는 현역군인 내담자의 경험을 정상화하라.

10. 퇴역군인 또는 현역군인 내담자에게 전형적이지 않거나 기대되지 않는 증상들(예: 자살 생각, 증가된 물질 사용, 가정폭력)에 관해 교육하라.

5. "생존자"의 정체성을 형성하는 것의 중요성을 말로 표현한다. (11, 12)

11. 퇴역군인 또는 현역군인 내담자와 함께 "생존자"라는 자기관에 적응하는 데 대한 모든 방해물(예: 다른 사람으로부터 공감을 얻기)을 탐색하라.

12. 퇴역군인 또는 현역군인 내담자에게 자신을 "생존자"로 보는 사람들이 어떻게 통제감과 자기결정권을 되찾을 수 있는지에 관해 교육하라. 퇴역군인 또는 현역군인의 군사훈련과 경력에서 나온 사례를 이용해서 그 점을 설명하라.

6. 생존자의 책임이 아닌 불행의 결과로서 사건에 초점을 맞춘다. (13, 14, 15)

13. 퇴역군인 또는 현역군인 내담자에게 그 사건이 불행이나 자신의 통제 밖의 사건들과 관련되어 있다는 생각을 지지하는 근거들의 목록을 작성하는 과제를 부여하라. 그 목록을 처리하라.

14. 퇴역군인 또는 현역군인 내담자에게 잘못된 자기비난을 촉진하는 부적응적 생각을 확인하고, 이의를 제기하고, 대치하라.

15. 그 사건이 퇴역군인 또는 현역군인 내담자가 한 행동이나 하지 않은 행동과 연관되어 있다면, 그 사건들은 전투의 스트레스와 혼란 속에서 일어났다는 것과 극단적인 상황은 의사결정에 부정적인 영향을 미칠 수 있음을 설명하라.

7. 반복된 일상을 고수함으로써 안전감과 안정감을 회복한다. (16, 17)

16. 퇴역군인 또는 현역군인 내담자에게 반복된 일상을 따르는 것이 어떻게 친밀함, 만족감, 예측가능성을 촉진하는지 교육하라.

17. 퇴역군인 또는 현역군인 내담자에게 질병이나 다른 극단적인 상황 때문에 빠지는 것을 제외하고는 매일 운동하고 출근하도록 가르쳐라.

8. 전우의 죽음에 대해 애도한다. (18, 19, 20)

18. 퇴역군인 또는 현역군인 내담자가 전우의 죽음을 인정하고, 그 죽음이 자신의 삶에 미친 영향에 대해 논의하며, 의식(예: 장례식 또는 추모예식, 장지 방문하기, 작별편지 쓰기나 사진에게 이야기하기)에 참여해 작별하도록 격려함으로써 종결을 촉진하라.

19. 퇴역군인 또는 현역군인 내담자에게 죽은 전우를 알던 사람을 방문해서 그 전우에 대한 즐거운 추억을 나누도록 가르쳐라.

20. 퇴역군인 또는 현역군인 내담자에게 죽은 전우에게 경의를 표하기 위해 해마다 추모예배를 계획하도록 격려하라.

9. 살아있는 것에 대한 기쁨을 인정한다. (21)

21. 퇴역군인 또는 현역군인 내담자에게 살아있는 것이 좋은 이유의 목록을 작성하도록 지시하라. 상담회기 안에서 그 목록을 다루어라.

10. 자산과 강점 목록을 작성한다. (22, 23)

22. 퇴역군인 또는 현역군인 내담자에게 과거 어려운 시절 도움이 되었던 개인적 감정과 사회적 강점과 자산의 목록을 작성하도록 지시하라.

23. 퇴역군인 또는 현역군인 내담자에게 내면의 결심과 용기가 없었다면 그의 상황이 더 악화되었을 것임을 내담자에게 설명하라.

11. 인생의 의미에 대해 생각한다. (24, 25)

24. 퇴역군인 또는 현역군인 내담자와 함께 이 세상에서 인생의 의미와 목적을 탐색하라.

25. 퇴역군인 또는 현역군인 내담자에게 삶과 죽음에 대한 자신의 철학을 나눌 수 있는 지혜와 경험이 더 많은 누군가와 이야기하도록 내담자를 격려하라.

12. 비슷한 경험을 한 다른 누군가와 대화한다. (26)

26. 퇴역군인 또는 현역군인 내담자에게 같은 유형의 상실이나 감정을 경험한 퇴역군인이나 동료 현역군인과 이야기하도록 격려하라.

13. 영적인 접촉이나 자원들을 개발한다. (27)

27. 퇴역군인 또는 현역군인 내담자에게 군종목사를 만나서 동료의 죽음에 대한 자신의 정서적 갈등과 영적 갈등에 관해 논의하도록 격려하라.

14. 지지집단을 개발하고 참여한다. (28)

28. 퇴역군인 또는 현역군인 내담자에게 사랑하는 누군가를 잃은 사람들을 대상으로 하는 지역사회의 지지집단을 찾도록 지시하라.

15. 회복과 정화 노력을 지원한다. (29)

29. 적절하다면, 퇴역군인 또는 현역군인 내담자가 정화와 회복활동에 참여하도록 격려하라. 퇴역군인 또는 현역군인 내담자가 심리적으로도 신체적으로도 참여할 준비가 되어있는지 확인하라.

___. ______________________________

___. ______________________________

___. ______________________________

___. ______________________________

___. ______________________________

___. ______________________________

진단 제안

ICD-9-CM	ICD-10-CM	DSM-5 장애, 상태 또는 문제
V62.82	Z63.4	단순 사별
309.0	F43.21	우울한 정서를 동반한 적응장애

296.xx	F32.x	주요 우울장애, 단일 삽화
296.xx	F33.x	주요 우울장애, 재발성 삽화
305.00	F10.10	알코올 사용 장애, 경도
303.90	F10.20	알코올 사용 장애, 중등도 또는 고도
________	________	________________________
________	________	________________________

38

담배 사용

행동정의

1. 신체건강에 문제를 유발하는 담배, 시가, 파이프나 무연 담배를 정기적으로 사용한다.
2. 담배 사용의 결과로 신체건강의 저하를 보인다.
3. 담배 사용의 빈도가 증가하고 있다.
4. 담배를 끊으려는 과거의 시도에서 실패했다.
5. 짧은 기간 동안 담배를 절제한 뒤에 금단증상들(예: 불면증, 성마름, 불안)을 보인다.
6. 담배 사용으로 인해 심각한 사회적 불만을 야기하는 치아 변색, 입 냄새, 악취 나는 옷에 대해 불평한다.
7. 아침에 잠에서 깬 후나 한 번에 몇 시간 동안 담배를 사용할 수 없을 때 느끼는 강렬한 니코틴 갈망을 보고한다.
8. 담배 사용을 숨기기 위해 가족과 친구에게 거짓말한다.
9. 가까운 사람이 담배 관련 암이나 폐 질환으로 사망했음에도 계속해서 담배를 사용한다.
10. 폐 기능 저하로 필수적인 체력검증에 실패한다.

___. ______________________________
____

___. ______________________________
____

___. ______________________________
____

장기목표

1. 모든 담배 사용을 자제하기 위해 적절한 대처 자원을 개발한다.
2. 니코틴 갈망을 관리하기 위한 대처전략을 개발한다.
3. 신체건강과 체력을 향상시킨다.
4. 흡연의 부정적 효과(예: 입 냄새, 치아 변색)로 인한 사회적 소외를 없앤다.

___. ____

____

___. ____

____

___. ____

____

단기목표

1. 담배 사용의 병력과 현재 패턴을 자세히 논의한다. (1, 2)

2. 담배 사용을 중단하고자 하는 욕구와 약속을 말로 표현한다. (3, 4)

3. 과거의 담배 사용이 유발한 모든 부정적인 신체적 영향을 측정하기 위한 신체검사에 협조한다. (5)

4. 지속적인 담배 사용과 연관된 건강 위험을 인정한다. (6, 7)

치료개입

1. 퇴역군인 또는 현역군인 내담자의 담배 사용에 관한 정보를 기간, 빈도 그리고 유형을 포함해서 수집하라.

2. 퇴역군인 또는 현역군인 내담자의 담배 사용이 내담자의 신체적, 직업적, 사회적, 대인관계적 기능에 미치는 영향을 평가하라.

3. 퇴역군인 또는 현역군인 내담자에게 변화의 다섯 단계(고려 전 단계, 고려 단계, 준비 단계, 행동 단계, 유지 단계)를 설명하라(프로카스카와 디클레멘테가 쓴 횡이론적 접근: 치료의 전통적인 경계를 넘어서기를 보라).

4. 퇴역군인 또는 현역군인 내담자가 프로카스카와 디클레멘테가 말한 변화의 두 번째 단계(고려 단계)와 일치하는 담배 사용을 중단하고자 하는 욕구를 말로 표현하는가 그렇지 않은가를 평가하라.

5. 장기간 담배 사용의 모든 합병증을 평가하기 위한 신체검사에 퇴역군인 또는 현역군인 내담자를 의뢰하라(예: 호흡기 문제, 치아 부식).

6. 퇴역군인 또는 현역군인 내담자에게 연기나 연기가 없는 형태로 담배를 피우는 것의 건강 위

험에 관해 교육하라.

7. 퇴역군인 또는 현역군인 내담자에게 흡연의 건강 위험요인에 관한 자료를 읽도록 지시하라. 퇴역군인 또는 현역군인 내담자에게 다음의 웹링크를 제공하라.
www.cancer.gov/cancertopics/factsheet/tobacco/cancer 그리고 www.cancer.org.

5. 담배를 사용하지 않음으로써 얻는 신체적 혜택과 사회적 해택을 인정한다. (8, 9)

8. 퇴역군인 또는 현역군인 내담자에게 담배를 사용하는 것이 어떻게 자신의 신체적 기능과 사회적 기능을 제한하는지에 관한 목록을 작성하도록 지시하라(예: 체력검증 시험에 불합격했다. 담배 사용 때문에 여자친구 또는 남자친구가 떠났다). 상담회기 안에서 그 목록을 다루어라.

9. 퇴역군인 또는 현역군인 내담자에게 담배 사용을 중단할 경우 얼마나 자신의 삶이 향상될지에 관한 목록을 작성하도록 지시하라(예: 더 많이 데이트할 수 있음, 돈을 더 절약할 수 있음, 옷에서 냄새가 나지 않음, 체력검증에서 더 빨리 뛸 수 있음).

6. 담배 사용을 중단할 특정 날짜를 정하고 약속한다. (3, 10)

3. 퇴역군인 또는 현역군인 내담자에게 변화의 다섯 단계(고려 전 단계, 고려 단계, 준비 단계, 행동 단계, 유지 단계)를 설명하라(프로카스카와 디클레멘테가 쓴 횡이론적 접근: 치료의 전통적인 경계를 넘어서기를 보라).

10. 프로카스카와 디클레멘테의 변화의 제3단계(준비 단계)와 일치한다면, 퇴역군인 또는 현역군인 내담자에게 담배 사용을 중단할 특정 날짜를 정하라고 지시하라.

7. 집과 차, 사무실에서 모든 담배 용품을 제거한다. (11)

11. 유혹을 방지하고 충동적인 담배 사용을 제한하기 위한 한 방법으로 퇴역군인 또는 현역군인 내담자에게 집, 사무실, 차에서 모든 담배

용품(예: 담배 라이터, 사용 전의 담뱃갑이나 무연 담배 캔, 재떨이)을 제거하도록 지시하라.

8. 통합된 접근(예: 약물요법, 인지행동치료) 이 더 큰 성공의 기회를 제공한다는 이해를 말로 표현한다. (12, 13)

12. 퇴역군인 또는 현역군인 내담자에게 약물요법과 인지행동치료의 통합된 접근이 담배 사용의 중지에 가장 큰 성공 기회를 제공한다는 것을 보여주는 의학서적과 심리학 문헌에 관해 교육하라.

13. 퇴역군인이나 현역군인 내담자와 함께 약물치료와 인지행동치료의 혜택, 한계, 위험에 관해 논의하라. 퇴역군인이나 현역군인 내담자가 제기할 수 있는 모든 우려에 응답하라.

9. 금연을 위한 약물치료에 순응한다. (14, 15, 16)

14. 퇴역군인 또는 현역군인 내담자를 처방의에게 의뢰해서 니코틴 대체 치료(예: 니코틴패치 또는 껌) 또는 약물치료(웰부트린, 지반, 찬틱스)를 위한 평가를 받도록 하라.

15. 퇴역군인 또는 현역군인 내담자에게 흔하거나 드문 부작용, 효과를 보기 위해 필요한 시간, 치료법을 사용할 기간에 관한 정보를 얻기 위해 활용할 수 있는 다양한 약물치료에 관한 교육자료를 제공하라.

16. 약물치료에 대한 순응도, 부작용과 효과를 알아보기 위해 퇴역군인 또는 현역군인을 관찰하라.

10. 금연을 위한 인지행동치료 프로그램에 참석한다. (17)

17. 금연에 인지행동적 접근법을 활용하는 구조화된 금연집단에 퇴역군인 또는 현역군인 내담자를 의뢰하라.

11. 금연을 지원하기 위해 인지행동기법들을 활용한다. (18, 19, 20)

18. 퇴역군인 또는 현역군인 내담자에게 지속적으로 집단치료에서 배운 인지기법을 연습하도록 지도하라(예: 고위험 상황을 다루기 위한 인지적 시연, 종일 금연하는 것이 가장 중요한 다섯 가지 이유 검토하기).

19. 퇴역군인 또는 현역군인 내담자에게 지속적으로 집단치료에서 배운 행동기법을 연습하도록 지도하라(예: 지연법 또는 용암법, 혐오기법). EB

20. 퇴역군인 또는 현역군인 내담자가 인지행동기법을 활용하는 것을 강화하라. EB

12. 촉발요인들이 갈망을 상승시키고 담배 사용에 대한 위험을 야기한다는 이해를 말로 표현한다. (21)

21. 퇴역군인 또는 현역군인 내담자에게 금연하려고 시도하는 개인들이 흔히 인정하는 촉발요인에 관해 교육하라.

13. 담배 사용으로 이어지는 내적 촉발요인을 인식한다. (22)

22. 퇴역군인 또는 현역군인 내담자에게 담배 사용의 가능성을 높이는 내적 촉발요인을 확인하도록 지시하라(예: 분노나 슬픔 느끼기, 수면부족, 불안). 퇴역군인 또는 현역군인 내담자에게 목록을 작성하게 하고 상담회기 중에 그 목록을 다루어라.

14. 담배 사용으로 이어지는 외적 촉발요인을 인식한다. (23)

23. 퇴역군인 또는 현역군인 내담자에게 담배 사용의 가능성을 높이는 외적 촉발요인을 확인하도록 지시하라(예: 알코올 사용, 담배 피우는 다른 사람들과 함께 있기, 술집에 가기). 퇴역군인이나 현역군인 내담자에게 목록을 작성하게 하고 상담회기 중에 그 목록을 다루어라.

15. 전반적인 스트레스 수준을 낮추고 안도감을 얻게 해줄 스트레스 관리와 이완 기술을 실시한다. (24, 25, 26)

24. 점진적 이완법이나 바이오피드백 기법을 활용해서, 퇴역군인 또는 현역군인 내담자에게 이완하는 법을 가르쳐라. 내담자에게 하루에 두 번 10분에서 20분간 이완하는 과제를 부여하라.

25. 현재 체력 수준을 활용해서, 퇴역군인 또는 현역군인 내담자에게 스트레스 감소를 촉진하기 위해 일주일에 세 번 운동하도록 요구하라. 일주일에 적어도 3번, 적어도 20분간 훈련심박수로 운동할 때까지 일주일에 10퍼센트씩 운동을 늘려가라.

26. 퇴역군인 또는 현역군인 내담자가 자신이 스

트레스에 대처하기 위해 니코틴을 어떻게 사용하고 있는지를 명확히 이해하도록 지원하고, 이완기법을 활용하는 것과 같이 추구하는 결과를 얻을 수 있는 적응적인 방법을 확인하도록 도와라(또는 핀리와 렌즈가 쓴 중독치료 과제 계획서 제4판에 실린 "자기 진정하는 법 배우기"라는 과제를 부여하라).

16. 재발을 촉진할 수 있는 각각의 고위험 촉발 상황을 극복하기 위한 문서화된 계획을 수립한다. (27)

27. 퇴역군인 또는 현역군인 내담자에게 재발을 촉진할 고위험 상황(예: 부정적 정서, 사회적 압박, 대인관계 갈등, 긍정적 정서, 알코올 사용, 개인 통제력 시험하기)을 확인하고, 내담자가 배운 행동적 기법과 인지적 기법을 활용해서 각각의 고위험 상황을 극복하기 위한 문서화된 계획을 수립하도록 지원하라(또는 핀리와 렌즈가 쓴 중독치료 과제 계획서 제4판에 실린 "니코틴 사용 재발 촉발요인 피하기"라는 과제를 부여하라).

17. 담배 사용에 대한 갈망을 상쇄할 수 있는 건강한 전략들을 발전시킨다. (28)

28. 퇴역군인 또는 현역군인 내담자가 자신의 흡연 "습관"을 절제를 촉진할 더 건강한 전략으로 대치하도록 격려하라(예: 당근 토막이나 무설탕 사탕 먹기, 이완기법, 물 섭취량 늘리기, 이쑤시개 씹기).

18. 신체활력을 향상시키고 정서적 안녕을 향상시키기 위한 수단인 유산소 운동 시간을 늘린다. (29)

29. 퇴역군인 또는 현역군인 내담자가 신체활동 수준을 증가시키도록 격려하라. 담배를 끊으려고 할 때 운동의 혜택에 대해 내담자에게 설명하라(예: 체중 조절, 기분 향상, 초조함과 불안 완화).

19. 미리 정한 때(예: 일주일, 이주일, 한 달)에 담배에 대한 절제를 유지하는 것에 내담자가 스스로 보상한다. (30, 31, 32)

30. 퇴역군인 또는 현역군인 내담자와 함께 니코틴 남용을 목표로 하고 절제 기간을 강화하는 행동수정 프로그램을 계획하라.

31. 퇴역군인 또는 현역군인 내담자에 미리 정해

진 절제목표를 달성하면 스스로 보상하도록 가르쳐라(예: 일주일 동안 담배를 피우지 않은 후에 음악 CD 사기). 성공을 극대화하기 위해 행동수정 프로그램을 검토하고, 처리하며, 재지정하라.

32. 퇴역군인 또는 현역군인 내담자에게 매년 담배 상품에 사용한 총 비용을 계산하도록 격려하라. 그 돈을 절약해서 그해 말에 실제적인 상품을 구입하도록 격려하라(예: 여행비용 지불하기, 차나 보트의 계약금).

___. ______________________ ___. ______________________

______________________ ______________________

___. ______________________ ___. ______________________

______________________ ______________________

___. ______________________ ___. ______________________

______________________ ______________________

진단 제안

ICD-9-CM	ICD-10-CM	DSM-5 장애, 상태 또는 문제
305.10	F17.200	담배 사용 장애, 중등도 또는 고도
292.0	F17.203	담배 금단증상
292.9	F17.209	상세불명의 담배 관련 장애
________	________	______________________
________	________	______________________

부 록
A

독서치료 추천도서 목록

일반 주제

저자들이 성인 심리치료 치료계획서, 제4판(Jongsma, A.E., Peterson, L. M. 공저)의 결과물로 개발한 치료적 숙제 자원이 될 많은 참고도서들을 앞에 실린 많은 장에서 제시했다. 참고문헌에 실린 과제들은 이 퇴역군인과 현역군인 심리치료 치료계획서에서 집중하는 성인 내담자에게 쉽게 적용될 수 있다고 판단된다. 자주 인용되는 이 숙제 자료 책 이름은 Jongsma, A. E. (2006). Adult Psychotherapy Homework Planner(2nd, ed). Hoboken, NJ: John Wiley & Sons.이다.

살인행위에 적응하기

Artwohl, A., & Christensen, L. W. (1997). *Deadly Force Encounters: What Cops Need to Know to Mentally and Physically Prepare for and Survive a Gunfight.* Boulder, CO: Paladin Press.

Dinter, E. (1985). *Hero or Coward: Pressures Facing the Soldier in Battle.* London: Frank Cass and Company.

Grossman, D. (1995). *On Killing: The Psychological Cost of Learning to kill in War and Society.* New York: Back Bay.

Grossman, D., & Christensen, L. W. (2007). *On Combat: The Psychology and Physiology of Deadly Conflict in War and in Peace* (2nd ed.). Millstadt, IL: PPCT Research Publications.

Holmes, R. (1985). *Acts of War: The Behavior of Me in Battle.* New York: Free Press.

Klinger, D. (2004). *Into the Kill Zone: A Cop's Eye view of Deadly Force.* San Francisco: Josey－Bass.

Shalit, B. (1998). *The Psychology of Conflict and Combat.* New York: Praeger Publishers.

군대문화에 적응하기

Department of the Army. (2007). *The Soldier's Guide: The Complete Guide to U.S. Army Traditions, Training, Duties, and Responsibilities.* New York: Skyhorse Publishing.

Leahy, J. F. (2002). *Honor, Courage, Commitment: Navy Boot Camp*. Annapolis, MD: U.S Naval Institute Press.

Leyva, M. (2003). *Married to the Military: A Survival Guide for Military Wives, Girlfriends, and Women in Uniform*. New York: Fireside.

Nicolls, B. (2007). *Airman's Guide* (7th ed.). Mechanicsburg, PA: Stackpole Books.

절단, 운동성 상실, 외관 손상

Cristian, A. (2005). *Lower Limb Amputation: A Guide to Living a Quality Life*. New York: Demos Medical Publishing.

Flacco, A. (2005). *Tiny Dancer: The Incredible True Story of a Young Burn Victim's Journey from Afghanistan*. New York: Thomas Dunne Books.

Garrison. K. S. (2005). *It's Just a Matter of Balance*. New York: Print Vantage.

Riley, R. L. (2005). *Living with a Below-Knee Amputation: A Unique Insight from a Prosthetistl Amputee*. Thorofare, NJ: Slack Incorporated.

Ritter, R. (2005). *Coping with Physical Loss and Disability: A Workbook*. Ann Arbor, MI: Loving Healing Press.

Wilder, E. I. (2006). *Wheeling and Dealing: Living with Spinal Cord Injury*. Nashville, TN: Vanderbilt University Press.

분노조절과 가정폭력

Alberti, R., & Emmons, M. (2008). *Your Perfect Right*. San Luis Obispo, CA: Impact.

Bilodeau, L. (1992). *The Anger Workbook*. Minneapolis, MN: Compare Publications.

Deffenbacher, J. L., & Mckay, M. (2000). *Overcoming Situational and General Anger: Client Manual (Best Practices for Therapy)*. Okland, CA: New Harbinger Publications.

Gottlieb, M. (1999). *The Angry Self: A Comprehensive Approach to Anger Management*. Tedding, CT: Zeig, Tucker & Theisen.

Harbin, T. J. (2000). *Beyond Anger: A Guide for Men: How to Free Yourself from the Grip of Anger and Get More Out of Life*. New York: Marlowe & Co.

Kubany, E. S., McCaig, M. A., & Laconsay. J. R. (2004). *Healing the Trauma of Domestic Violence: A Workbook for Women*. Oakland, CA: New Harbinger Publications.

Lee, J., & Stott, B. (1995). *Facing the Fire: Experiencing and Expressing Anger Appropriately*. New York: Bantam Doubleday Dell.

Lerner, H. (1997). *The Dance of Anger: A Woman's Guide to Changing the Patterns of Intimate Relationships*. New York: HarperCollins.

McKay. M., & Rogers, P. (2000). *The Anger Control Workbook*. Oakland, CA: New Harbinger Publications.

McKay. M., & Rogers, P. D., & McKay, J. (2003). *When Anger Hurts: Quieting the Storm Within*. Oakland, CA: New Harbinger Publications.

Rosellini, G., & Worden, M. (1997). *Of Course You're Angry*. San Francisco: Harper Hazelden.

Rubin, T. I. (1998). *The Angry Book*. New York: Touchstone.

Smedes, L. (2007). *Forgive and Forget: Healing the Hurts We Don't Deserve*. San Francisco: HarperOne.

Weisinger, H. (1985). *Dr. Weisinger's Anger Work-out Book*. New York: Quill.

Weiss, E. (2004). *Surviving Domestic Violence: Voices of Women Who Broke Free*. Volcano, CA: Volcano Press.

Williams, R., & Williams, V. (1998). *Anger Kills: Seventeen Strategies for Controlling the Hostility That Can Harm Your Health*. New York: Harper Mass Market Paperbacks.

군대 안에서의 반사회적 행동

Bilodeau, L. (1992). *The Anger Workbook*. Minneapolis, MN: Compare Publications.

Carnes, P. (1983). *Out of the Shadows: Understanding Sexual Addictions*. Minneapolis, MN: Compare.

Gottlieb, M. (1999). *The Angry Self: A Comprehensive Approach to Anger Management*. Tedding, CT: Zeig, Tucker & Theisen.

Katherine, A. (1998). *Boundaries: Where You End and I Begin*. New York: MJF Books.

Pittman, F. (1998). *Grow up!* New York: Golden Books.

Sharp, B. (2000). *Changing Criminal Thinking: A Treatment Program*: Lanham, MD: American Correctional Association.

Williams, R., & Williams, V. (1998). *Anger Kills*. New York: Times Books.

Wolman, B. (1999). Antisocial Behavior: *Personality Disorders from Hostility to Homicide*. Amherst, NY: Promehthes Books.

불안

Antony, M., Craske, M., & Barlow, D. (2006). *Mastering Your Fears and Phobias, Workbook* (2nd ed.). New York: Oxford University Press.

Antony, M., & Swinson, R. (2008). *The Shyness & Social Anxiety Workbook: Proven Techniques for Overcoming Your Fears*. Oakland, CA: New Harbinger Publications.

Barlow, D., & Craske, M. (2007). *Mastery of Your Anxiety and Panic, Workbook* (4th ed). New York: Oxford University Press.

Bradshaw, J. (2005). *Healing the Shame That Binds You*. Deerfield Beach, FL: Health Communications.

Burns, D. (1985). *Intimate Connections: The New Clinically Tested Program for Overcoming Loneliness*. New York: William Morrow.

Craske, M., & Barlow, D. (2006). *Mastery of your Anxiety and Worry－Workbook*. New York: Oxford University Press.

Dayhoff, S. (2000). *Diagonally Parked in a Parallel Universe: Working Through Social Anxiety*. Placitas, NM: Effectiveness－Plus Publications.

Goldman, C., & Babior, S. (1996). *Overcoming Panic, Anxiety, & Phobias: New Strategies to Free Yourself from Worry and Fear*. Duluth, MN: Whole person Associates.

Hayes, S. C. (2005). *Get Out of Your Mind and Into Your Life: The New Acceptance and Commitment Therapy*. Oakland, CA: New Harbinger Publications.

Helmstetter, S. (1990). *What to Say When You talk to Yourself*. New York: Pocket.

Hofmann, S., & Dibartolo, P. (Eds.). (2000). *From Social Anxiety to Social Phobia: Multiple Perspectives*. Needham Heights, MA: Allyn & Bacon.

Leahy, R. L. (2006). *The Worry Cure: Seven Steps to Stop Worry from Stopping You*. New York: Three Rivers press.

Perkinson, R. (2003). *The Alcohol and Drug Abuse Patient Workbook*. Thousand Oaks, CA: Sage Publications.

Peurifoy. R. (1995). *Anxiety, Phobias, and Panic: A Step－by－Step Program for Regaining Control of Your Life*. New York: Warner Books.

Rapee, R. (1999). *Overcoming Shyness and Social Phobia: A Step－by－Step Guide*. Northvale, NJ: Jason Aronson.

Zimbardo, P. (1990). *Shyness: What It Is and What to Do About It*. Reading, MA: Addison－Wesley.

주의력 및 집중력 결핍

Hollowell, E. M., & Ratey, J. J. (1995). *Driven to Distraction: Recognizing and Coping with Attention Deficit Disorder from Childhood through Adulthood*. New York: Simon & Schuster.

Ingersoll, B. (1995). *Distant Drums, Different Drummers: a Guide for Young People with ADHD.* Buffalo, NY: Cape Publishing.

Kelly, K., & Ramundo, P. (2006). *You mean I'm Not Lazy, Stupid or Crazy?!: A Self-Help Book for Adults with Attention Deficit Disorder.* New York: Fireside.

Murphy, K. R., & Levert, S. (1995). *Out of the Fog: Treatment Options and Coping Strategies for Adult Attention Deficit Disorder.* New York: Hyperion.

Nadeau, K. (1996). *Adventures in Fast Forward.* Levittown, PA: Brunner/Mazel.

Quinn, P. O., & Stern, J. M. (2001). *Putting on the Brakes: Young People's Guide to Understanding Attention Deficit Hyperactive Disorder.* Washington, D.C.: Magination.

Safren, S. A. (2005). *Mastering Your Adult ADHD: A Cognitive-behavioral Treatment Program-Client Workbook.* New York: Oxford University Press.

Weis, Lynn. (1994). *The Attention Deficit Disorder in Adults Workbook.* Dallas, TX: Taylor Publishing.

Wender, P. (1987). *The Hyperactive Child, Adolescent, and Adult.* New York: Oxford University Press.

전우의 상실로 인한 사별

Grossman, D. (1995). *On Killing: The Psychological Cost of Learning to Kill in War and Society.* New York: Back Bay.

Grossman, D., & Christensen, L. W. (2007). *On Combat: The Psychology and Physiology of Deadly Conflict in War and in Peace* (2nd ed.). Millstadt, IL: PPCT Research Publications.

Harris-Lord, J. (2006). *No Time for Goodbyes: Coping with Sorrow, Anger, and Injustice After a Tragic Death.* Burnsville, NC: Compassion Books.

James, J., & Friedman, R. (1998). *The Grief Recovery Handbook: The Action Program for Moving Beyond Death, Divorce, and Other Losses.* New York: HarperCollins.

Smith, H. I. (2002). *When Your Friend Dies.* Minneapolis, MN: Ausburg Fortress Publishing.

Westberg, G. (2004). *Good Grief: A Constructive Approach to the Problem of Loss.* Minneapolis, MN: Fortress Press.

Zonnebelt-Smeenge, S., & DeVries, R. (2006). *Traveling through Grief: Learning to Live Again after the Death of a Loved One.* Grand Rapids, MI: Baker.

경계선적 성격

Cudney, M., & Handy, R. (1993). *Self-Defeating Behaviors*. San Francisco: HarperCollins.

Finley, J., & Lenz., B. (2009). *Addiction Treatment Homework Planner (4th ed.)*. Hoboken, NJ: John Wiley & Sons.

Fruzetti, A. E., & Linehan, M. M. (2003). *The High Conflict Couple: A Dialectical Behavior Therapy Guide to Finding Peace, Intimacy, & Validation*. Oakland, CA: New Harbinger Publications.

Herman, J. (1997). *Trauma and Recovery*. New York: Basic Books.

Katherine, A. (1998). *Boundaries: Where You End and I Begin*. New York: MIF Books.

Kresiman, J. J., & Straus, H. (1991). *I Hate You-Don't Leave Me: Understanding Borderline Personality Disorder*. New York: Avon.

Kreisman, J. J., & Straus, H. (2006). *Sometimes I Act Crazy: Living with Borderline Personality Disorder*. Hoboken, NJ: John Wiley & Sons.

Marra, T. (2004). *Depressed and Anxious: The Dialectical Behavior Therapy Workbook for Overcoming Depression & Anxiety*. Oakland, CA: New Harbinger Publications.

Mason, P. T., Kreger, R., & Siever, L. J. (1998). *Stop Walking on Eggshells: Coping When Someone You Care About Has Borderline Personality Disorder*. Oakland, CA: New Harbinger Publications.

McKay, M., Wood, J., & Brantley, J. (2007). *Dialectical Behavior Therapy Workbook: Practical DBT Exercises for Learning Mindfulness, Interpersonal Effectiveness, Emotion Regulation, & Distress Tolerance*. Oakland, CA: New Harbinger Publications.

Miller, D. (1994). *Women Who Hurt Themselves: a Book of Hope and Understanding*. New York: HarperCollins.

Moskovitz, R. A. (2001). *Lost in the Mirror: An Inside Look at Borderline Personality Disorder*. Dallas, TX: Taylor Publishers.

Reiland, R. (2004). *Get Me Out of Here: My Recovery from Borderline Personality Disorder*. Center city, MN: Hazeldon Foundation.

Santoro, J., & Cohen, R. (2001). *The Angry Heart: Overcoming Borderline and Addictive Disorders: An Interactive Self-Help Guide*. New York: MJF Books.

Spradlin, S. E. (2003). *Don't Let Your Emotions Run Your Life: How Dialectical Behavior Therapy Can Put You in Control*. Oakland, CA: New Harbinger Publications.

Thornton, M. F., Peterson, E. W., & Barley, W. D. (1997). *Eclipses: Behind the Borderline Personality Disorder*. Madison, AL: Monte Sano Publishers.

단기 반응성 정신증 삽화

Adamec, C., & Jaffe, D. (1996). *How to Live with a Mentally Ill Person: A Handbook of Day-to-Day Strategies*. New York: John Wiley & Sons.

Mondimore, F. (2006). *Bipolar Disorder: A Guide for Patients and Families*. Baltimore: Johns Hopkins University Press.

Mueser, K., & Gingerich, S. (2006). *The Complete Family Guide to Schlzophrenia: Helping Your Loved One Get the Most Out of Life*. New York: Guilford Press.

Olson, B., & Olson, M. (1999). *Win the Battle: The 3-Step Lifesaving Formula to Conquer Depression and Bipolar Disorder*. Worchester, MA: Chandler House Press.

Torrey, F. (2001). *Surviving Schlzophrenia: A Manual for Families, Consumers and Providers*. New York: Harper Perennial Library.

부상 후 만성통증

Bernstein, D. A., & Borkovec, T. D. (1973). *Progressive Relaxation Training*. Champaign, IL: Research Press.

Burns, D. (1999). *The Feeling Good Handbook*. New York: Plume.

Burns, D. (1999). *Ten Days to Self Esteem!* New York: Collins Living.

Catalano, E. M., & Hardin, K. N. (1996). *The Chronic Pain Control Workbook: A Step-by-Step Guide for Coping with and Overcoming Pain*. Oakland, CA: New Harbinger Publications.

Caudill, M. (2001). *Managing Pain before It Manages You*. New York: Guilford Press.

Duckro, P., Richardson, W., & Marshall, J. (1999). *Taking Control of Your Headaches*. New York: Guilford Press.

Hunter, M. (1996). *Making Peace with Chronic Pain*. New York: Brunner/Mazel.

Lewandowski, M. (2006). *The Chronic Pain Care Workbook: A Self-treatment Approach to Pain Relief Using the Behavioral Assessment of Pain Questionnaire*. Oakland, CA: New Harbinger Publications.

Otis, John. (2007). *Managing Chronic Pain: A Cognitive-Behavioral Treatment Program*. New York: Oxford University Press.

Willhoff, J. (2004). *Living Well with Chronic Pain*. New York: Thomton Publishing.

전투 및 작전 스트레스 반응

Department of the Army. (2003). *U.S. Army Combat Stress Control Handbook*. Guilford, CT: The Lyons Press.

Grossman, D., & Christensen, L. W. (2007). *On Combat: The Psychology and Physiology of Deadly Conflict in War and in Peace* (2nd ed.). Millstadt, IL: PPCT Research Publications.

Solomon, Z. (1993). *Combat stress Reaction: The Enduring Toll of War*. New York: Springer Publishing.

United States Marine Corps. (2004). *Combat Stress*. Honolulu, HI: University Press of the Pacific.

전우와의 갈등

Cava, R. (2006). *Dealing with Difficult People: How to Deal with Nasty Customers, Demanding Bosses and Annoying Co-workers*. Tonawanda, NY: Firefly Books.

Godwin, A. (2008). *How to Solve Your People Problems: Dealing with Your Difficult Relationships*. Eugene, OR: Harvest House Publisher.

Littauer, F. (2006). *How to Get along with Difficult People*. Eugene, OR: Harvest House Publisher.

우울증

Addis, M. D., & Martell, C. R. (2004). *Overcoming Depression One Stop at a Time: The New Behavioral Activation Approach to Getting Your Life Back*. Oakland, CA: New Harbinger Publications.

Burns, D. (1999). *The Feeling Good Handbook*. New York: Plume.

Burns, D. (1999). *Ten Days to Self Esteem!* New York: Collins Living.

Copeland, M., & Mckay, M. (2004). *The Depression Workbook: A Guide for Living with Depression and Manic Depression*. Oakland, CA: New Harbinger Publications.

Cronkite, K. (1995). *On the Edge of Darkness: Conversations About Conquering Depression*. New York: Delta.

Gilson, M., & Freeman, A. (2004). *Overcoming Depression: A cognitive Therapy Approach for Taming the Depression BEAST Client Workbook*. New York: Oxford University Press.

Golant, M., & Golant, S. K. (2007). *What to DO When Someone You Love Is Depressed: A Practical, Compassionate and Helpful Guide*. New York: Holt.

Hayes, S. C. (2005). *Get Out of Your Mind and Into Your Life: The New Acceptance and Commitment Therapy*. Oakland, CA: New Harbinger Publications.

Lewinsohn, P. (1992). *Control Your Depression*. New York: Fireside.

Miklowitz, D. J. (2002). *Bipolar Disorder Survival Guide: What You and Your Family Need to Know*. New York: Guilford Press.

O'Connor, R. (1999). *Undoing Depression: What Therapy Doesn't Teach You and Medication Can't Give You*. New York: Berkley Publishing Group.

Pettit, J. W., Joiner, T. E., & Rehm, L. P. (2005). *The Interpersonal Solution to Depression. A Workbook for Changing How You Fell by Changing How You Relate*. Oakland, CA: New Harbinger Publications.

Rosen, L. E., & Amador, X. F. (1997). *When Someone You Love is Depressed: How to Help Your Loved One Without Losing Yourself*. New York: Fireside.

Segal, Z. V., Williams, J. M. G., & Teasdale, J. D. (2001). *Mindfulness-based Cognitive Therapy for Depression: A New Approach to Preventing Relapse*. New York: Guilford Press.

Thorn, J., & Rothstein, L. (1993). *You Are Not Alone: Words of Experience and Hope for the Journey Through Depression*. New York: Harper Perennial.

Weissman, M. M. (2005). *Mastering Depression through Interpersonal Psychotherapy: Patient Workbook*. New York: Oxford University Press.

Yapko, M. (1998). *Breaking the Patterns of Depression*. New York: Main Street Books.

다양성 수용

Kottak, C., & Kozaitis, K. (2007). *On Being Different: Diversity and Multiculturalism in the North American Mainstream*. Columbus, OH: Mc-Graw Hill.

Toropov, B., & Buckles, L. (2004). *The Complete Idiot's Guide to World Religions* (3rd ed.). New York: Alpha Books.

재정적 문제

Abentrod, S. (1996). *10-Minute Guide to Beating Debt*. New York: Macmillan.

Burkett, L. (2001). *Debt-Free Living*. Chicago: Moody Press.

Hunt, M. (2005). *Debt-Proof Living: The Complete Guide to Living Financially Free*. Long Beach, CA: DPL Press.

Loungo, T. (1997). *10-Minute Guide to Household Budgeting*. New York: Macmillan.

Ramsey, D. (2007). *The Total Money Makeover: A Proven Plan for Financial Fitness.* Nashville, TN: Thomas Nelson.

향수병/외로움

Andre, R. (2000). *Positive Solitude: A Practical Program for Mastering Loneliness and Achieving Self-Fulfillment.* Bloomington, IN: AuthorHouse.

Anthony, M. M., & Swinson, R. P. (2008). *Shyness & Social Anxiety Workbook.* Oakland, CA: New Harbinger Publications.

Boothman, N. (2008). *How to Make People Like You in 90 Seconds or Less.* New York: Workman Publishing Company.

Burgess, P. H. (2008). *Defeating Loneliness.* Bloomington, In: AuthorHouse.

Deavours, D. (2007). *Letters from Home—Thoughts to Carry with You Upon Leaving the Nest.* Eureka, MT: EnDeauvours Publishing.

Watts, J. (2007). *Leaving the Nest for college: Some Helpful to Help Smooth the Transition.* Frederick, MD: Publish America.

불면증

Breus, M. (2006). *Good Night: The Sleep Doctor's 4-Week Program to Better Sleep and Better Health.* New York: Dutton.

Foldvary, N. (2006). *Getting a Good Night's Sleep (A Cleveland Clinic Guide).* Cleveland, OH: Cleveland Clinic Press.

Hewish, J. (1985). *Relaxation.* Chicago: NTC Publishing Group.

Krakow, B. (2007). *Sound Sleep, Sound Mind: 7 Keys to Sleeping through the Night.* Hoboken, NJ: John Wiley & Sons.

Leith, L. (1998). *Exercising Your Way to Better Mental Health.* Morgantown, WV: Fitness Information Technology.

경도 외상성 뇌손상

Denton, G. (2008). *Brainlash: Maximize Your Recovery from Mild Brain Injury.* New York: Demos Medical Publishing.

Mason, D. (2004). *The Mild Traumatic Brain Injury Workbook. Your Program for Regaining Cognitive Function and Overcoming Emotional Pain.* Oakland, CA: New Harbinger Publications.

Osborn, C. (2000). *Over My Head: A Doctor's Own Story of Head Injury from the Inside Looking Out.* Kansas City: Andrews McMeels Publishing, LLC.

Sullivan, C. (2008). *Brain Injury Survival Kit: 365 Tips, Tools and Tricks to Deal with Cognitive Function Loss.* New York: Demos Medical Publishing.

악몽

Carranza, C. R., & Dill, I. R. (2004). *Banishing Night Terrors and Nightmare: A Breakthrough Program to Heal the Traumas That Shatter Peaceful Sleep.* New York: Kensington Books.

Hewish, J. (1985). *Relaxation.* Chicago: NTC Publishing Group.

Krakow, B. (2007). *Sound Sleep, Sound Mind: 7 Keys to Sleeping Through the Night.* Hoboken, NJ: John Wiley & Sons.

아편 의존증

Catalono, E. M., & Hardin, K. N. (1996). *The Chronic Pain Control Workbook: A Step-by-Step Guide for Coping with and Overcoming Pain.* Oakland, CA: New Harbinger Publications.

Denning, P., Little, J., & Glickman, A. (2003). *Over the Influence: The Harm Reduction Guide for Managing Drugs and Alcohol.* New York: Guilford Press.

Faber, W. (2007). *Pain, Pain Go Away: Free Yourself from Chronic Pain.* Charleston, SC: BookSurge.

Hiesiger, E. (2003). *Your Pain Is Real: Free Yourself from Chronic Pain with Breakthrough Medical Treatments.* New York: Collins Living.

Inaba, D. S., & Cohen, W. E. (2007). *Uppers, Downers, All-Arounders.* Ashland, OR: CNS Publications.

Jaminson, R. N. (1996). *Learning to Master Your Chronic Pain.* Sarasota, FL: Professional Information Technology.

Leith, L. (1998). *Exercising Your Way to Better Mental Health.* Morgantown, WV: Fitness Information Technology.

Marlatt, G. A. (2002). *Harm Reduction: Pragmatic Strategies for Managing High-Risk Behaviors*. New York: Guilford Press.

Narcotics Anonymous World Service. (1998). *Narcotics Anonymous*. Los Angeles: Narcotics Anonymous World Service.

공황장애/광장공포증

Antony, M., & McCabe, R. (2004). *10 Simple Solutions to Panic: How to Overcome Panic Attacks, Calm Physical Symptoms, and Recalm Your Life*. Oakland, CA: New Harbinger Publications.

Barlow, D., & Craske, M. (2007). *Mastery of Your Anxiety and Panic, Workbook* (4th ed). New York: Oxford University Press.

Bourne, E. (2005). *The Anxiety and Phobia Workbook* (4th ed.). Oakland, CA: New Harbinger Publications.

Goldman, C., & Babior, S. (1996). *Overcoming Panic, Anxiety, & Phobias: New Strategies to Free Yourself from Worry and Fear*. Duluth, MN: Whole person Associates.

McKay, M., Davis, M., & Farming, P. (2007). *Thoughts and Feelings: Taking Control of Your Moods and Your Life* (3rd ed.). Oakland, CA: New Harbinger Publications.

Peurifoy, R. (1995). *Anxiety, Phobias, and Panic: A Step-by-Step Program for Regaining Control of Your Life*. New York: Warner Books.

Swede, S., & Jaffe, S. (2000). *The Panic Attack Recovery Book. Step-by-Step Techniques to Reduce anxiety and Change Your Life- Natural, Drug-Free, Fast Results*. New York: New American Library.

Wilson, R. (2009). *Don't Panic: Taking Control of Anxiety Attacks* (3rd ed.). New York: Harper & Row.

파병과 관련된 자녀양육 문제

Andrews, B., & Wright, H. (2007). *I Miss You: A Military Kid's Book About Deployment*. Amherst, NY: Prometheus Books.

Cline, F., & Fay, J. (2006). *Parenting with Love and Logic: Updated and Expanded Edition*. Colorado Springs, CO: Navpress.

Dinkmeyer, D., McKay, G. D., & Dinkmeyer, D. (2007). *The Parent's Handbook: Systematic Training for Effective Parenting*. Bowling Green, KY: STEP Publishers.

Dreikurs, R. (1964). *Children: The Challenge*. New York: Hawthorn Books.

Edwards, C. (1999). *How to Handle a Hard–to–Handle Kid*. Minneapolis, MN: Free Spirit Publishing.

Faber, A., & Mazlish, E. (1982). *How to Talk So Kids Will Listen and Listen So Kids Will Talk*. New York: Avon.

Gordon, T. (2000). *Parent Effectiveness Training*. New York: Three Rivers Press.

Greene, R. (2005). *The Explosive Child: A New Approach for Understanding and Parenting Easily Frustrated, Chronically Inflexible Children*. New York: Harper Collins.

McBride, S. G. (2008). *My Mommy Wears Combat Boots*. Bloomington, IN: AuthorHouse.

Phelan, T. (2004). *1–2–3 Magic: Effective Discipline for Children 2–12*. Glen Ellyn, IL: Parentmagic, Inc.

수행 향상 보조제 사용

Etingoff, K. (2007). *Abusing Over–the–Counter Drugs: Illicit Uses for Everyone Drugs*. Broomall, PA: Mason Crest Publishers.

Inaba, D. S., & Cohen, W. E. (2001). *Uppers, Downers, All–Arounders*. Ashland, OR: CNS Publications.

Marlatt, G. A. (2002). *Harm Reduction: Pragmatic Strategies for Managing High–Risk Behaviors*. New York: Guilford Press.

공포증

Bourne, E. (2005). *The Anxiety and Phobia Workbook* (4th ed.). Oakland, CA: New Harbinger Publications.

Gold, M. (1998). *The Good News about Panic, Anxiety, and Phobias*. New York: Villard/Random House.

Marks, I. (2002). *Living with Fear: Understanding and Coping with Anxiety* (2nd ed.). New York: McGraw–Hill.

McKay, M., Davis, M., & Farming, P. (2007). *Thoughts and Feelings: Taking Control of Your Moods and Your Life* (3rd ed.). Oakland, CA: New Harbinger.

급성 생리적 스트레스 반응

Department of the Army. (2003). *U.S. Army Combat Stress Control Handbook*. Guilford, CT: The Lyons Press.

Grossman, D., & Christensen, L. W. (2007). *On Combat: The Psychology and Physiology of Deadly Conflict in War and in Peace* (2nd ed.). Millstadt, IL: PPCT Research Publications.

Solomon, Z. (1993). *Combat stress Reaction: The Enduring Toll of War*. New York: Springer Publishing.

United States Marine Corps. (2004). *Combat Stress*. Honolulu, HI: University Press of the Pacific.

파병 후 사회복귀의 문제들

Armstrong, K., Best, S., & Domenici, P. (2005). *Courage After Fire: Coping Strategies for Troops Returning from Iraq and Afghanistan and Their Families*. Berkeley, CA: Wordsmith Books.

Cantrell, B. C., & Dean, C. (2005). *Down Range: To Iraq and Back*. Los Angeles, CA: Wordsmith Books.

Friedman, M. J., & Slone, L. B. (2008). *After the War Zone: a Practical Guide for Returning Troops and Their Families*. New York: De Capo Press.

Matsakis, A. (2007). *Back from the Front: Combat Trauma, Love, and the Family*. Baltimore, MD: Sidran Press.

외상 후 스트레스 장애 (PTSD)

Cantrell, B. C., & Dean, C. (2005). *Down Range: To Iraq and Back*. Los Angeles, CA: Wordsmith Books.

Friedman, M. J., & Slone, L. B. (2008). *After the War Zone: a Practical Guide for Returning Troops and Their Families*. New York: De Capo Press.

Grossman, D., & Christensen, L. W. (2007). *On Combat: The Psychology and Physiology of Deadly Conflict in War and in Peace* (2nd ed.). Millstadt, IL: PPCT Research Publications.

Hart, A. (2000). *An Operator's Manual for Combat PTSD: Essays for Coping*. Lincoln, NB: Writer's Showcase Press.

Matsakis, A. (2007). *Back from the Front: Combat Trauma, Love, and the Family*. Baltimore, MD: Sidran Press.

Rothbaum, B. (2007). *Reclaiming Your Life from a Traumatic Experience: A Prolonged Exposure Treatment Program, Workbook.* New York: Oxford University Press.

Schiraldi, G. (2000). *The Post-Traumatic Stress Disorder Sourcebook: A Guide to Healing, Recovery, and Growth.* Lincolnwood, IL: Lowell House.

Shay, J. (1995). *Achilles in Vietnam: Combat Trauma and the Undoing of Character.* New York: Simon & Schuster.

Smyth, L. (2004). *Overcoming Post-Traumatic Stress Disorder-Client Manual.* Oakland, CA: New Harbinger Publications.

Solomon, Z. (1993). *Combat stress Reaction: The Enduring Toll of War.* New York: Springer Publishing.

Tick, E. (2005). *War and the Soul: Healing Our Nation's Veterans from Post-Traumatic Stress Disorder.* New York: Quest Books.

Williams, M. B., & Poijula, S. (2002). *The PTSD Workbook: Simple, Effective Techniques for Overcoming Traumatic Stress Symptoms.* Oakland, CA: New Harbinger Publications.

파병 전 스트레스

Mengesha, T. A. (2008). *The Service Member's Guide to Deployment: What Every Soldier, Sailor, Airmen and Marine Should Know Prior to Being Deployed.* Southfield, MI: Mengesha Publishing.

별거와 이혼

Abrams-Springs, J. (1996). *After the Affair.* New York: HarperCollins.

Asker, S. (1999). *Plan B: How to Get Unstuck from Work, Family, and Relationship Problems.* New York: Perigee.

Bach, G., & Wyden, P. (1976). *The Intimate Enemy: How to Fight Fair in Love and Marriage.* New York: Avon Books.

Beck, A. (1989). *Love is Never Enough: How Couples Can Overcome Misunderstanding, Resolve Conflicts, and Solve Relationship Problems Through Cognitive Therapy.* New York: HarperCollins.

Bernstein, J., & Magee, S. (2007). *Why Can't You Read My Mind? Overcoming the 9 Toxic Thought Patterns that Get in the Way of a Loving Relationship.* Cambridge, MA: DaCapo Press.

Christensen, A., & Jacobson, M. S. (2000). *Reconcilable Differences*. New York: Guilford Press.

Colgrove, M., Bloomfield, H., & McWilliams, P. (1991). *How to Survive the Loss of a Love*. Los Angeles: Prelude Press.

Crenshaw, R. (1981). *Expressing Your feelings: The Key to an Intimate Relationship*. New York: Irvington Publications.

Finley, J., & Lenz, B. (2009). *Addiction Treatment Homework Planner (4th ed.)*. Hoboken, NJ: John Wiley & Sons.

Fisher, B. (1981). *Rebuilding: When Your Relationship Ends*. San Luis Obispo, CA: Impact.

Fromm, E. (1956). *The Art of Loving*. New York: Harper & Row.

Gorski, T. (1993). *Getting Love Right: Learning the Choices of Healthy Intimacy*. New York: Three Rivers Press.

Gray, J. (1992). *Men Are from Mars, Women Are from Venus*. New York: HarperCollins.

Gray, J. (1993). *Men and Women and Relationships: Making Peace with the Opposite Sex*. Hillsboro, OR: Beyond Words.

Harley, W. (2007). *His Needs, Her Needs: Building an Affair-Proof Marriage*. Grand Rapids, MI: Revell.

Hendrix, H. (2007). *Getting the Love You Want: A Guide for Couples*. New York: Holt.

Lerner, H. (1989). *The Dance of Intimacy: A Woman's Guide to Courageous Acts of Change in Key Relationships*. New York: Harper Perennial.

Lindbergh, a. (1955). *A Gift from the Sea*. New York: Pantheon.

Markman, H., Stanley S., & Blumberg, S. (1994). *Fighting for Your Marriage*. San Francisco: Jossey-Bass.

Oberlin, L. (2005). *Surviving Separation and Divorce: A Woman's Guide*. Avon, MA: Adams Media.

Page, S. (1998). *How One off You Can Bring the Two of You Together: Breakthrough Strategies to Resolve Your Conflicts and Re-ignite Your Love*. New York: Broadway.

Robinson, J. (1997). *Communication Miracles for Couples: Easy and Effective Tools to Create More Love and Less Conflict*. Berkeley, CA: Conari Press.

Stern, S. (1999). *He Just Doesn't Get It: Simple Solutions to the Most Common Relationship Problems*. New York: Pocket Books.

Synder, D., Baucom, D., & Gordon, K. (2007). *Getting Past the Affair: A Program to Help You Cope, Heal, and Move On-Together of Apart*. New York: Guilford Press.

Weiner-Davis, M. (1993). *Divorce Busting: A Step-by-Step Approach to Making your Marriage Loving Again*. New York: Simon & Schuster.

다른 현역군인에 의한 성폭력

Bradshaw, J. (2005). *Healing the Shame That Binds You.* (Deerfield Beach, FL: Health Communications).

Burns, D. (1999). *Ten Days to Self Esteem!* (Deerfield Beach, FL: Health Communications).

Copeland, M. E., & Harris, M. (2000). *Healing the Trauma of Abuse: A Women's Workbook.* Oakland, CA: New Harbinger Publications.

Davis, L. (1990). *The Courage to Heal Workbook: For Men and Women Survivors of Child Sexual Abuse.* San Francisco: HarperCollins.

Forward, D., & Buck, C. (1988). *Betrayal of Innocence: Incest and Its Devastation, Revised Edition.* New York: Penguin Books.

Koh, M. R. (2001). *Beauty Restored: Finding Life and Hope after Date Rape.* Ventura, CA: Regal Books.

Scott, K. (1993). *Sexual Assault: Will I Ever Feel O.K. Again?* Ada, MI: Bethany House.

Zehr, H. (2001). *Transcending: Reflections of Crime Victims.* Intercourse, PA: Good Books.

교대근무 수면장애

Foldvary, N. (2006). *Getting a Good Night's Sleep (A Cleveland Clinic Guide).* Cleveland, OH: Cleveland Clinic Press.

Hewish, J. (1985). *Relaxation.* Chicago: NTC Publishing Group.

Hirshkowitz, M., & Smith, P. B. (2004). *Sleep Disorders for Dummies.* Hoboken, NJ: John Wiley & Sons.

Krakow, B. (2007). *Sound Sleep, Sound Mind: 7 Keys to Sleeping through the Night.* Hoboken, NJ: John Wiley & Sons.

사회적 불편감

Antonty, M., & Swinson, R. (2008). *The Shyness & Social Anxiety Workbook: Proven Step-by-Step Techniques for Overcoming Your Fears.* Oakland, CA: New Harbinger Publications.

Bradshaw, J. (2005). *Healing the Shame That Binds You.* Deerfield Beach, FL: Health Communications.

Burns, D. (1985). *Intimate Connections: The New Clinically Tested Program for Overcoming Loneliness.* New York: William Morrow.

Burns, D. (1999). *The Feeling Good Handbook.* New York: Plume.

Burns, D. (1999). *Ten Days to Self Esteem!* New York: Collins Living.

Dayhoff, S. (2000). *Diagonally Parked in a Parallel Universe: Working Through Social Anxiety.* Placitas, NM: Effectiveness−Plus Publications.

Dyer, W. (1978). *Pulling Your Own Strings.* New York: Thomas Crowell.

Fossum, M. A., & Mason, M. J. (1986). *Facing Shame: Families in Recovery.* New York: W. W. Norton.

Harris, A., & Harris, T. (1969). *I'm Ok. You're Ok.* New York: Harper & Row.

Helmstetter, S. (1990). *What to Say When You Talk to Yourself.* New York: Pocket.

Hilliard, E. (2005). *Living Fully with Shyness and Social Anxiety: A Comprehensive Guide to Gaining Social Confidence.* Cambridge, MA: Da Capo Press.

Rapee, R. (1999). *Overcoming Shyness and Social Phobia: A Step−by−Step Guide.* Northvale, NJ: Jason Aronson.

영적 또는 종교적 문제들

Carter, L. (1997). *The Choosing to Forgive Workbook.* Nashville, TN: Thomas Nelson.

Foster, R. (1988). *Celebration of Discipline: The Path of Spiritual Growth.* San Francisco: Harper & Row.

Graham, B. (2000). *Peace with God: The Secret of Happiness.* Nashville, TN: Thomas Nelson.

Parachin, J. (1999). *Engaged Spirituality: Ten Lives of Contemplation and Action.* St. Louis, MO: Chalice Press.

Perkinson, R. (2000). *God Talks to You.* Bloomington, IN: 1stBooks.

Smedes, L. (2007). *Forgive and Forget: Healing the Hurts We Don't Deserve.* San Francisco: HarperOne.

Toropov, B., & Buckles, L. (2004). *The Complete Idiot's Guide to World Religions* (3rd ed.). New york: Alpha Books.

Willard, D. (1990). *The Spirit of the Disciplines.* New York: Harper & Row.

물질남용 및 의존

Alcoholics Anonymous World Services. (2001). *Alcoholics Anonymous.* New York: Alcoholics Anonymous World Services.

Daley, D. C., & Marlatt, G. A. (2006). *Overcoming Your Alcohol or Drug Problem: Effective Recovery Strategies Workbook*. New York: Oxford University Press.

Denning, P., Little, J., & Glickman, A. (2003). *Over the Influence: The Harm Reduction Guide for Managing Drugs and Alcohol*. New York: Guilford Press.

Inaba, D. S., & Cohen, W. E. (2007). *Uppers, Downers, All−Arounders*. Ashland, OR: CNS Publications.

Marlatt, G. A. (2002). *Harm Reduction: Pragmatic Strategies for Managing High−Risk Behaviors*. New York: Guilford Press.

Miller, W. R., & Munoz, R. F. (2004). *Controlling Your Drinking: Tools to Make Moderation Work for You*. New York: Guilford Press.

Sales, P. (1999). *Alcohol Abuse: Straight Talk Straight Answers*. Honolulu, HI: Ixia Publications.

Solowji, N. (2006). *Cannabis and Cognitive Functioning*. New York: Cambridge University Press.

Washton, A., & Boundy, D. (1990). *Willpower's Not Enough: Understanding and Recovering from Addictions of Every Kind*. New York: HarperCollins.

Washton, A., & Zweben, J. (2009). *Cocaine and Methamphetamine Addiction: Treatment, Recovery, and Relapse Prevention*. New York: Norton.

자살 생각

Arena, J. (1996). *Step Back from the Exit: 45 Reasons to Say No to Suicide*. Milwaukee, WI: Zebulon Press.

Burns, D. (1999). *The Feeling Good Handbook*. New York: Plume.

Burns, D. (1999). *Ten Days to Self Esteem!* New York: Collins Living.

Copeland, M., & Mckay, M. (2004). *The Depression Workbook: A Guide for Living with Depression and Manic Depression*. Oakland, CA: New Harbinger Publications.

Cronkite, K. (1995). *On the Edge of Darkness: Conversations About Conquering Depression*. New York: Delta.

Ellis, T. E., & Newman, C. F. (1996). *Choosing to Live: How to Defeat Suicide Though Cognitive Therapy*. Oakland, CA: New Harbinger Publications.

Jamison, K. R. (2000). *Night Falls Fast: Understanding Suicide*. New York: Vintage Books.

O'Connor, R. (1999). *Undoing Depression: What therapy Doesn't Teach You and Medication Can't Give You*. New York: Berkley Publishing Group.

Thorn, J., & Rothstein, L. (1993). *You Are Not Alone: Words of Experience and Hope for the Journey Through Depression*. New York: Harper Perennial.

Yapko, M. (1998). *Breaking the Patterns of Depression*. New York: Main Street Books.

생존자의 죄책감

Kushner, H. (2004). *When Bad Things Happen to Good People*. New York: Anchor.

Luttrell, M. (2007). *Lone Survivor: The Eyewitness Account of Operation Redwing and the Lost Heroes of SEAL Team 10*. Boston, MA: Little, Brown and Company.

Matsakis, A. (1999). *Survivor Guilt*. Oakland, CA: New Harbinger Publications.

Obershaw, R. (2004). *Cry Until You Laugh: Comforting Guidance for Coping with Grief*. Edina, MN: Beavers Pond Press.

Smedes, L. (2007). *Forgive and Forget: Healing the Hurts We Don't Deserve*. San Francisco: HarperOne.

Westberg, G. (2004). *Good Grief: A Constructive Approach to the Problem of Loss*. Minneapolis, MN: Fortress Press.

담배 사용

Ashelman, M. W. (2000). *Stop Smoking Naturally*. New York: NTC/Contemporary Publishing.

Baer, A. (1998). *Quit Smoking for Good: A Supportive Program for Permanent Smoking Cessation*. Freedom, CA: Crossing Press.

Brizer, D. (2003). *Quitting Smoking for Dummies*. Hoboken NJ: John Wiley & Sons.

Fisher, E. B., & Koop, C. E. (1998). *American Lung Association 7 Steps to a Smoker Free Life*. New York: John Wiley & Sons.

Johnson, D. L., & Johnson, C. A. (2000). *Stop Smoking and Chewing Tobacco for Life Changes*. West Conshohocken, PA: Infinity Publishing.

Rogers, J. (1995). *You Can Stop Smoking*. New York: Pocket Books.

Wetherall, R. (2007). *Quit: Read This Book and Stop Smoking*. Philadelphia, PA: Running Press Miniature Editions.

부록
B

근거기반 치료를 다룬 장을 위한 전문적 참고도서

일반적인 증거기반 심리치료와 심리약물치료들

APA Presidential Task Force Evidence–Based Practice. (2006). Evidence–Based Practice in psychology. *American Psychologist, 61*, 271–285.

Bruce, T. J., & Sanderson, W. C. (2005). Evidence–based psychological practices: Past, present, and future. In C. Stout & R. Hayes (Eds.), *Handbook of Evidence–Based Practice in Behavioral Healthcare: Applications and New Directions*. Hoboken, NJ: John Wiley & Sons.

Castonguay, L. G., & Beutler, L. E. (2006). *Principles of Therapeutic Change that Work*. New York: Oxford University Press.

Chambless, D. L., Baker, M. J., Baucom, D., Beutler, L. E., Calhoun, K. S., Crits–Christoph, P., … Woody, S. R. (1998). Update on empirically validated therapies: II. *The Clinical Psychologist, 51*(1), 3–16.

Chambless, D. L., & Ollendick, T. H. (2001). Empirically supported psychological interventions: Controversies and evidence. *Annual Review of Psychology, 52*, 685–716.

Chambless, D. L., Sanderson, W. C., Shoham, V., Johnson, S. B., Pope, K. S., Crits–Christoph, P., … McCurry, S. (1996). An update on empirically validated therapies. *The Clinical Psychologist, 49*(2), 5–18.

Drake, R. E., & Goldman, H. (2003). *Evidence–Based Mental Health Care*. Washington, D.C.: American Psychiatric Association.

Drake, R. E., Merrens, M. R., & Lynde, D. W. (2005). *Evidence–Based Mental Health Practice: A Textbook*. New York: W. W. Norton & Company.

Hofmann, S. G., & Tompson, M. G. (2002). *Treating Chronic and Sever Mental Disorder: a Handbook of Empirically Supported Interventions*. New York: Guilford Press.

Institute of Medicine. (2007). *Treatment of PTSD: An Assessment of the Evidence*. Available online at http://www.iom.edu/?id=47389.

Nathan, P. E., & Gorman, J. M. (Eds.). (2007). *A Guide to Treatments that Work* (3rd ed.). New York: Oxford University Press.

National Center for PTSD. (2004). *The Iraq War Clinician Guide* (2nd ed.). Available online at http://www.ncptsd.va.gov/ncmain/ncdocs/manuals/iraq_clinician_guide_v2.pdf.

Personal Improvement Computer Systems. *Therapyadvisor*. Available online at http://www.therapyadvisor.com.

Society of Clinical Psychology, American Psychological Association Division 12. *Website on Research–supported Psychological Treatments*. Available online at http://www.psychology.cunysb.edu/eklonsky–/division12/index.html.

Stout, C., & Hayes, R. (1995). *The Handbook of Evidence–Based Practice in Behavioral Healthcare: Applications and New Directions*. New York: John Wiley & Sons.

Substance Abuse and Mental Health Administration (SAMHSA). *National Registry of Evidence–based Programs and Practices (NREPP)*. Available online at http://nrepp.samhsa.gov/index.asp.

분노조절과 가정폭력

Babcock, J., & LaTaillade, J. (2000). Evaluating interventions for men who batter. In J. Vincent & E. Jouriles (Eds.), *Domestic Violence: Guidelines for Research informed Practice* (pp. 37–77). Philadelphia: Jessica Kingsley.

Deffenbacher, J., Story, D., Brandon, a., Hogg, J., & Hazaleus, S. (1988). Cognitive and cognitive relaxation treatment of anger. *Cognitive Therapy and Research*, *12*, 167–184.

Deffenbacher, J. L., Dahlen, E. R., Lynch, R. S., Morris, C. D., & Gowensmith, W. N. (2000). An application of Beck's cognitive therapy to general anger reduction. *Cognitive Therapy and Research*, *24*, 689–687.

Deffenbacher, J. L., Oetting, E. R., Huff, M. E., cornell, G. R., & Dallagher, C. J., et al. (1996). Evaluation of two cognitive–behavioral approaches to general anger reduction. *Cognitive Therapy and Research*, *20*, 551–573.

DiGiuseppe, R., & Tafrate, R. C. (2003). Anger treatment for adults: A meta–analytic review. *Clinical Psychology: Science & Practice*, *10*, 70–84.

Easton, C., Mandel, D., Hunkele, K., Nich, C., Rounaville, B., & Carroll, K. (2007). A Cognitive Behavioral Therapy for Alcohol–dependent Domestic Violence Offenders: An Integrated Substance Abuse–Domestic Violence Treatment Approach (SADV). *American Journal on Addictions*, *16*(1), 24–31.

Feindler, E., & Ecton, R. (1986). *Adolescent Anger Control: Cognitive–Behavioral Techniques*. New York: Pergamon Press.

Gilchrist, E. (2007). The cognition of domestic abusers: Explanations, evidence and treatment. *Aggressive offender's cognition: Theory, research and practice* (pp. 247–266). Hoboken,

NJ: John Wiley & Sons.

Meichenbaum, D. (1985). *Stress Inoculation Training.* New York: Pergamon Press.

Meichenbaum, D. (1993). Stress Inoculation Training. A twenty-year update. In R. L. Woolfolk & P. M. Lehrer (Eds.), *Principles and Practices of Stress Management.* New York: Guilford Press.

Meichenbaum, D. (2001). *Treatment of Individuals with anger Control Problems and Aggressive behaviors: A Clinical Handbook.* Clearwater, FL: Institute Press.

Novaco, R. (1975). *Anger Control: The Development and Evaluation of an Experimental Treatment.* Lexington, MA: Lexington Books.

Novaco, R. (1976). The functions and regulation of the arousal of anger. *American Journal of Psychiartry, 133,* 1124-1128.

Novaco, R. (1977). A stress inoculation approach to anger management in the training of law enforcement officers. *American Journal of Community Psychology, 5,* 327-346.

불안

Barlow, D. H., Allen, L. B., & Dasden, S. L. (2007). Psychological treatments for panic disorders, phobias, and generalized anxiety disorder. In P. E. Nathan & J. M. Gorman (Eds.), *A Guide to Treatments that Work* (3rd ed.; pp. 351-394). New York: Oxford University Press.

Beck, A. T., & Emory, G. (1990). *Anxiety Disorders and Phobias: A Cognitive Perspective.* New York: Basic Books.

Bernstein, D. A., & Borkovec, T. D. (1973). *Progressive Relaxation Training.* Champaign, IL: Research Press.

Brown, T. A., DiNardo, P. A., & Barlow, D. H. (2006). *Anxiety Disorders Interview Schedule Adult Version (ADIS-IV): Client Interview Schedule.* New York: Oxford University Press.

Brown, T. A., O'Leary, T., & Barlow, D. H. (2001). Generalized anxiety disorder. In D. H. Barlow (Ed.), *Clinical Handbook of Psychological Disorders: A Step-by-Step Treatment Manual* (3rd ed.; pp. 154-208). New York: Guilford Press.

Chambless, D. L., Baker, M. J. Baucom, D., Beutler, L. E., Calhoun, K. S., Crits-Christoph, P., … Woody, S. R. (1998). Update on empirically validated therapies: II. *The Clinical Psychologist, 51*(1), 3-16.

Chambless, D. L., & Ollendick, T. H. (2001). Empirically supported psychological interventions: Controversies and evidence. *Annual Review of Psychology, 52,* 685-716.

Meyer, T. J., Miller, M. L., Metzeger, R. L., & Borkovec, T. D. (1990). Development and validation of the Penn State Worry Questionnaire. *Behaviour Research and Therapy, 28*, 487–495.

Roy–Byrne, P. P., & Cowley, D. S. (2007). Pharmacological treatments for panic disorder, generalized anxiety disorder, specific phobia, and social anxiety disorder. In P. E. Nathan & J. M. Gorman (Eds.), *A Guide to Treatments that Work* (3rd ed.; pp. 395–430). New York: Oxford University Press.

Rygh, J. L., & Sanderson, W. C. (2004). *Treating GAD: Evidence–Based Strategies, Tools, and Techniques.* New York: Guilford Press.

Zinbarg, R. E., Craske, M. G., & Barlow, D. H. (2006). *Mastery of Your anxiety and Worry–Therapist Guide.* New York: Oxford University Press.

주의력 결핍 증상들

Safren, S. A. (2006). Cognitive–behavioral approaches to ADHD treatment in adulthood. *Journal of Clinical Psychiatry, 67*(8), 46–50.

Safren, S. A., Otto, M. W., Sprich, S, Winett, C. L., Wilens, T. E., & Biederman, J. (2005). Cognitive–behavioral therapy for ADHD in medication–treated adults with continued symptoms. *Behaviour Research and Therapy, 43*(7), 831–842.

Safren, S. A., Sprich, S., Perlman, C. A., & Otto, M. W. (2005). *Mastery of Your Adult ADHD–Therapist Manual.* New York: Oxford University Press.

Weiss, M., Safren, S. A., Solanto, M., Hechtman, L., Rostain, A. L., Ramsay, R., & Murray, C. (2008). Research forum on psychological treatment of adults with ADHD. *Journal of Attention Disorders, 11*, 642–651.

경계선적 성격

Beck, A. T., Rush, A. J., Shaw, B. F., & Emery, G. (1979). *Cognitive Therapy of Depression.* New York: Guilford Press.

Crits–Christoph, P., & Barber, J. P. (2007). Psychological treatments for personality disorders. In P. E. Nathan & J. M. Gorman (Eds.), *A Guide to Treatments that Work* (3rd ed.; pp. 641–658). New York: Oxford University Press.

Freeman, A. (2002). Cognitive behavioral therapy for severe personality disorders. In S. G. Hofmann & M. C. Tompson (Eds.). *Treating Chronic and Severe Mental Disorders: A*

Handbook of Empirically Supported Interventions (pp. 382−402). New York: Guilford Press.

Koenigsberg, H. W., Woo−Ming, A. M., & Siever, L. J. (2007). Psychopharmacological treatment of personality disorders. In P. E. Nathan & J. M. Gorman (Eds.), *A Guide to Treatments that Work* (3rd ed.; pp. 659−680). New York: Oxford University Press.

Linehan, M. M. (1993). *Cognitive Behavioral Treatment for Borderline Personality Disorder*. New York: Guilford Press.

Linehan, M. M. (1993). *Skills Training Manual for Treating Borderline Personality Disorder*. New York: Guilford Press.

Linehan, M. M., Armstrong, H., Suarez, A. Allmon, D., & Heard, H. (1991). Cognitive−behavioral treatment of chronically parasuicidal borderline patients. *Archives of General Psychiatry, 48*, 1060−1064.

Linehan, M., Cochran, & Kehrer, K. (2001). Dialectical Behavior Therapy for Borderline Personality Disorder. In D. H. Barlow (Ed.), *Clinical Handbook of Psychological Disorders: A Step−by−Step Treatment Manual* (3rd ed.). New York: Guilford Press.

Linehan, M., Dimeff, L. A., & Koerner, K. (2007). *Dialectical Behavior Therapy in Clinical Practice: Applications across Disorders and Settings*. New York: Guilford Press.

Linehan, M. M., Heard, H. L., & Armstrong, H. E. (1993). Naturalistic follow−up of a behavioral treatment for chronically parasuicidal borderline patients. *Archives of General Psychiatry, 50*, 971−974.

Linehan, M. M., Schmidt, H., Dimeff, L. A., Craft, J. C., Kanter, J., & Comtois, K. A. (1999). Dialectical behavior therapy for patients with borderline personality disorder and drug−dependence. *American Journal on Addiction, 8(4)*, 279−292.

Linehan, M. M., Tutek, D., Heard, H., & Armstrong, H. (1992). Interpersonal outcome of cognitive behavioral treatment for chronically suicidal borderline patients. *American Journal of Psychiatry, 151*(12), 1771−1775.

Resick, P. A., & Calhoun, K. S. (2001). Posttraumatic stress disorder. In D. H. Barlow (Ed.), *Clinical Handbook of Psychological Disorders: A Step−by−Step Treatment Manual* (3rd ed.). New York: Guilford Press.

Safer, D. L., Telch, C. F., & Agras, W. S. (2001). Dialectical behavior therapy for bulima nervosa. *American Journal of Psychiatry, 158*(4), 632−634.

Whitehurst, T., Ridolfi, M. E., & Gunderson, J. (2002). Multiple family group treatment for borderline personality disorder. In S. G. Hofmann & M. C. Tompson (Eds.). *Treating Chronic and Severe Mental Disorders: A Handbook of Empirically Supported Interventions* (pp. 343−363). New York: Guilford Press.

부상 후 만성통증

Bradley, L. A., Young, L. D., Anderson, J. O., Turner, R. A., Agudelo, C. A., McDaniel, L. K., Pisko, E. J., Semble, E. J., & Morgan, T. M. (1987). Effects of psychological therapy on pain behavior of rheumatoid arthritis patients: Treatment outcome and six−month follow−up. *Arthritis & Rheumatism, 30*, 1105−1114.

Guzman, J., Esmail, R., Karjalainen, K., Malmivaara, A., Irvin, E., & Bombardier, C. (2001). Multidisciplinary bio−psycho−social rehabilitation for chronic low back pain. *The Cochrane Database of Systematic Reviews, 1*, Art No.:CD000963.

Hoffman, B. M., Chatkoff, D. K., Papas, R. K., & Kerns, R. D. (2007). Meta−analysis of psychological interventions for chronic low back pain. *Health Psychology, 26*, 1−9.

Keefe, F. J., Beaupre, P. M., Gil, K. M., Rumble, M. E., & Aspnes, A. K. (2002). Group therapy for patients with chronic pain. In D. C. Turk & R. J. Gatchel (Eds.), *Psychological Approaches to Pain Management: A Practitioner's Handbook* (2nd ed.). New York: Guilford Press.

Keefe, F. J., Caldwell, D. S., Williams, D. A., Gil, K. M., Mitchell, D., Robertson, D., … helms, M. (1990). Pain coping skills training in the management of osteoarthritic knee pain: A comparative study. *Behavior Therapy, 21*, 49−62.

Keefe, F. J., & Gil, K. M. (1996). Behavioral concepts in the analysis of chronic pain syndromes. *Journal of Consulting and Clinical Psychology, 54*, 776−783.

Ostelo, R. W., Van Tulder, M. W., Vlaeyan, J. W., Linton, S. J., Morley, S., & Assendelft, W. J. (2005). Behavioral treatment for chronic low back pain (Review). *The Chochrane Library*, 4, 1−25.

Syrjala, K. L., Donaldson, G. W., Davies, M. W., Kippes, M. E., & Carr, J. E. (1995). Relaxation and imagery and cognitive−behavioral training reduce pain during cancer treatment: A controlled clinical trial. *Pain, 63*, 189−198.

Turk, D. C., Meichenbaum, D., & Genest, M. (1983). *Pain and Behavioral Medicine: A Cognitive−behavioral Perspective*. New York: Guilford Press.

Turner, J. A., & Clancy, S. (1988). Comparison of operant−behavioral and cognitive−behavioral group treatment for chronic low back pain. *Journal of Consulting and Clinical Psychology, 58*, 573−579.

우울증

Beck, A. T., Rush, A. J., Shaw, B. F., & Emery, G. (1979). *Cognitive Therapy of Depression.* New York: Guilford Press.

Beck, A. T., & Steer, R. A. (1988). *Beck Hopelessness Scale.* San Antonio, TX: The Psychological Corporation.

Beck, A. T., & Steer, R. A., & Brown, G. K. (1996). *Beck Depression Inventory Manual* (2nd ed.). San Antonio, TX: The Psychological Corporation.

Beck, J. S. (1995). *Cognitive Therapy: Basics and Beyond.* New York: Guilford Press.

Bowman, D., Scogin, F., & Lyrene, B. (1995). The efficacy of self-examination and cognitive bibliotherapy in the treatment of mild to moderate depression. *Psychotherapy Research, 5,* 131-140.

Brown, S., Glasner-Edwards, S., Tate, S., McQuaid, J., Chalekian, J., & Granholm, E. (2006). Integrated cognitive behavioral therapy versus twelve-step facilitation therapy for substance-dependent adults with depressive disorders. *Journal of Psychoactive Drugs, 38*(4), 449-460.

Craighead, W. E., Sheets, E. S., Brosse, A. L., & Ilardi, S. S. (2007). Psychosocial treatments for major depressive disorder. In P. E. Nathan & J. M. Gorman (Eds.), *A Guide to Treatments that Work* (3rd ed.; pp. 289-307). New York: Oxford University Press.

Klerman, G. L., Weissman, M. M., Rounasacille, B. J., & Chervon, E. S. (1984). *Interpersonal Psychotherapy of Depression.* New York: Basic Books.

Lewinsohn, P. M., Antonuccio, D. O., Steinmetz, J. L., & Teri, L. (1984). *The Coping with Depression Course: A Psychoeducational Intervention for Unipolar Depression.* Eugene, OR: Castalia.

Lewinsohn, P. M. (1974). A behavioural approach to depression. In R. J. Friedman & Katz (Eds.), *The Psychology of Depression.* Washington, D. C.: Winston & Sons.

Nemeroff, C. B., & Schatzberg, A. F. (2007). Pharmacological treatments for unipolar depression. In P. E. Nathan & J. M. Gorman (Eds.), *A Guide to Treatments that Work* (3rd ed.; pp. 271-287). New York: Oxford University Press.

Nezu, A. M., Nezu, C. M., & Perri, M. G. (1989). *Problem-Solving Therapy for Depression: Theory, Research, and Clinical Guidelines.* New York: John Wiley & Sons.

Scogin, F., Jamison, C., & Gochneaur, K. (1989). Comparative efficacy of cognitive and behavioral bibliotherapy for mildly and moderately depressed adults. *Journal of Consulting and Clinical Psychology, 57,* 403-407.

Weissman, M. M., Markowitz, J. C., & Klerman, G. L. (2000). *Comprehensive Guide to Interpersonal Psychotherapy.* New York: Basic Books.

Zimmerman, M., Coryell, W., Corenthal, C., & Wilson, S. (1986). A self-report scale to diagnose major depressive disorder. *Archives of General Psychiatry, 43*, 1076-1081.

불면증

Currie, S., Wilson, K., Pontefract, A., & deLaplante, L. (2000). Cognitive-behavioral treatment of insomnia secondary to chronic pain. *Journal of Consulting and Clinical Psychology, 68*(3), 407-416.

Edinger, J., Wohlgemuth, W., Radtke, R., Marsh, G., & Quillian, R. (2001). Cognitive behavioral therapy for treatment of chronic primary insomnia: A randomized controlled trial. *JAMA: Journal of the American Medical Association, 285*(14), 1856-1864.

Morin, C. M., Huari, P. J., Espie, C. A., Spielman, A. J., Buysse, D. J., & Bootzin, R. R. (1999). Non-pharmacological treatment of chronic insomnia. An American Academy of Sleep Medicine review. *Sleep 22*, 1134-1156.

Wang, M., Wnag, S., & Tsai, P. (2005). Cognitive behavioural therapy for primary insomnia: A systematic review. *Journal of Advanced Nursing, 50*(5), 553-564.

악몽

Krakow, B., Hollifield, M., Johnston, L., Koss, M., Schrader, R., Warner, T., et al. (2001). Imagery rehearsal therapy for chronic nightmares in sexual assault survivors with posttraumatic stress disorder: A randomized controlled trial. *JAMA: Journal of the American Medical Association, 286*(5), 537-545.

Krakow, B., & Zadra, A. (2006). Clinical management of chronic nightmares: Imagery rehearsal therapy. *Behavioral Sleep Medicine, 4*, 45-70.

Lamarche, L., & De Koninck, J. (2007). Sleep disturbance in adults with posttraumatic stress disorder: A review. *Journal of Clinical Psychiatry, 68*(8), 1257-1270.

Raskind, M., Peskind, E., Hoff, E., Hart, K., Holmes, h., Warren, D., et al. (2007). A Parallel Group Placebo controlled Study of Prazosin for Trauma Nightmares and Sleep Disturbance in Combat Veterans with Post-Traumatic Stress Disorder. *Biological Psychiatry, 61*(8), 928-934.

아편 의존증

Abbot, P. J., Weller, S. B., Delaney, H. D., & Moore, B. A. (1998). Community reinforcement approach in the treatment of opiate addicts. *American Journal of Drug and Alcohol Abuse, 24*(1), 17–30.

Finney, J. W., Wilbourne, P. L., & Moos, R. H. (2007). Psychosocial treatments for substance use disorders. In P. E. Nathan & J. M. Gorman (Eds.), *A Guide to Treatments that Work* (3rd ed.; pp. 179–202). New York: Oxford University Press.

Marlatt, G. A., & Donovan, D. M. (Eds.) (2005). *Relapse Prevention: Maintenance Strategies in the Treatment of Addictive Behaviors* (2nd ed.). New York: Guilford Press.

Marlatt, G. A., & Gordon, J. R. (1985). *Relapse Prevention: Maintenance Strategies in the Treatment of Addictive Behaviors*. New York: Guilford Press.

McCrady, B. S., & Nathan, P. E. (2006). Treatment factors in treating substance use disorders. In L. G. Castonguay & L. E. Beutler (Eds.), *Principles of Therapeutic Change That Work* (pp. 319–340). New York: Oxford University Press.

Miller, W. R., & Rollnick, S. (2002). *Motivational Interviewing: Preparing People for Change* (2nd ed.). New York: Guilford Press.

O'Brien, C. P., & McKay J. (2007). Psychopharmacological treatments for substance use disorders. In P. E. Nathan & J. M. Gorman (Eds.), *A Guide to Treatments that Work* (3rd ed.; pp. 145–177). New York: Oxford University Press.

Ouimette, P. C., Finney, J. W., & Moos, R. H. (1997). Twelve step and cognitive–behavioral treatment for substance abuse: A comparison of treatment effectiveness. *Journal of Consulting and Clinical Psychology, 65*, 230–240.

공황장애/광장공포증

Craske, M. G., & Barlow, D. H. (2006). *Mastery of Your Anxiety and Panic: Therapist Guide*. New York: Oxford University Press.

Barlow, D. H., Craske, M. G., Cerny, J. A., et al. (1986). Behavioral treatment of panic disorder. *Behavior Therapy, 20*, 261–282.

Chambless, D. L., Baker, M. J., Baucom, D., Beutler, L. E., Calhoun, K. S., Crits–Christoph, P., … Woody, S. R. (1998). Update on empirically validated therapies: II. *The Clinical Psychologist, 51*(1), 3–16.

Chambless, D. L., Caputo, G. C., Jasin, S. E., Gracel, E. J., & Williams, C. (1985). The mobility inventory for agoraphobia. *Behaviour Research and Therapy, 23*, 35－44.

Chambless, D. L., & Ollendick, T. H. (2001). Empirically supported psychological interventions: Controversies and evidence. *Annual Review of Psychology, 52*, 685－716.

Clark, D. M., Salkovskis, P. M., Hackman, A., et al. (1994). A comparison of cognitive therapy, applied relaxation, and imipramine in the treatment of panic disorder. *British Journal of Psychiatry, 164*, 759－769.

DiNardo, P. A., Brown, T. A., & Barlow, D. H. (1994). *Anxiety Disorders Interview Schedule for* DSM－IV: *Lifetime Version*. San Antonio, TX: The Psychological Corporation.

Nathan, P. E., & Gorman, J. M. (Eds.). (2007). *A Guide to Treatments that Work* (3rd ed.). New York: Oxford University Press.

Reiss, S., Peterson, R. A., Gursky, D. M., & McNally, R. J. (1986). Anxiety sensitivity, anxiety frequency, and the prediction of fearfulness. *Behaviour Research and Therapy, 24*, 1－8.

Roy－Byrne, P. P., & Cowley, D. S. (2007). Pharmacological treatments for panic disorder, generalized anxiety disorder, specific phobia, and social anxiety disorder. In P. E. Nathan & J. M. Gorman (Eds.), *A Guide to Treatments that Work* (3rd ed.; pp. 395－430). New York: Oxford University Press.

Teng, E., Bailey, S., Chaison, A., Petersen, N., Hamilton, J., & Dunn, N. (2008). Treating comorbid panic disorder in veterans with posttraumatic stress disorder. *Journal of Consulting and Clinical Psychology, 76*(4), 704－710.

파병과 관련된 자녀양육 문제

Brestan, E., & Eyberg, S. (1998). Effective psychosocial treatments of conduct－disordered children and adolescents: 29 years, 82 studies, and 5,272 kids. *Journal of Clinical Child Psychology, 27*, 180－189.

Forgatch, M., & DeGarmo, D. (1999). Parenting through change: An effective prevention program for single mothers. *Journal of Consulting and Clinical Psychology, 67*, 711－724.

Graziano, A., & Diament, D. (1992). Parent behavioral training: An examination of the paradigm. *Behavior Modification, 16*, 3－38.

Kazdin, A. (1997). Parent management training: Evidence, outcomes, and issues. *Journal of the American Academy of Child & Adolescent Psychiatry, 36*, 1349－1356.

Long, P., Forehand, R., Wierson, M., & Morgan, A. (1994). Does parent training with young noncompliant children have long－term effect? *Behaviour Research and Therapy, 32*,

101–107.

Serketich, W., & Dumas, J. (1996). The effectiveness of behavioral parent training to modify antisocial behavior in children: A meta–analysis. *Behavior Therapy, 27*, 171–186.

van den Hoofdakker, B., van der Veen–Mulders, L., Sytema, S., Emmelkamp, P., Minderaa, R., & Nauta, M. (2007). Effectiveness of behavioral parent training for children with ADHD in routine clinical practice: A randomized controlled study. *Journal of the American Academy of Child & Adolescent Psychiatry, 46*(10), 1263–1271.

Webster–Stratton, C. (1994). Advancing videotape parent training: A comparison study. *Journal of Consulting and Clinical Psychology, 62*, 583–593.

공포증

Antony, M. M. (2001). Measures for specific phobia. In M. M. Antony, S. M. Orsillo, & I. Roemer (Eds.), *Practitioner's Guide to Empirically–Based Measures of Anxiety*. New York: Kluwer Academic/Plenum.

Antony, M. M., Craske, M. C., & Barlow, D. H. (2004). *Mastery of Your Specific Phobia–Client Workbook*. New York: Oxford University Press.

Bruce, T. J., & Sanderson, W. C. (1998). *Specific Phobias: Clinical Applications of Evidence–Based Psychotherapy*. Northvale, NJ: Jason Aronson.

Craske, M. G., Antony, M. M., & Barlow, D. H. (2006). *Mastering Your Fears and Phobias: Therapist Guide*. New York: Oxford University Press.

DiNardo, P. A., Brown, T. A., & Barlow, D. H. (1994). *Anxiety Disorders Interview Schedule for* DSM–IV: *Lifetime Version*. San Antonio, TX: The Psychological Corporation.

Marks, I. (1978). *Living with Fear*. New York: McGraw Hill.

Ost, L. G., Fellenius, J., & Sterner, U. (1991). Applied tension, exposure in vivo, and tension–only in the treatment of blood phobia. *Behaviour Research and Therapy, 29*(6), 561–574.

외상 후 스트레스 장애 (PTSD)

Bryant, R. A., & Harvey, A. G. (2000). *Acute Stress Disorder: A Handbook of Theory, Assessment, and Treatment*. Washington, D.C.: American Psychological Association.

Dunmore, E., Clark, D. M., & Ehlers, A. (2001). A prospective investigation of the role of cognitive factors in persistent Posttraumatic Stress Disorder (PTSD) after physical or sexual assault. *Behaviour Research and Therapy, 39*, 1063–1084.

Ehlers, A., & Clark, D. M. (2000). A cognitive model of posttraumatic stress disorder. *Behaviour Research and Therapy, 38*, 319–345.

Foa, E. B., Dancu, C. V., Hembree, E. A., Jaycox, L. H., Meadows, E. A., & Street, G. (1999). A comparison of exposure therapy, stress inoculation training and their combination for reducing posttraumatic stress disorder in female assault victims. *Journal of Consulting and Clinical Psychology, 67*, 194–200.

Foa, E. B., Hembree, E. A., & Rothbaum, B. O. (2007). *Prolonged Exposure Therapy for PTSD: Emotional Processing of Traumatic Experiences. Therapist's Guide.* Oxford University Press: New York.

Foa, E. B., Keane, T. M., & Friedman, M. J., & Cohen, J. A. (2008). *Effective Treatments for PTSD, Second Edition: Practice Guidelines from the International Society for Traumatic Stress Studies.* New York: Guilford Press.

Friedman, M. J. (2006). *Post–traumatic and Acute Stress Disorders: The Latest Assessment and Treatment Strategies.* Sudbury, MA: Jones and Bartlett Publishers.

Friedman, M. J., Keane, T. M., & Resick, P. A. (2007). *Handbook of PTSD: Science and Practice.* New York: Guilford Press.

Golier, J. A., Legge, J., & Yehuda, R. (2007). Pharmacological treatment of posttraumatic stress disorder. In P. E. Nathan & J. M. Gorman (Eds.), *A Guide to Treatments that Work* (3rd ed.; pp. 475–512). New York: Oxford University Press.

Kanas, N. (2005). Group Therapy for Patients with Chronic Trauma–Related Stress Disorders. *International Journal of Group Psychotherapy, 55*(1), 161–165.

Marks, I., Lovell, K., Noshirvani, H., et al. (1998). Treatment of post–traumatic stress disorder by exposure and/or cognitive restructuring: A controlled study. *Archives of General Psychiatry, 55*, 317–325.

McNally, R. J. (2003). *Remembering Trauma.* Cambridge, MA: Harvard University Press.

Najavits, L. M. (2002). *Seeking Safety: A Treatment Manual for PTSD and Substance Abuse.* New York: Guilford Press.

Najavits, L. M. (2007). Psychosocial treatments for posttraumatic stress disorder. In P. E. Nathan & J. M. Gorman (Eds.), *A Guide to Treatments that Work* (3rd ed.; pp. 513–530). New York: Oxford University Press.

Padesky, C. A., Candido, D., Cohen, A., Gluhoski, V., McGinn, L. K., Sisti, M., & Westover, S. (2002). *Academy of Cognitive Therapy's Trauma Task Force Report.* Available online at: http://academyofct.org.

Schnurr, P., Friedman, M., Engel, C., Foa, E., Shea, M., Chow, B., et al. (2007). Cognitive behavioral therapy for posttraumatic stress disorder in women: A randomized controlled trial. *JAMA: Journal of the American Medical Association, 297*(8), 820–830.

Teng, E., Bailey, S., Chaison, A., Petersen, N., Hamilton, J., & Dunn, N. (2008). Treating comorbid panic disorder in veterans with posttraumatic stress disorder. *Journal of Consulting and Clinical Psychology, 76*(4), 704–710.

Wilson, J. P., & Keane, T. M. (2004). *Assessing Psychological Trauma and PTSD* (2nd ed.). New York: Guilford Press.

교대근무 수면장애

Barion, A., & Zee, P. (2007). A clinical approach to circadian rhythm sleep disorders. *Sleep Medicine, 8*(6), 566–577.

Bootzin, R. (1972). A stimulus control treatment for insomnia. *American Psychological Association Proceedings*, 395–396.

Edinger, J., Wohlgemuth, W., Radtke, R., Marsh, G., & Quillian, R. (2001). Cognitive behavioral therapy for treatment of chronic primary insomnia: A randomized controlled trial. *JAMA: Journal of the American Medical Association, 285*(14), 1856–1864.

Lu, B., Manthena, P., & Zee, P. (2006). Circadian rhythm sleep disorders. In *Handbook of Sleep Medicine* (pp. 137–164). Philadelphia: Lippincott Williams & Wilkins Publishers.

Morin, C. M., Huari, P. J., Espie, C. A., Spielman, A. J., Buysse, D. J., & Bootzin, R. R. (1999). Non-pharmacological treatment of chronic insomnia. An American Academy of Sleep Medicine review. *Sleep 22*, 1134–1156.

Wang, M., Wnag, S., & Tsai, P. (2005). Cognitive behavioural therapy for primary insomnia: A systematic review. *Journal of Advanced Nursing, 50*(5), 553–564.

사회적 불편감

Antony, M. M., & Swinson, R. P. (2000). *Phobic Disorders and Panic in Adults: A Guide to Assessment and Treatment*. Washington, D.C.: American Psychological Association.

Beidel, D. C., & Turner, S. M. (1998). *Shy Children, Phobic Adults: Nature and Treatment of Social Phobia*. Washington, D.C.: American Psychological Association.

Bruce, T. J., & Saeed, S. A. (1999). Social anxiety disorder: A common, underrecognized mental disorder. *American Family Physician, 60*(8), 2311–2320.

Chambless, D. L., Baker, M. J., Baucom, D., Beutler, L. E., Calhoun, K. S., Crits–Christoph, P., … Woody, S. R. (1998). Update on empirically validated therapies: II. *The Clinical Psychologist, 51*(1), 3–16.

Chambless, D. L., & Ollendick, T. H. (2001). Empirically supported psychological interventions: Controversies and evidence. *Annual Review of Psychology, 52*, 685–716.

Crozier, W. R., & Alden, L. E. (2001). *International Handbook of Social Anxiety: Concepts, Research and Interventions Relating to the Self and Shyness*. New York: John Wiley & Sons.

DiNardo, P. A., Brown, T. A., & Barlow, D. H. (1994). *Anxiety Disorders Interview Schedule for* DSM–IV: *Lifetime Version*. San Antonio, TX: The Psychological Corporation.

Heimberg, R. G., & Becker, R. E. (2002). *Cognitive–Behavioral Group Therapy for Social Phobia: Basic Mechanisms and Clinical Strategies*. New York: Guilford Press.

Hofmann, S. G., & DiBartolo, P. M. (2001). *From Social Anxiety to Social Phobia: Multiple Perspectives*. Needham Heights, MA: Allyn & Bacon.

Hope, D. A., Heimberg, R. G., Juster, H. R., & Turk, C. L. (2006). *Managing Social Anxiety: A Cognitive Behavioral Therapy Approach–Therapist Guide*. New York: Oxford University Press.

Koszycki, D., Benger, M., Shlik, J., & Bradwejn, J. (2007). Randomized trial of a meditation–based stress reduction program and cognitive behavior therapy in generalized social anxiety disorder. *Behaviour Research and Therapy, 45*(10), 2518–2526.

Mattick, R. P., & Clarke, J. C. (1998). Development and validation of measures of social phobia scrutiny fear and social interaction anxiety. *Behaviour Research and Therapy, 36*, 455–470.

Paleg, K., & Jongsma, A. E. (2005). *The Group Therapy Treatment Planner* (2nd ed.). Hoboken, NJ: John Wiley & Sons.

Westra, H., & Dozois, D. (2006). Preparing Clients for Cognitive Behavioral Therapy: A Randomized Pilot Study of Motivational Interviewing for Anxiety. *Cognitive Therapy and Research, 30*(4), 481–498.

물질남용 및 의존

Abbot, P. J., Weller, S. B., Delaney, H. D., & Moore, B. A. (1998). Community reinforcement approach in the treatment of opiate addicts. *American Journal of Drug and Alcohol Abuse, 24*(1), 17–30.

Drake, R. E., McHugo, G., & Noordsy, D. L. (1993). Treatment of alcoholism among schizophrenic outpatients: Four−year outcomes. *American Journal of Psychiatry, 150*, 328−329.

Epstein, E. E., & McGrady, B. S. (1998). Behavioral couples treatment of alcohol and drug use disorders: Current status and innovations. *Clinical Psychology Review, 18*, 689−711.

Finney, J. W., Wilbourne, P. L., & Moos, R. H. (2007). Psychosocial treatments for substance use disorders. In P. E. Nathan & J. M. Gorman (Eds.), *A Guide to Treatments that Work* (3rd ed.; pp. 179−202). New York: Oxford University Press.

Marlatt, G. A., & Donovan, D. M. (Eds.) (2005). *Relapse Prevention: Maintenance Strategies in the Treatment of Addictive Behaviors* (2nd ed.). New York: Guilford Press.

McCrady, B. S. (2001). Alcohol use disorders. In D. H. Barlow (Ed.) *Clinical Handbook of Psychological Disorders* (3rd ed.). New York: Guilford Press.

McGovern, M. P., & Carroll, K. M. (2003). Evidence−based practice for substance use disorders. *Psychiatric Clinics of North America, 26*, 991−1010.

Miller, W. R., & Rollnick, S. (2002). *Motivational Interviewing: Preparing People for Change* (2nd ed.). New York: Guilford Press.

Miller, W. R., Wilbourne, P. L., & Hettma, J. E. (2003). What works? A summary of alcohol treatment outcome research. In R. K. Hester & W. R. Miller (Eds.), *Handbook of Alcoholism Treatment Approaches: Effective Alternatives* (3rd ed.; pp. 13−63). Boston: Allyn & Bacon.

Mueser, K. T., Noordsy, D. L., Drake, R. E., & Fox, L. (2003). *Integrated Treatment for Dual Disorders: A Guide to Effective Practice*. New York: Guilford Press.

O'Brien, C. P., & McKay J. (2007). Psychopharmacological treatments for substance use disorders. In P. E. Nathan & J. M. Gorman (Eds.), *A Guide to Treatments that Work* (3rd ed.; pp. 145−177). New York: Oxford University Press.

O'Farrell, T. J., Choquette, K. A., & Cutter, H. S. G. (1998). Couples relapse prevention sessions after Behavioral Marital Therapy for male Alcoholics: Outcomes during the three years after starting treatment. *Journal of Studies on Alcohol, 59*, 357−370.

O'Farrell, T. J., Choquette, K. A., & Cutter, H. S. G., Brown, E. D., & McCourt, W. F. (1993). Behavioral Marital Therapy with and without additional couples relapse prevention sessions for alcoholics and their wives. *Journal of Studies on Alcohol, 54*, 652−666.

Ouimette, P. C., Finney, J. W., & Moos, R. H. (1997). Twelve step and cognitive−behavioral treatment for substance abuse: A comparison of treatment effectiveness. *Journal of Consulting and Clinical Psychology, 65*, 230−240.

Prochaska, J. O., DiClemente, C. C., & Norcross, J. C. (1992). In search of how people change: Applications to addictive behavior. *American Psychologist, 47*(9), 1102–1114.

Project MATCH Research Group. (1997). Matching alcoholism treatments to client heterogeneity: Project MATCH posttreatment drinking outcomes. *Journal of Studies on Alcohol, 58*, 7–29.

Smith, J. E., Meyers, R. J., & Delaney, H. D. (1998). The community reinforcement approach with homeless alcohol–dependent individuals. *Journal of Consulting and Clinical Psychology, 66*, 541–548.

담배 사용

Agency for Healthcare Research and Quality. (2008). *AHCPR–supported Clinical Practice Guidelines: Treating Tobacco Use and Dependence* (2008) update. Available online at: http://www.ncbi.nlm.nih.gov/books/bv.fcgi?rid=hstat2.chapter.28163.

부록
C

회복 모델의 목표와 개입

다음에 실린 목표와 개입은 10개의 핵심 원칙을 기초로 구성되었다. 그 원칙들은 물질남용 및 정신보건 서비스국(SAMSA)이 소집한 2004년 정신건강 회복과 정신건강 체계 변화에 대한 전국 합의회의에서 여러 분야의 위원회가 개발한 것이다.

1. **자기주도성:** 내담자들은 자율성과 독립성, 스스로 결정한 삶을 성취하기 위한 자원들에 대한 통제를 최적화함으로써 자신의 회복과정을 이끌고, 통제하며, 그 과정을 선택하며, 결정한다. 말 그대로, 회복과정은 반드시 자신의 목표를 정의하고, 그 목표를 향해 독창적인 경로를 고안하는 개인에 의해 주도되어야만 한다.

2. **개인에게 맞추고 인간중심적인:** 개인의 욕구와 선호, 과거 외상을 포함한 경험, 그리고 다양한 문화를 대표하는 내담자들 안에 있는 문화적 배경뿐 아니라 그 개인의 고유한 강점과 회복력에 근거해서 회복에 이르는 다양한 경로가 있다. 개인들은 회복을 안녕과 최상의 정신건강을 성취할 전반적인 패러다임일 뿐 아니라 지속적인 여정이자 최종결과로 동일시한다.

3. **권한위임:** 내담자들에게는 다양한 방안들 중에서 선택하고, 그들의 삶에 영향을 주는 자원의 할당을 포함한 모든 결정에 참여하며, 그렇게 하도록 교육받고 지원받을 권한이 있다. 내담자들에게는 다른 내담자들과 연합해서 자신들의 요구와 필요, 욕구와 기대에 관한 자기 생각을 말할 능력이 있다. 권한위임을 통해, 개인은 자신의 운명에 대한 통제권을 얻고 자신의 인생 안에 있는 조직적이고 사회적인 체계에 영향을 끼친다.

4. **전인적인:** 회복은 정신과 신체, 영혼과 공동체를 포함한 개인의 전생애를 다룬다. 회복은 주거, 고용, 교육, 정신건강과 건강관리 치료와 서비스, 대체의학과 자연의학 서비스, 중독치료, 영성, 창의성, 사회망, 공동체 참여, 그 개인이 결정하는 가족지원 등을 망라한 삶의 모든 측면을 포함한다. 가족, 서비스 제공자, 기관, 체계, 공동체와 사회는 내담자가 이와 같은 지원에 접근할 의미 있는 기회를 창조하고 유지하는 중요한 역할을 한다.

5. **비선형적인:** 회복은 단계적 과정이 아니라 지속적인 성장과 우발적인 역행, 경험으로부터의 학습에 기초한 과정이다. 회복은 긍정적인 변화가 가능하다는 것을 개인이 깨닫게 되는 인식의 초기단계에서 시작된다. 이런 인식이 있을 때 내담자는 회복하는 작업에 전적으로 참여하는 일로 넘어갈 수 있다.

6. **강점기반:** 회복은 다양한 능력과 회복력, 재능, 대처 능력, 개인의 내재된 가치를 평가하고 강화하는 데 초점을 맞춘다. 이와 같은 강점들을 강화함으로써, 내담자는 차단된 삶의 역할을 버리고 새로운 삶의 역할(예: 배우자, 양육자, 친구, 학생, 피고용인)에 관여한다. 회복의 과정은 지지적이고 신뢰에 기초한 관계 속에 있는 타인들과의 상호작용을 통해 진행된다.

7. **동료들의 지지:** 경험적인 지식과 기술의 나눔과 사회학습을 포함한 상호 지지는 회복에서 값으로 매길 수 없는 역할을 감당한다. 회복과정에서 내담자들은 다른 내담자들을 격려하고 관여한다. 또한 소속감, 지지관계, 소중한 역할과 공동체를 서로 제공한다.

8. **존중:** 내담자의 공동체, 체계, 사회적 수용과 인정－내담자의 권리보호와 차별 및 낙인의 제거를 포함한－은 회복에서 중요한 요소다. 자기수용과 자신에 대한 신념을 회복하는 것은 특별히 중요하다. 존중은 삶의 모든 측면에서 내담자의 통합과 완전한 참여를 보장한다.

9. **책임:** 내담자에게는 자기 돌봄과 회복 여정에 대한 개인적 책임이 있다. 내담자들이 자신의 목표를 향한 단계를 밟아가는 데는 큰 용기가 필요하다. 내담자들은 자신들의 경험을 이해하고 의미를 부여하며, 자신의 웰빙을 촉진하기 위한 대처전략들과 치료과정을 알아보기 위해 노력해야 한다.

10. **희망:** 회복은 더 나은 미래에 대한 본질적이고 동기를 부여하는 메시지를 제공한다. 사람들은 자신의 앞길을 막는 장애와 방해를 극복할 수 있다는 메시지다. 희망은 내재하는 것이지만, 동료나 가족, 친구들이나 부양자들, 타인들에 의해 촉진되기도 한다. 희망은 회복과정의 촉매제다. 정신건강 회복은 정신건강 장애를 가진 개인들이 살아가고, 일하며, 배우고, 사회 안에 완전히 참여할 자신의 능력에 집중하도록 함으로써 개인들에게 유익을 줄 뿐 아니라, 미국 공동체 생활의 구조를 풍부하게 한다. 미국은 정신장애를 가진 개인이 할 수 있는 기여의 혜택을 얻고, 궁극적으로 더 강하고 건강한 국가가 된다.[1)]

다음의 치료계획 목표에서 사용한 숫자들은 열 개의 핵심 원리들의 숫자들과 일치한다. 10개의 치료계획 목표들 중 각각의 목표를 적은 것은 같은 숫자의 핵심적인 주제를 표현하기 위해서다. 치료목표 다음에 오는 괄호 안에 있는 숫자들은 내담자들이 각각의 목표를 달성하도록 지원하기 위해 고안된 개입들을 나타낸다. 치료자들은 내담자들의 치료계획에 포함시키기 위해 치료목표들과 개입들의 진술들 중 하나나 전체를 선택할 수 있다.

---

1) 출처: 물질남용 및 정신건강 서비스국(Substance Abuse and Mental Health Service. Administration, SAMHSA)의 미국 정신건강 정보센터: 정신건강 서비스센터(Center for Mental Health Services, 2004). National consensus statement on mental health recovery. Washington, DC: Author. 관련 자료는 http://mentalhealth.samhsa.gov/publications/allpubs에서 열람할 수 있음.

치료자가 내담자의 치료계획에서 회복 모델 방향을 강조하고자 하는 경우 하나의 일반적인 장기목표 진술을 제공한다.

장기목표

1. 치료와 변화의 여정 동안 완전한 잠재력을 성취하려고 애쓰면서 스스로 선택한 공동체 안에서 의미 있는 인생을 살아가기 위해 노력한다.

단기목표

1. 어떤 치료 경로를 선호하는지 치료자와 가족, 친구들에게 명확하게 설명한다. (1, 2, 3, 4)
2. 치료과정 중에 숙고해야 할 모든 고유한 욕구와 문화적 선호를 구체화한다. (5, 6)
3. 치료과정 중에 이루어진 결정이 자발적으로 통제된 것인지에 대한 이해를 말로 표현한다. (7, 8)

치료개입

1. 내담자가 희망하는(우울증, 양극성장애, 외상 후 스트레스 장애(PTSD) 등으로부터의) 회복경로에 관한 내담자의 사고, 욕구, 선호를 탐색하라.
2. 내담자의 치료를 촉진할 수 있는 대안적인 치료법과 지역사회 지지 자원들을 내담자와 함께 논의하라.
3. 내담자에게 선호하는 치료방향이 무엇인지를 요청하라. 선호하는 치료방향을 가족이나 배우자에게 전하라.
4. 내담자의 결정에서 발생할 수 있는 가능한 결과에 대해 내담자와 논의하고 처리하라.
5. 서로 동의한 치료계획을 개념화하기 위해 고려해야 할 모든 문화적 고려사항과 경험들, 다른 욕구들을 내담자와 탐색하라.
6. 내담자의 문화적이고 경험적인 배경과 선호에 맞추기 위해 치료계획을 변경하라.
7. 내담자에게는 치료과정에서 선택지들 가운데 하나를 고르고 선택할 권리와 자신에게 영향을 줄 모든 의사결정 과정에 참여할 권리가 있다는 것을 명확히 설명하라.

8. 내담자의 잠재능력에 대한 인식을 지지하고, 치료결정 과정에 내담자의 참여를 강화하는 치료과정으로 내담자에게 지속적으로 선택지를 제공하고 설명하라.

4. 치료과정에 통합되어야 할 정신적, 신체적, 영적, 그리고 공동체적 요구와 욕구를 표현한다. (9, 10)

9. 내담자의 개인적, 대인관계적, 의학적, 영적, 공동체적 역량과 약점을 평가하라.
10. 내담자의 고유한 정신적, 신체적, 영적, 공동체적 욕구와 자산을 치료계획 안에 통합하고, 이 통합을 이루는 방법에 대해 내담자와 합의해서 치료계획에 대한 전인적인 접근법을 유지하라.

5. 치료과정 중에 성공과 실패, 진보와 퇴보가 있을 것이라는 이해를 말로 표현한다. (11, 12)

11. 내담자 안에서 긍정적 변화가 가능하지만 직접적인 성공의 선형적 과정에서 일어나지 않는다는 현실적인 기대와 소원을 촉진하라. 성장, 진보와 퇴보로부터 배우기, 회복 때까지 이 과정을 유지하기를 포함하는 치료과정을 강조하라.
12. 내담자가 실수와 퇴보를 거치는 치료과정 내내 치료자가 함께 할 것임을 내담자에게 표현하라.

6. 치료과정에서 이루어지는 개인의 능력과 장점에 대한 평가에 협력한다. (13, 14, 15)

13. 내담자에게 행동정서평가척도(Behavioral and Emotional Rating Scale, BERS), 강점기반 접근평가(A Strenth-Based Approach to Assessment)를 실시하라.
14. 내담자의 삶의 사회적, 인지적, 관계적, 영적 측면에 대한 철저한 평가를 통해 내담자의 강점을 식별한다. 내담자가 과거에 문제들을 극복하는 데 어떤 대처기술이 효과가 있었는지와 그의 삶을 특징짓는 재능과 능력이 무엇인지 식별하도록 도와라.
15. 확인된 내담자의 강점과 이 강점들을 단기 치료계획과 장기 치료계획에 통합할 수 있는 방법에 대한 피드백을 제공하라.

7. 회복과정에서 동료지지의 유익에 대한 이해를 말로 표현한다. (16, 17, 18)

16. 내담자를 동료 활동에 참여시키기 위해 동료지지의 장점(예: 공동의 문제 나누기, 성공적인 대처기술에 대한 조언 받기, 격려 받기, 유익한 공동체 자원에 대해 배우기)을 내담자와 논의하라.

17. 내담자에게 공동체 안에서 내담자의 선택을 지지할 동료 그룹에 대해 언급하고, 그 선택을 이행하는 것을 경험하게 하라.

18. 내담자의 사회적 활동을 통해 발생하는 이득을 처리하고 문제를 해결하면서 내담자에게 소속감, 지지적 관계형성, 사회적 가치, 공동체 통합을 형성하고 강화하라.

8. 치료진, 가족, 자신, 공동체로부터 존중이 느껴지지 않는 경우가 있으면 밝힐 것에 동의한다. (19, 20, 21)

19. 내담자를 무시하는 것으로 보이거나 내담자가 무시당한다고 느낀 모호하거나 명백한 방식들을 재검토하면서 존중이 치료과정에서 수행하는 결정적인 역할에 대해 내담자와 논의하라.

20. 내담자가 과거에 무례하다고 느낀 방식들을 다시 살펴보면서, 그러한 무례함의 근원을 확인하라.

21. 한 사람으로서 존경받아 마땅한 내담자의 자기개념을 장려하고 강화하라. 내담자가 공동체나 가족 체계 안에서 존중 어린 대우를 받을 수 있도록 지지하라.

9. 자기 돌봄과 치료과정에서의 결정에 참여하는 것에 대한 책임을 수용하는 것을 말로 표현한다. (22)

22. 자신의 치료를 통제하고 그 치료를 일상생활에 적용할 책임이 있는 사람으로서 내담자의 역할을 개발하고, 장려하며, 지지하고, 강화하라. 회복과정을 지원할 자원인력으로서 지지적인 역할을 취하라.

10. 미래에 더 나은 기능수준을 달성할 수 있다는 희망을 표현한다. (23, 24)

23. 개인적인 강점과 기술, 생활과 직업, 학습에 대한 사회적 지지를 이용해서 보다 만족스러운 삶을 성취하고, 희망과 자극적인 동기를 위

한 사회에 적극 참여함으로써 잠재적인 역할 모델들에 대해 내담자와 논의하라.

24. 장애물을 극복하고 생활에서 만족감을 성취할 수 있는 사람으로서 내담자의 자기개념의 내재화에 대해 논의하고 강화하라. 지지하는 과거와 현재의 사례들을 이용해서 이러한 자기개념을 지속적으로 형성하고 강화하라.

Practice*Planners*® 정신건강 전문가들에게 가장 잘 팔리는 치료계획 체계

퇴역군인과 현역군인 심리치료 치료계획서는 건강관리기구(HMO)와 관리의료회사, 보험금 지급자, 주정부 기관과 연방정부 기관의 요구를 만족시키는 정식 치료계획을 신속하고 쉽게 수립하는 데 필요한 모든 요소를 제공한다.

- 임상경험이 뒷받침하고, 경험에 근거한 치료 개입이 특징
- 퇴역군인과 현역군인을 치료할 때 등장하는 물질남용, 살인행위에 적응하기, 분노조절과 가정폭력, 파병 전 스트레스, 생존자의 죄책감, 전투 및 작전 스트레스 반응 등 약 39개의 제시된 문제로 구성됨
- 미리 작성된 1,000개가 넘는 치료목표와 치료법 - 독자 자신의 치료계획 방안을 기록하기 위한 여백 추가
- 문제 행동에 따라 치료계획 요소를 찾도록 돕는 편리한 참고 자료 형식
- 퇴역군인과 현역군인 심리치료 경과기록 계획서(The Veterans and Active Duty Military Psychotherapy)의 내용과 부합하도록 고안
- 대부분의 보험금 지급자와 입원재활 프로그램(CARF), 의료기관평가위원회(The Joint Commission, TJC), 인가위원회(COA), 미의료보험품질위원회 (National Committee for Quality Assurance, NCQA)와 같은 인증기구들의 요구사항에 부합하는 치료계획의 예를 포함

아더 E. 종스마 박사 Arthur E. Jongsma, Jr., PhD는 가장 잘 팔리는 Practice*Planners*® 시리즈의 편집자다. 1971년 이래, 종스마 박사는 입원 환자와 외래 환자들에게 전문적인 정신건강 서비스를 제공했다. 종스마 박사는 25년 동안 미시간 주Michigan 그랜드래피즈Grand Rapids에 있는 그룹 의료 경영 컨설팅 회사인 심리 컨설팅(Psychological Consultants)의 설립자이자 관리자였다. 치료계획 수립에 관한 50권이 넘는 저서의 저자나 공동저자이며, 전 세계의 정신건강 전문가를 위한 수련 워크숍을 진행했다.

브렛 A. 무어 박사 Bret A. Moore, PsyD, ABPP는 몬태나 주Montana 포트 펙Fort Peck에 있는 인디안 건강 서비스(The Indian Health Services)에 소속된 임상심리학자다. 2008년에 무어 박사는 텍사스 주Texas 포트 후드Fort Hood에 위치한 전투 간 스트레스 통제 부대(CSC)에서 대위 임상심리학자로 복무했던 미 육군을 전역했다. 또한 이라크에서 연안 경비대 담당 장교와 임상 운영 담당 장교로서 두 번의 근무기간을 포함해서 퇴역군인들을 치료한 폭넓은 임상 경력이 있다. 무어 박사는 Living and Surviving in Harm's Way: A Psychological Treatment Handbook for Pre-and Post-Deployment of Military Personnel의 공동편집자다.

Practice*Planners*® 시리즈 중에는 다음과 같은 책들이 더 있다.

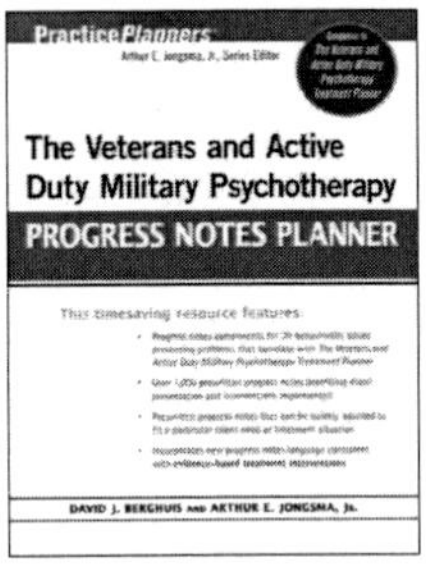

경과 기록 계획서는 치료계획서에서 제시하는 각각의 문제에 대한 완벽하고, 미리 작성된 경과 기록을 담고 있다.

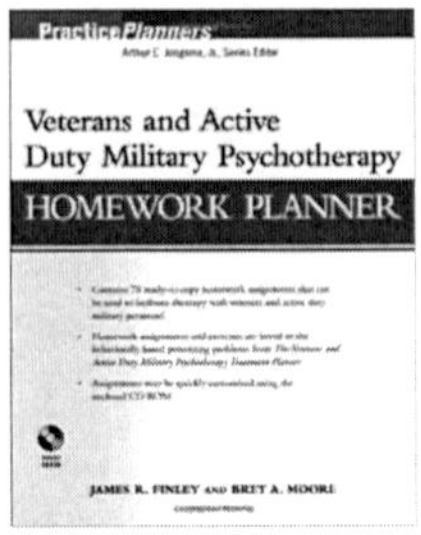

과제 계획서는 행동에 근거한 곧바로 사용할 수 있는 과제가 특징이다. 이 과제는 치료를 촉진하고 내담자가 상담회기 사이에도 계속해서 치료에 참여하도록 도울 것이다.

치료계획서 전집을 포함한 Practice*Planners*®에 실린 더 많은 정보를 원하는 독자는 아래의 웹 주소에서 찾아주세요.

www.wiley.com/practiceplanners

역자약력

옮긴이

신장근

미국 페퍼다인대학과 아주대학교에서 임상심리학과 상담심리학을 공부했다.
육군종합행정학교 상담학 교관, 육군본부 군종실 선도장교를 역임하며 상담학을 교육하고 상담프로그램을 개발하였다.

옮긴 책에는 《어부왕과 손 없는 소녀》(2021, 박영사), 《권력과 거짓순수》(2013, 문예출판사), 《신화를 찾는 인간》(2015, 문예출판사), 《창조를 위한 용기》(2017, 문예출판사) 등이 있다.

DSM-5 개정내용을 포함한 퇴역군인과 현역군인 심리치료 치료계획서

초판발행 2023년 3월 30일

지은이 Bret A. Moore · Arthur E. Jongsma, Jr.
옮긴이 신장근
펴낸이 노 현

편 집 김다혜
표지디자인 Ben Story
제 작 고철민 · 조영환

펴낸곳 ㈜ 피와이메이트
서울특별시 금천구 가산디지털2로 53, 한라시그마밸리 210호(가산동)
등록 2014. 2. 12. 제2018-000080호
전 화 02)733-6771
f a x 02)736-4818
e-mail pys@pybook.co.kr
homepage www.pybook.co.kr
ISBN 979-11-6519-353-9 93180

정 가 23,000원